常见疾病临床药学监护案例分析丛书

# 常见疾病临床药学监护案例分析

## ——神经内科分册

钟明康 董 强 主编

科学出版社
北京

# 内 容 简 介

本书内容覆盖了临床神经系统常见疾病，包括急性缺血性脑卒中、癫痫、重症肌无力、多发性硬化、视神经脊髓炎、帕金森病、急性细菌性脑膜炎、周围神经疾病8个病种，每个病种选取了3~5个典型案例，从疾病基础知识、临床表现到药物特点、合理应用，进行系统化的药物治疗方案和药学监护分析，归纳总结药学监护要点和常见的用药问题，并建立相应的规范化药学监护路径。

本书可供神经内科专业临床药师在日常药学服务工作中参考、查阅，帮助该专科临床药师建立规范的工作方法。

**图书在版编目（CIP）数据**

常见疾病临床药学监护案例分析. 神经内科分册 /
钟明康，董强主编. —北京：科学出版社，2018.7
　　ISBN 978-7-03-057376-6

Ⅰ.①常… Ⅱ.①钟… ②董… Ⅲ.①神经系统疾病
—临床药学 Ⅳ.①R97

中国版本图书馆 CIP 数据核字（2018）第 101273 号

责任编辑：闵　婕
责任印制：谭宏宇 / 封面设计：殷　靓

**科学出版社** 出版
北京东黄城根北街 16 号
邮政编码：100717
http://www.sciencep.com
南京展望文化发展有限公司排版
当纳利（上海）信息技术有限公司印刷
科学出版社发行　各地新华书店经销
\*
2018 年 7 月第 一 版　　开本：787×1092　1/32
2022 年 3 月第十次印刷　　印张：12 1/4
字数：306 000
**定价：80.00 元**
（如有印装质量问题，我社负责调换）

# 常见疾病临床药学监护案例分析丛书
# 专家指导委员会

# 《常见疾病临床药学监护案例分析
## ——神经内科分册》
# 编辑委员会

# 丛书序

党的十九大明确提出了健康中国战略，要向全民提供全方位、全周期的健康服务，全面建立优质高效的医疗卫生服务体系。随着医疗卫生体制改革不断深化，公立医院破除以药补医、取消药品加成等政策措施正逐步落到实处，医疗机构药学服务正面临着前所未有的发展机遇和严峻挑战。

发展机遇即是新形势下人民群众对优质、安全医疗需求的日益增长，药学服务的重要性逐渐凸显，得到了卫生管理部门和医疗机构的重视。国家卫生和计划生育委员会明确提出促使医院药学服务实现"两个转变"的要求：药学服务从"以药品为中心"转变为"以病人为中心"，从"以保障药品供应为中心"转变为"在保障药品供应的基础上，以重点加强药学专业技术服务、不断提升药学服务能级、参与临床用药为中心"。挑战即是各地在公立医院药品加成取消后，医疗服务价格进行了适当调整，但药事服务费用未得到落实，药师的服务价值无从体现，这必将损害药师的利益，影响药师队伍的稳定和发展。这种形势一方面与当前的医疗改革进程有关，另一方面也与临床药学服务的质量存在一定差距、药学监护工作尚不够规范有关。

依据美国药剂师协会的定义，药学监护是一种以患者为中心、治疗结果为导向的药学实践，要求药师、患者及为患者提供保健的其他医疗者一起，来促进健康、预防疾病，以及评估、监测、制订和调整药物的使用，确保药物治疗的安全和有效。纵观美国临床药学的发展史，药学监护的规范化发挥了至关重要的作用。1990年，Hepler和Strand在 *Opportunities and responsibilities in pharmaceutical care*（Am J Hosp Pharm, 1990, 47(3): 533-543）一文中首次提出了药学监护的概念；1998年，Cipolle、Strand和Morley在 *Pharmaceutical care practice*（New York: McGraw-Hill, 1998）一书中正式定义药学监护：是执业者承担解决患者药物相关需求的责任并坚守这一承诺的一种实践；在执业过程中，以达到正向的治疗结果为目标，向患者提供负责任的药物治疗服务，从而推动了药学监护的规范化的进程。2004

年，药学监护的费用补偿代码获得美国医学会批准。2006年，Medicare开始支付此服务，药学监护工作进入了良性发展的轨道。借鉴美国药学监护的发展经验，我们必须首先实现药学监护的规范化，实行明确的量化评价和考核，进而获取相应的服务价值，提高药学服务质量。

近年来我国临床药学取得了长足发展，临床药师通过参与查房、制订治疗方案、病例讨论和不良反应监测等医疗活动，积累了较为丰富的药学监护经验，已逐渐成为临床治疗团队中不可或缺的一员。然而，如何将现有的药学监护经验进行规范化，成为当前临床药学发展的关键和难点。总结药学监护经验，按照临床药学专科特点提出一套标准的监护路径，对于促进临床药学监护规范化发展具有重要价值。为此，我们组织了多家临床药师规范化培训基地的具有丰富实践经验的临床药师和医师，共同策划和编写了"常见疾病临床药学监护案例分析丛书"。该丛书通过对各临床药学专科常见疾病的经典案例的分析，归纳药学监护要点和常见用药错误，并依据最新的临床监护路径，形成针对各疾病治疗特点的标准药学监护路径。希望该丛书能为药学监护的规范化和标准化点燃星星之火，为我国临床药学的发展贡献绵薄之力。

由于丛书编写思想和体例力求新颖，此方面的写作经验较少，且参编单位多，难免存在不足之处。例如，各药学监护路径仅是各位编者依据临床药学实践和临床诊疗路径的工作路径总结，可能还存在不够全面的地方，敬请各位同仁和读者在使用的过程中不吝指正，以便今后加以改进和不断完善。

2018年3月于上海

# 前　言

　　神经内科疾病比较复杂,表现多样,以慢性疾病为主,药物治疗是临床主要治疗手段之一,临床药师参与神经内科药物治疗和药学监护对促进合理用药,减少药物不良反应和相互作用发生有重要的意义。然而,目前神经内科疾病药学监护中,尚缺乏一套标准的监护路径。长远看来,这将不利于神经内科专业临床药师的培养和该专业临床药学的进一步发展。为此,我们在丛书专家指导委员会的指导下,组织临床药师和临床专家,共同编写了《常见疾病临床药学监护案例分析——神经内科分册》。

　　本书第一章为绪论,主要介绍了神经内科常见疾病和临床药师应掌握的知识及应具备的药学监护技能,并介绍了开展药学监护涉及的内容。其后各章按《临床药师培训指南》要求,阐述了神经内科临床药师应掌握的8个病种,介绍了疾病基础知识、经典案例、主要治疗药物、案例评述和规范化药学监护路径等。本书可供神经内科专业临床药师在日常药学服务工作中参考、查阅，帮助该专科临床药师建立规范的工作方法。

本书邀请了复旦大学附属华山医院、复旦大学附属中山医院、上海交通大学医学院附属瑞金医院等有丰富临床实践经验的专家和一线临床药师编写，对他们的辛勤工作表示衷心感谢。一方面由于本书的编写思想和体例力求新颖，而神经内科疾病比较复杂，药物治疗需要个体化，临床治疗指南更新快速，本书提供的资料仅供参考。另一方面，参加编写的作者较多，各位作者写作风格有所不同，限于编写人员的水平和经验，尽管已对内容进行了认真核查，若仍有疏漏和不当之处，敬请各位同仁和读者不吝指正，以便今后更正，将不胜感激。

钟明康　董　强

2018年3月1日

# 目　录

目
录

第一章

绪　论

神经内科是一门以所有神经系统疾病为研究对象的临床科学,作为一名神经内科专科的临床药师,应当掌握神经内科常见疾病相关的药物治疗方案设计与评估、药品风险评估和药学监护等临床药师专业知识与技能,具有参与临床药物治疗和为患者提供用药指导的能力。

# 一、神经内科常见疾病

神经内科常见的疾病包括:脑血管疾病(如脑梗死、短暂性脑缺血、脑出血)、中枢神经系统感染性疾病、运动障碍性疾病(如帕金森病)、中枢神经系统脱髓鞘病(如多发性硬化)、癫痫及癫痫综合征、周围神经疾病(如急性炎症性脱髓鞘性多神经根神经病)、神经肌肉接头疾病(如重症肌无力)及神经系统变性疾病(如运动神经元病、阿尔茨海默病)等。

# 二、神经内科临床药师
# 应掌握的知识

神经内科临床药师应掌握神经内科常见疾病的临床表现、诊断要点、治疗原则及相关治疗指南。熟悉这些神经内科常见疾病的病因及病理生理特点,了解中枢神经系统、周围神经系统的解剖生理特点。掌握神经内科常用药品的作用机制、药效学、药动学、适应证、禁忌证、常用剂量和给药方法、不良反应、药物相互作用、临床评价等相关知识与技能,能够对药物治疗方案提出适宜的建议,并制订药物监护计划。熟悉特殊人群(如老人、孕妇、婴幼儿、心功能患者、肝功能或肾功能异常患者、低蛋白血症患者)用药方案调整。掌握神经内科常见治疗药物监测和药物基因组学检测的临床意义、结果解释及其在临床药学监护和个体化给药中的应用。

了解病史采集、体格检查、医学影像学检查（包括头颅和脊柱CT、MRI 等检查）、脑电图检查和肌电图检查在神经内科疾病的诊疗中的意义。熟悉头痛、呕吐、眩晕、晕厥、感觉障碍、意识障碍、不自主运动、瘫痪、痴呆等症状在神经内科疾病诊疗中的应用价值。熟悉血常规、凝血检查、各项生化检查、尿常规、粪便常规、血糖、脑脊液检查和血气分析等实验室检查结果，具有分析和应用相关临床检验的能力。

# 三、神经内科临床药师<br>应具备的药学监护技能

掌握神经内科相关疾病的常用药物知识及临床应用技能，掌握医患沟通技巧，能够独立开展药学查房和药学监护，参与会诊、病例讨论和药物治疗管理等。具体包括常用药物的剂型、规格及临床应用；处方（用药医嘱）审核；处方（用药医嘱）点评；患者用药指导与用药教育；药品使用风险评估，药品不良反应/事件（adverse drug reaction/event, ADR/ADE），以及用药差错（medication error, ME）监测、评价与报告；能够利用计算机网络检索国内外相关文献，熟悉神经内科常见疾病药物治疗新进展及药物临床应用评价等。

临床用药实践技能培训的内容包括：药历书写、医嘱审核、药学查房、用药干预、病例讨论、药学会诊、药物重整，以及各类专项评估记录等。

# 四、开展药学监护

临床药师开展药学监护应贯穿于患者药物治疗的全过程，有效性和安全性监护是药学监护最重要的两个方面，其他还包括依从性评价和治疗药物监测，治疗药物监测是保障药物安全、有效的

重要手段。药学监护的过程还包括对患者进行用药教育和指导，根据患者情况提出治疗意见。

1. **有效性** 对治疗药物的疗效进行评估，针对不同的疾病，疗效监护应有不同的具体指标。如抗癫痫药物的有效性主要监测癫痫发作的频率和严重程度。抗帕金森病药物的有效性评价主要监测患者用药持续时间、副作用，在有效性和安全性之间找到平衡。脑血管病二级预防应用抗血小板药物，主要预防脑卒中复发。

2. **安全性** 安全性监测主要是监测患者在用药过程中可能出现的不良反应，药物间相互作用引起的安全性隐患等。指导患者自我监测可能出现的不良反应，及时上报医务人员，以保障用药安全，并对一些相关指标进行监测。如对使用抗癫痫药物的患者，用药前和用药期间要注意监测肝肾功能及血常规的变化，用药期间一般每月监测血常规，每季度检查肝、肾功能和电解质变化，发现问题及时就医。对于出现的严重且危及生命的药物不良反应，需立即停用可疑药物，换用其他抗癫痫药物，并及时对所出现的药物不良反应给予干预和救治。

3. **依从性** 依从性指患者按医生规定进行治疗、与医嘱一致的行为，依从性的评估指标可以分为两大类：直接指标和间接指标。直接指标包括头发或体液（如血液或唾液中的药物浓度）。间接指标包括非生物学工具，如自我报告指标、药丸技术、预约就诊率、续配药等。

4. **治疗药物监测** 治疗药物监测是在药动学原理的指导下，应用现代化的分析技术，测定血液中或其他体液中药物浓度，用于药物治疗的指导与评价。进行个体化药物治疗，不仅能提高药物治疗效果，也可以避免或减少可能产生的药物毒副反应。

总之，开展药学监护的目的是保障用药安全、有效，药学监护是未来药学在医院的发展方向。

马春来

第二章

急性缺血性脑卒中

# 第一节 疾病基础知识

　　脑梗死又称缺血性脑卒中，是各种原因引起的脑部血液供应障碍，使局部脑组织发生不可逆性损害，导致脑组织缺血、缺氧性坏死。急性缺血性脑卒中是脑卒中最常见的类型，占全部脑卒中的60%～80%，多起病急，其症状、体征最短可在数秒（或数分钟）达高峰，多于数小时或1～2 d达到高峰（脑血栓形成），少数症状体征进行性加重，可持续3～4 d或直至肢体完全瘫痪。其急性期时间划分尚不统一，一般指发病2周内。脑卒中部位不同，出现全面或局灶性神经功能损害体征，临床可表现为一侧肢体无力或麻木、偏身运动或感觉障碍、言语困难、眩晕、意识障碍或抽搐。

## 【病因和发病机制】

　　1.病因　根据国际公认的缺血性脑卒中治疗试验（TOAST），急性缺血性脑卒中病因主要包括：大动脉粥样硬化、心源性栓塞、小动脉闭塞等。其他病因临床上较为少见，如感染性疾病、免疫性疾病、非免疫血管病、血液病、遗传性血管病及吸毒等。

　　2.发病机制　大动脉粥样硬化、高血压、糖尿病和血脂异常等可引起大动脉血管管腔狭窄、闭塞，脂质斑块脱落可形成动脉栓塞；心房颤动、心瓣膜病、感染性心内膜炎、心肌梗死、心肌病、先天性心脏病等可形成附壁血栓，血栓脱落促使脑梗死的发生；高血压引起的小动脉玻璃样变、动脉硬化性病变及纤维素样坏死，可引起小动脉特别是终末动脉管腔狭窄，当有血栓形成或微栓子脱落阻塞血管时，由于侧支循环差，发生缺血性梗死。

急性缺血性脑卒中病灶由缺血中心区及周围的缺血半暗带组成。缺血中心区的脑血流量阈值为10 mL/(100g·min)，神经细胞膜离子泵和细胞能量代谢衰竭，脑组织即发生不可逆损伤。缺血半暗带的脑血流量处于电衰竭与能量衰竭之间，局部脑组织存在大动脉残留血流和侧支循环，故脑缺血程度较轻，损伤具有可逆性。缺血中心区和缺血半暗带是一个动态的病例生理过程，随着缺血程度的加重和时间的延长，中心坏死区逐渐扩大，缺血半暗带逐渐缩小。

缺血半暗带内的脑组织损伤具有可逆性，因此在一定时间段内如果进行有效治疗，就能减轻脑组织损伤的程度，促进功能恢复。

**【诊断要点】**

脑卒中的评估和诊断包括：病史和体征、脑病变与血管病变、实验室检查、疾病诊断和病因分型等。

1. 病史和体征

（1）病史采集：询问症状出现的时间最为重要，若于睡眠中起病，应以最后表现正常的时间作为起病时间。其他包括神经症状发生及进展特征；血管及心脏病危险因素；用药史、药物滥用、偏头痛、癫痫性发作、感染、创伤及妊娠史等。

（2）一般体格检查与神经系统检查：评估气道功能、呼吸和循环功能后，立即进行一般体格检查和神经系统检查。

（3）用脑卒中量表评估病情严重程度。常用量表：① 脑卒中患者临床神经功能缺损程度评分量表（1995）；② 美国国立卫生研究院卒中量表（National Institutes of Health Stroke Scale, NIHSS），是目前国际上最常用的量表。

2. 脑病变与血管病变检查

（1）脑病变检查：

1）CT平扫：可准确识别绝大多数颅内出血，并帮助鉴别非血管性病变(如脑肿瘤),是疑似脑卒中患者首选的影像学检查方法。

2)多模式CT:可区别可逆性与不可逆性缺血,因此可识别缺血半暗带。对指导急性脑梗死溶栓治疗有一定参考价值。

3)标准MRI:有$T_1$加权、$T_2$加权及质子相,在识别急性小梗死灶及颅后窝梗死方面明显优于CT平扫,可识别亚临床缺血灶。

(2)血管病变检查:颅内、外血管病变检查有助于了解脑卒中的发病机制及病因,指导选择治疗方法。常用检查包括颈动脉双功能超声、经颅多普勒(TCD)、磁共振脑血管造影(MRA)、CT血管造影(CTA)和数字减影血管造影(DSA)等。

3. 实验室检查 ① 血糖;② 肝肾功能和电解质;③ 心电图(ECG)和心肌缺血标志物;④ 全血计数,包括血小板计数(PLT);⑤ 凝血酶原时间(PT)/国际标准化比值(INR)和活化部分凝血活酶时间(APTT);⑥ 氧饱和度。

【治疗】

1. 治疗原则 应密切监护基本生命体征(包括体温、脉搏、呼吸、血压和意识状态),需紧急处理的情况有颅内压增高、严重血压异常、血糖异常、体温异常及癫痫等。

2. 治疗方法

(1)一般治疗:

1)心电图监测与心脏病变处理:脑梗死后24 h内应常规进行心电图检查,根据病情,有条件时进行持续心电图监护24 h或以上,以便早期发现阵发性心房颤动或严重心律失常等病变;避免或慎用增加心脏负担的药物。

2)控制体温。

3)控制血压:准备溶栓的患者,血压应控制在收缩压＜180 mmHg、舒张压＜100 mmHg。约70%的缺血性脑卒中患者急性期血压升高,多数患者在脑卒中后24 h内血压自发降低。

4)血糖控制。① 高血糖:约40%的患者存在脑卒中后高血糖,对预后不利。血糖超过10 mmol/L时给予胰岛素治疗。应加强血糖监测,血糖值可控制在7.7～10 mmol/L。② 低血糖:血糖低于3.3 mmol/L时,可给予10%～20%葡萄糖口服或注射治疗,目标是达到正常血糖。

(2)营养支持:对于正常经口进食者无须额外补充营养,对于不能正常经口进食者可鼻饲,持续时间长者可行胃造口管饲以补充营养。

2. 溶栓治疗　溶栓治疗是目前最重要的恢复血流措施,重组人组织型纤溶酶原激活剂(rt-PA)和人尿激酶(UK)是我国目前使用的主要溶栓药,目前认为有效抢救半暗带组织的时间窗为4.5 h内或6 h内。

(1)对缺血性脑卒中发病3 h内(Ⅰ级推荐,A级证据)和3～4.5 h(Ⅰ级推荐,B级证据)的患者,应按照适应证和禁忌证(表2-1)严格筛选患者,尽快静脉给予重组人组织纤溶酶原激活剂(rt-PA)溶栓治疗。使用方法:rt-PA 0.9 mg/kg(最大剂量为90 mg)静脉滴注,其中10%在最初1 min内静脉注射,其余90%药物溶于100 mL的0.9%氯化钠注射液中,持续静脉滴注1 h。用药期间及用药24 h内应密切监护患者(Ⅰ级推荐,A级证据)(表2-1)。

表2-1　3 h内rt-PA静脉溶栓的适应证、禁忌证及相对禁忌证

| 适应证 | 1. 有急性脑梗死引起的神经功能缺损症状<br>2. 症状出现<3 h<br>3. 年龄18岁以上<br>4. 患者或家属签署知情同意书 |
|---|---|
| 禁忌证 | 1. 近3个月内有重大头颅外伤或脑卒中史<br>2. 可疑蛛网膜下腔出血<br>3. 近1周有不易压迫部位的动脉穿刺<br>4. 既往有颅内出血<br>5. 颅内肿瘤、颅内动静脉畸形、脑动脉瘤<br>6. 近期有颅内或椎管内手术史<br>7. 活动性内出血<br>8. 未控制的高血压(185/110 mmHg)<br>9. 急性出血倾向[血小板(PLT)<$100 \times 10^9$/L等]<br>10. 48 h内接受肝素治疗且部分凝血酶时间(APTT)高于正常上限 |

| 禁忌证 | 11. 口服抗凝制剂且PT > 15 s或INR > 1.7 |
|---|---|
| | 12. 目前,正在口服直接凝血酶抑制剂、Xa因子抑制剂(除非各种实验室指标APTT/PLT/PT/TT/ Xa活性测定正常或近2 d内未服用相关药物) |
| | 13. CT片提示多脑叶梗死(低密度区 > 1/3大脑半球) |
| | 14. 血糖低于2.7 mmol/L |
| 相对禁忌证 | 1. 轻型脑卒中(NIHSS < 4分)或症状快速改善的脑卒中 |
| | 2. 妊娠 |
| | 3. 癫痫发作后的神经功能缺损症状(如能明确症状为脑卒中所致则为非禁忌证) |
| | 4. 近2周有大型外科手术或重大外伤史 |
| | 5. 近3周有胃肠或泌尿系出血史 |
| | 6. 近3个月有急性心肌梗死病史 |

（2）如没有条件使用rt-PA,且发病在6 h内,可参照表2-2中的适应证和禁忌证严格选择患者,考虑静脉给予尿激酶。使用方法:尿激酶100万～150万U,溶于100～200 mL 0.9%氯化钠注射液中,持续静脉滴注30 min。用药期间应密切监护患者(Ⅱ级推荐,B级证据)。

表 2-2 6 h 内尿激酶静脉溶栓的适应证和禁忌证

| 适应证 | 1. 有急性脑梗死引起的神经功能缺损症状 |
|---|---|
| | 2. 症状出现 < 6 h |
| | 3. 年龄为18～80岁 |
| | 4. 意识清楚或嗜睡 |
| | 5. 头颅CT示无早期梗死低密度改变 |
| | 6. 患者或家属签署知情同意书 |
| 禁忌证 | 同表2-1 |

3. 抗血小板治疗

（1）不符合溶栓适应证且无禁忌证的缺血性脑卒中患者应在发病后尽早给予口服阿司匹林150～300 mg/d(Ⅰ级推荐,A级证据）。急性期后可改为预防剂量（50～150 mg/d）。

（2）对于接授溶栓治疗的患者，阿司匹林等抗血小板药物应在溶栓24 h后开始使用（Ⅰ级推荐，B级证据）。

（3）对不能耐受阿司匹林的患者，可考虑选用氯吡格雷（泰嘉）等抗血小板治疗（Ⅲ级推荐，C级证据）。

**4. 抗凝治疗**

（1）对大多数急性缺血性脑卒中患者，不推荐早期进行抗凝治疗（Ⅰ级推荐，A级证据）。

（2）关于少数特殊患者的抗凝治疗，可在谨慎评估风险、效益比后慎重选择抗凝治疗（Ⅳ级推荐，D级证据）。

（3）特殊情况下溶栓后还需抗凝治疗的患者，应在24 h后使用抗凝剂（Ⅰ级推荐，B级证据）。

**5. 其他治疗**　对一般急性缺血性脑卒中患者，目前尚无充分随机对照试验支持扩容升压可改善预后。① 对一般缺血性脑卒中患者，不推荐扩容（Ⅱ级推荐，B级证据）。② 对于低血压或脑血流低灌注所致的急性脑梗死（如分水岭脑梗死）可考虑扩容治疗，但应注意可能加重脑水肿、心力衰竭等并发症，此类患者不推荐使用扩血管治疗（Ⅲ级推荐，C级证据）。

神经保护剂（依达拉奉、丁苯酞、胞磷胆碱钠等）的疗效与安全性尚需开展进一步更多高质量临床试验证实（Ⅰ级推荐，B级证据）。患者起病前如果已服用他汀类药物，可继续使用他汀类药物治疗（Ⅱ级推荐，B级证据）。

# 第二节 经典案例

## 案例一

### （一）案例回顾

**【主诉】**

言语不清、右侧肢体无力3余天。

**【现病史】**

患者家属诉2015年4月5日15：00左右，接患者工友电话诉患者午睡后出现四肢乏力，不能起床活动，工友送至当地医院就诊，给予输液治疗后症状好转，次日仍能正常上班，4月7日患者家属与其打电话时发现其言语含糊不清，但可理解。患者于4月9日凌晨在返家火车上症状加重，右侧肢体乏力，行走困难。4月10日06：56至医院急诊，7：10神经内科医生接诊，NIHSS评分为9分，格拉斯哥昏迷评分（Glasgow Coma scale, GCS）为14分，急诊予阿司匹林、氯吡格雷口服，依达拉奉、长春西汀、兰索拉唑、七叶皂苷钠静脉滴注治疗。患者患病以来精神好，胃纳可，睡眠好，大小便正常，无体重明显下降。

**【既往史】**

否认伤寒、结核、肝炎等传染病史；预防接种史不详；否认手术外伤史；否认输血史；否认心脑血管疾病史；否认高血压、糖尿病、高脂血症病史。

**【社会史、家族史、过敏史】**

否认疫水、疫区接触史。否认化学性物质、放射性物质、有毒物质接触史。否认吸毒史。否认冶游史。否认吸烟、酗酒史。否认家族性遗传性疾病史。否认药物、食物过敏史。

**【体格检查】**

T: 36.2℃; P: 62次/min; BP: 146/97 mmHg; R: 20次/min。

神志清，理解力基本正常，部分运动性失语，找词困难，双侧瞳孔圆，瞳孔直径3 mm，对光反射灵敏，眼球活动无受限，无眼震，右侧鼻唇沟浅，伸舌偏右，构音欠清，四肢肌张力正常，右上肢肌力Ⅳ⁻级，右下肢近端肌力Ⅲ级，远端Ⅱ级，右侧巴宾斯基征（Babinski征）阳性。

**【实验室检查及其他辅助检查】**

1. 实验室检查

（1）血常规：WBC $4.39 \times 10^9$/L, RBC $4.72 \times 10^{12}$/L, NEUT% 76.70（↑），PLT $187 \times 10^9$/L, Hb 143 g/L。

（2）肝功能：ALT 19 U/L, AST 19 U/L, TBIL 17.80 μmol/L, TP 66 g/L, ALB 40 g/L。

（3）肾功能：Scr 69 μmol/L, BUN 6 mmol/L, UA 0.293 mmol/L。

（4）血脂：TC 4.60 mmol/L, TG 0.82 mmol/L。

（5）电解质：$K^+$ 3.70 mmol/L, $Na^+$ 137 mmol/L, $Cl^-$ 102 mmol/L, $Ca^{2+}$ 2.32 mmol/L。

（6）随机血糖：GLU 5 mmol/L。

（7）凝血功能：PT 11.20 s, APTT 26.10 s, FIB 2.95 g/L（↑）。

2. 其他辅助检查　头颅CT示左侧额顶叶、双侧基底核见多发缺血腔梗灶。

**【诊断】**

脑梗死。

**【用药记录】**

1. 抗血小板　阿司匹林肠溶片100 mg p.o. q.d.（d1–11\*）。

---

\* dn: 表示第n天; $dn_1$—$n_2$: 表示第$n_1$～$n_2$天。

氯吡格雷片 75 mg p.o. q.d.（d1-14）。

2. 降脂 阿托伐他汀钙片 20 mg p.o. q.n.（d1-11）。

3. 抗凝 那曲肝素钙注射液 4 100 U s.c. q12h.（d1-11）。

4. 神经保护 丁苯酞软胶囊 0.2 g p.o. t.i.d.（d1-11）。

5. 活血化瘀 疏血通注射液 6 mL iv.gtt q.d.（d1-11）。

6. 扩充血容量 低分子右旋糖酐 40 葡萄糖注射液 500 mL iv.gtt q.d.（d1-11）。

7. 抑制胃酸 注射用兰索拉唑 30 mg iv.gtt q.d.（d1-11）。

8. 神经保护 依达拉奉注射液 30 mg iv.gtt b.i.d.（d1-11）。

9. 营养神经 甲钴胺片 0.5 mg p.o. t.i.d.（d1-11）。

【药师记录】

入院第1天：该患者血压 146/97 mmHg，不存在低灌注的情况，目前扩容治疗可能不太必要。兰索拉唑对氯吡格雷代谢存在影响，故建议使用泮托拉唑或雷贝拉唑等对氯吡格雷代谢影响较小的质子泵抑制剂（proton pump inhibititor, PPI）类药物。

入院第4天：患者右侧肢体乏力较前加重，右下肢不能抬离床面。体查：神志清，理解力基本正常，部分运动性失语，找词困难，双侧瞳孔圆，直径 3 mm，对光反射灵敏，眼球活动无受限，无眼震，右侧鼻唇沟浅，伸舌偏右，构音欠清，四肢肌张力正常，右上肢肌力近端Ⅲ级、远端Ⅲ⁻级，右下肢近端肌力Ⅱ级、远端零级，右侧巴宾斯基（Babinski）征阳性。

入院第5天：患者肢体乏力有所改善，语言功能改善不明显。查低密度脂蛋白胆固醇（LDL-Ch）为 1.8 mmol/L，已达强化降脂目标值，因此维持阿托伐他汀钙片 20 mg p.o. q.n.的初始治疗方案。未发生药物相关的不良反应。

入院第6天：患者右侧肢体乏力较昨日好转，膝关节可抬离床面。未发生药物相关不良反应。

入院第8天：患者右侧肢体乏力稍有好转，语言功能略有改善。未发生药物相关的不良反应。

入院第11天：患者右侧肢体乏力较前好转，体查：右侧鼻唇沟浅，伸舌稍偏右，右上肢肌力近端Ⅲ⁻级，远端Ⅳ⁻级，右下肢近端Ⅲ⁻级，远端零级。出院时肌力改善较前无明显变化，NIHSS 评分9分，MRS 评分4分。

出院带药：阿司匹林肠溶片100 mg p.o. q.d.；阿托伐他汀片20 mg p.o. q.n.；丁苯酞软胶囊0.2 g p.o. t.i.d.；甲钴胺片0.5 mg p.o. t.i.d.。

（二）案例分析

**【抗血小板治疗】**

该患者急性起病，多次发作，逐渐加重。既往无高血压、糖尿病、高脂血症、吸烟、饮酒等脑卒中高危因素，亦无心房颤动等心脏病史，目前无法明确是动脉粥样硬化性脑卒中还是心源性脑卒中。目前，国内指南推荐对于非心源性脑卒中，抗血小板药物治疗优于口服抗凝药物，可选氯吡格雷或阿司匹林。对于高危患者，氯吡格雷优于阿司匹林。考虑出血风险，不推荐常规使用阿司匹林联合氯吡格雷（合并急性冠脉综合征或1年内冠状动脉内支架置入患者，应联合氯吡格雷和阿司匹林）。治疗颅内动脉狭窄试验（SAMMPRIS）研究纳入30 d内的非致残性缺血性脑卒中且主要颅内血管重度狭窄（70%～99%）的狭窄患者，予阿司匹林联合氯吡格雷，同时控制危险因素，30 d内脑卒中或死亡率仅为5.8%，1年主要终点事件发生率为12.2%。2014年《AHA/ASA缺血性脑卒中短暂性脑缺血发作二级预防指南》对小缺血性脑卒中或短暂性脑缺血发作（transient ischemic attack, TIA）患者发病24 h内，建议使用阿司匹林联合氯吡格雷持续治疗90 d（Ⅱb类推荐，B级证据）。对主要颅内动脉重度狭窄（70%～99%）的近期脑卒中或短暂性脑缺血发作患者（30 d以内），推荐阿司匹林联合氯吡格雷治疗90 d（Ⅱb类推荐，B级证据）。

临床药师观点：该患者目前脑卒中原因未明，多次发作，逐渐加重，症状较重，予以积极抗血小板治疗（双联）可能有益。

**【降脂】**

他汀类药物具有抗炎、抗栓及血管活性作用,可增加脑血流再灌注,减少自由基,促进新生血管及神经细胞的再生,减小梗死体积,改善脑卒中预后。2013年《他汀类药物防治缺血性卒中/短暂性脑缺血发作专家共识》指出脑卒中发生前未服用他汀类药物的患者,脑卒中发生后建议早期启动他汀类药物治疗(Ⅱ类推荐,C级证据)。

**临床药师观点**:患者此次发病考虑为脑卒中发作,虽病因未明,根据发病特点仍考虑血管因素引起,根据《2014年中国胆固醇教育计划血脂异常防治专家建议》,该患者LDL-Ch目标值应在1.8 mmol/L以下,急诊生化检查示患者总胆固醇(TC)4.60 mmol/L,甘油三酯(TG)0.82 mmol/L,LDL-Ch水平待进一步检查,先予阿托伐他汀20 mg常规剂量降脂稳定斑块治疗是合理的。

**【神经保护治疗】**

目前,尚无充分证据表明哪种神经保护药物对脑卒中后患者有显著的获益,相关指南也未对具体药物做推荐。依达拉奉可清除自由基,抑制脂质过氧化,从而抑制脑细胞、血管内皮细胞、神经细胞的氧化损伤。脑梗死急性期患者给予依达拉奉,可抑制梗死周围局部脑血流量的减少。一项小规模临床试验发现依达拉奉可能改善预后。

**临床药师观点**:依达拉奉尽可能在发病后24 h内开始给药,该患者处于发病的急性期,予依达拉奉保护脑神经是有益的。

**【改善循环治疗】**

中成药在我国广泛用于治疗缺血性脑卒中已有多年。《中国急性缺血性脑卒中诊治指南2014》认为,中成药治疗急性脑梗死的疗效尚需要多高质量随机对照试验进一步证实,可根据具体情况结合患者意愿决定是否选用中成药治疗。疏血通注射液属中药注射剂,成分为水蛭、地龙。动物实验结果提示其可延长小鼠凝血时间,降低血小板黏附率;抑制大鼠体内、外静脉和动脉血栓的形成;增加栓塞狗骨附动脉的血流量;缩短血浆优球蛋白溶解时间,减轻结扎大鼠大脑中动脉引起的行为障碍。可用于改善急性期脑梗死半身不遂,口舌喝斜、语言謇涩等症状。

临床药师观点:本患者使用疏血通注射液可能获益。

【扩容】

一般缺血性脑卒中患者,目前尚无充分随机对照试验支持扩容升压可改善预后。Cochrane 系统评价显示,脑卒中后早期血液稀释疗法有降低肺栓塞和下肢深静脉血栓形成的趋势,但对近期或远期病死率及功能结局均无显著影响。目前指南推荐,对一般缺血性脑卒中患者不推荐扩容,对于低血压或脑血流低灌注所致的急性脑梗死(如分水岭脑梗死)可考虑扩容,但应注意脑水肿、心力衰竭等并发症。

临床药师观点:该患者入院血压 146/97 mmHg,扩容治疗的价值有待商榷。

(三)药学监护要点

1. 疗效监护

(1)患者肢体乏力、语言功能的改善情况。

(2)监护患者 LDL-Ch 水平,根据 LDL-Ch 调整降脂治疗方案。

2. 不良反应监护

(1)抗血小板:监测患者有无恶心、呕吐等胃部不适,牙龈出血、鼻出血、皮肤瘀斑、黑便等症状。

(2)他汀类药物:监测患者血糖、肝酶及肌肉方面的不良反应。

(3)中药类注射剂:疏血通注射液为中药注射剂,监护患者有无出现过敏等相关不良反应,提醒护士第一次给药前 30 min 内更应注意观察。

## 案例二

(一)案例回顾

【主诉】

突发右侧肢体无力 3 h 余。

**【现病史】**

于2015年10月5日15：50活动中突发右侧肢体无力，右手执笔不稳，行走右偏，未摔倒，无视物旋转、头晕、饮水呛咳、抽搐等症状。18：14入院，急诊就诊，测血压140/90 mmHg，18：25行头颅CT检查，未见明显出血，NIHSS评分2分（右下肢，感觉）。18：40行rt-PA（45 mg）静脉溶栓治疗。溶栓后，患者右侧肢体无力较前明显好转，20：27复查头颅CT，未见明显出血。为求进一步诊治，急诊拟"脑梗死"，于2015年10月5日收住入院。自发病来，精神、饮食、睡眠均尚可，二便正常，体重无明显变化。

**【既往史】**

发现高血压10年余，最高血压达160/105 mmHg，不规律服用硝苯地平，血压一般控制于120/80 mmHg。否认糖尿病、冠心病，否认肝炎、结核等传染病史，否认手术、外伤史，否认输血史，预防接种史不详。

**【社会史、家族史、过敏史】**

否认家族型遗传病及传染病史。生于上海市，久居本地，无疫源接触史，无粉尘、有毒化学物品及放射性物质接触史，无冶游史。否认药物及食物过敏史。

**【体格检查】**

T：36.1℃；BP：160/107mmHg；HR：74次/min；R：23次/min。

神经系统检查：NIHSS评分0分，GCS评分15分，洼田饮水试验分级1分，改良Rankin量表（modified Rankin scale, mRS）评分0分，神清语利，双侧瞳孔等大、等圆。双侧鼻唇沟对称，伸舌居中。右侧肢体肌力Ⅴ级。共济运动可，双侧病理征阴性。

**【检查】**

头颅CT平扫检查：双侧半卵圆中心及基底核区腔梗灶；脑白质变性、老年脑。头颅CT平扫检查：溶栓后，颅内未见明显出血灶，双侧半卵圆中心及基底核区腔梗灶，脑白质变性、老年脑。

【诊断】

(1) 脑梗死(TOAST分型：小动脉闭塞型，静脉溶栓后)。

(2) 原发性高血压2级(很高危)。

【用药记录】

1. 溶栓　rt-PA 45 mg(d1)。

2. 抗血小板　阿司匹林肠溶片100 mg p.o. q.d.(d3-8)；硫酸氢氯吡格雷片75 mg p.o. q.d.(d3-9)。

3. 降脂　瑞舒伐他汀钙片10 mg p.o. q.n.(d2-9)；普罗布考片0.25 g p.o. b.i.d.(d3-9)。

4. 降压　硝苯地平控释片30 mg p.o. q.d.(d2-9)。

5. 清除自由基　依达拉奉注射液30 mg + 0.9%氯化钠注射液100 mL iv.gtt b.i.d. (d2-3)。

6. 改善微循环　长春西汀注射液30 mg + 0.9%氯化钠注射液100 mL iv.gtt q.d.(d3-9)；银杏达莫注射液30 mL + 0.9%氯化钠注射液100 mL iv.gtt q.d.(d3-9)。

7. 抑制胃酸　泮托拉唑钠注射液80 mg + 0.9%氯化钠注射液100 mL iv.gtt q.d.(d2-4)。

8. 改善神经功能　丁苯酞注射液100 mL iv.gtt b.i.d. (d3-8)；丁苯酞软胶囊0.2 g p.o. t.i.d.(d8-9)。

【药师记录】

入院第2天：患者病情较重，脑卒中后早期患者仍存在出血转化的可能，尤其在使用抗栓药物的情况下，因此仍需关注患者的出血情况，观察患者是否有出血性脑卒中的发生。

入院第3天：患者病情稳定，予银杏达莫、抗血小板药物双嘧达莫，患者血小板增多，已服用阿司匹林及氯吡格雷双联抗血小板，再联合双嘧达莫也应注意出血风险，应监测血小板及患者出血情况。

入院第5天：患者一般情况可，血常规示MONO% 9.6%，PLT $328 \times 10^9$/L，余均正常。

入院第6天：脑CT、脑CT增强灌注示双侧颈总动脉分叉部及颈内动脉虹吸段混合斑及钙斑，左侧颈总动脉分叉部管腔轻度狭窄；双侧基底核区腔梗灶；老年脑。

入院第7天：患者病情稳定，一般情况尚可，准予出院继续康复治疗。患者诉既往服用阿司匹林后出现过胃部不适，故长期抗血小板治疗患者建议使用氯吡格雷替代，故出院带药选择的抗血小板药物为氯吡格雷。

出院带药：硫酸氢氯吡格雷片75 mg p.o. q.d.；普罗布考片0.25 g p.o. b.i.d.；瑞舒伐他汀钙片10 mg p.o. q.n.；硝苯地平控释片30 mg p.o. q.d.；丁苯酞软胶囊0.2 g p.o. t.i.d.。

## （二）案例分析

### 【静脉溶栓治疗】

对缺血性脑卒中发病3 h内（Ⅰ类推荐，A级证据）和3～4.5 h（Ⅰ类推荐，B级证据）的患者，应根据适应证和禁忌证严格筛选患者，尽快静脉给予rt-PA溶栓治疗。使用方法：rt-PA 0.9 mg/kg（最大剂量为90 mg）静脉滴注，其中10%在最初1 min内静脉注射，其余持续滴注1 h，用药期间及用药24 h内应严密监护患者（Ⅰ类推荐，A级证据）。如没有条件使用rt-PA，且发病在6 h内，可考虑静脉给予尿激酶。使用方法：尿激酶100万～150万U，溶于100～200 mL 0.9%氯化钠注射液中，持续静脉滴注30 min，用药期间应密切监护患者（Ⅱ类推荐，B级证据）。不推荐在临床试验以外使用其他溶栓药物（Ⅰ类推荐，C级证据）。溶栓患者的抗血小板或特殊情况下溶栓后还需抗凝治疗者，应推迟到溶栓24 h后开始治疗（Ⅰ类推荐，B级证据）。

临床药师观点：患者于18：40行rt-PA 45 mg静脉溶栓治疗，距离发病170 min，患者体重50 kg，rt-PA剂量给予45 mg，时机合适，剂量合适。

### 【抗血小板】

对于不符合溶栓适应证且无禁忌证的缺血性脑卒中患者应在发病后尽早给予口服阿司匹林150～300 mg/d（Ⅰ类推荐，A

级证据）。急性期后可改为预防剂量阿司匹林（50～150 mg/d），详见《中国缺血性脑卒中和短暂性脑缺血发作二级预防指南2014》。对于溶栓治疗患者，阿司匹林等抗血小板药物应在溶栓24 h后开始使用（Ⅰ类推荐，B级证据）。对不能耐受阿司匹林者，可考虑选用氯吡格雷等抗血小板治疗（Ⅲ类推荐，C级证据）。

临床药师观点：患者静脉溶栓24 h后复查头颅CT，明确无出血性转化，可给予抗血小板预防再梗。患者在溶栓后24 h给予了阿司匹林肠溶片100 mg/d和硫酸氢氯吡格雷片75 mg/d双联抗血小板治疗6 d，给予的时机正确，用药方案也正确。根据NIHSS评分，患者急诊入院时的基线评分为2分＜4分，故为轻度脑卒中，根据CHANCE研究结果，对于轻度脑卒中或短暂性脑缺血发作患者，短期氯吡格雷＋阿司匹林对比单用阿司匹林显著降低3个月脑卒中复发风险达32%，并且不增加出血风险。故对于该患者，短期内（6 d）使用双抗进行二级预防是合理的。根据《中国缺血性脑卒中和短暂性脑缺血发作二级预防指南2014》，阿司匹林等抗血小板药物应在溶栓24 h后开始使用（Ⅰ类推荐，B级证据）。对不能耐受阿司匹林患者，可考虑选用氯吡格雷等抗血小板治疗（Ⅲ类推荐，C级证据）。患者既往服用阿司匹林后出现胃部不适，不能耐受阿司匹林，故出院后使用抗血小板药物氯吡格雷，用药方案是合理的。

（三）药学监护要点

1. 疗效监护

（1）患者右侧肢体无力的改善情况。

（2）监护患者血压、血糖改善情况。

2. 不良反应监护　患者溶栓后双联抗血小板治疗，应注意是否有出血，复查头颅CT、血常规、凝血等，并密切关注患者的症状改变情况。

3. 溶栓后生命体征监护

（1）密切监护患者心率、血压及血糖变化。控制血压波动，血糖可控制在 7.7～10 mmol/L。

（2）脑梗死后 24 h 内应常规进行心电图检查，根据病情，有条件时进行持续心电图监护 24 h 或以上，以便早期发现阵发性心房颤动或严重心律失常等心脏病变；避免或慎用增加心脏负担的药物。

（3）关注体温变化：对体温升高的患者应寻找和处理发热原因，如存在感染应给予抗生素治疗。对体温＞38℃的患者应给予退热措施。

## 案例三

（一）案例回顾

【主诉】

突发右侧肢体麻木无力 1 d。

【现病史】

患者于 2016 年 1 月 11 日 5：00 起床后无明显诱因出现右下肢无力，尚可缓慢独立行走，言语含糊，尚可交流。13：00 突发呕吐，呕吐物为胃内容物，右下肢无力加重，不能站立，伴意识不清，不能言语，无头晕、头痛，于 14：15 急诊就诊，头颅 CT 检查示"双侧半卵圆孔中心及基底核区腔梗灶，脑白质变性、老年脑"，予依达拉奉、长春西汀、丹参治疗，现为进一步治疗，急诊拟"脑梗死"收治入院。患者自发病以来，精神尚可，饮食尚可，睡眠尚可，大小便、体重无明显变化。

【既往史】

高血压病史 10 年，最高血压 160/80 mmHg，平时服用氯沙坦钾片（科素亚）控制血压，未检测血压。有心房颤动病史 5 年，口服华法林钠片，未监测 INR 值；心脏起搏器手术后 5 年。否认糖尿病病史，否认重大外伤史，否认输血史，否认食物、药物过敏史，预防接种史不详。

【社会史、家族史、过敏史】

父母已故，原因不详，否认家族性遗传病史。生于上海市松江区，久居本地，无疫源接触史，无粉尘、有毒化学物品、放射性物质接触史，无吸烟、饮酒、药物史，无冶游史。

**【体格检查】**

T：36.5℃；BP：135/81 mmHg；HR：76次/min；R：19次/min。

头颅无畸形，眼睑正常，睑结膜未见异常，巩膜无黄染，对光反射灵敏。左侧鼻唇沟变浅，四肢肌力、肌张力均正常，无共济失调，无病理反射征。

**【诊断】**

（1）脑梗死（TOAST分型：大动脉粥样硬化型）。

（2）原发性高血压2级（很高危组）。

（3）心房颤动。

**【用药记录】**

1. 抗凝　华法林钠片3.75 mg p.o. q.n.（d1-8）。

2. 降脂　瑞舒伐他汀钙片10 mg p.o. q.n.（d1-8）。

3. 减慢心率　琥珀酸美托洛尔缓释片47.5 mg q.d.（d1-8）。

4. 治疗心衰　单硝酸异山梨酯缓释片40 mg q.d.（d1-8）。

5. 降压　氯沙坦钾片50 mg q.d.（d1-8）。

6. 清除自由基　0.9%氯化钠注射液100 mL+依达拉奉注射液30 mg q.d.（d1-8）。

7. 改善微循环　丁苯酞注射液100 mL q.d.（d1-8）。

8. 活血化瘀　0.9%氯化钠注射液100 mL+疏血通注射液10 mg q.d.（d1-8）；0.9%氯化钠注射液100 mL+银杏达莫注射液25 mL q.d.（d1-8）。

**【药师记录】**

入院第1天：患者言语清晰、流利，无胸闷、胸痛。嘱咐患者注意观察是否有出血倾向，如瘀斑、紫癜、牙龈出血、鼻出血、黑便、血便等，及时汇报医生或药师，关注凝血指标及血常规。

入院第2天：患者病情稳定，一般情况可。

入院第6天：神经系统查体未见明显异常，NIHSS评分0分。

出院：患者未诉不适，一般情况可，无发热，无头痛、头晕，无肢体乏力。四肢肌力、肌张力均正常，无共济失调，无病理反射。阿司匹林肠溶片和氯吡格雷联用，需更加注意出血倾向，嘱患者平常应自我检查，是否易有瘀斑、紫癜、鼻出血、血尿、黑便出现，每2～3个月复查血常规、尿常规及粪常规。患者病情稳定，出院。

出院带药：阿司匹林肠溶片100 mg p.o. q.d.；硫酸氢氯吡格雷片75 mg p.o. q.d.；瑞舒伐他汀钙片10 mg p.o. q.d.；硝苯地平缓释片30 mg p.o. q.d.；二甲双胍缓释片850 mg p.o. q.d.；丁苯酞软胶囊0.2 g p.o. t.i.d.。

## （二）案例分析

### 【心房颤动的抗凝治疗】

根据2014年《美国心房颤动治疗指南》，心房颤动患者的抗栓治疗应该个体化，患者和医生对脑卒中及出血绝对和相对风险进行充分讨论后，依据患者的治疗观点和偏爱，共同制订策略（Ⅰ类推荐，C级证据）。抗栓治疗的选择应该依据血栓栓塞的风险，不论心房颤动是阵发性、持续性还是永久性（Ⅰ类推荐，B级证据）。非瓣膜病心房颤动患者，推荐$CHA_2DS_2$-VASc评分评估脑卒中的风险（Ⅰ类推荐，B级证据）。$CHA_2DS_2$-VASc评分≥2的非瓣膜病心房颤动患者，推荐口服抗凝剂，选择药物包括：华法林（INR 2.0～3.0）（Ⅰ类推荐，A级证据）、达比加群酯（Ⅰ类推荐，B级证据）、利伐沙班（Ⅰ类推荐，B级证据）或阿哌沙班（Ⅰ类推荐，B级证据）。

临床药师观点：患者$CHA_2DS_2$-VASc评分3分（年龄83岁，≥75岁，2分；女性1分。共3分），应给予口服抗凝治疗。经与患者及其家属交流后选择华法林抗凝治疗。

### 【活血化瘀治疗】

疏血通注射液的主要成分是水蛭、地龙，具有降低血中纤维蛋白和血液黏稠度、抑制血小板聚集和溶栓作用。国内多为小规模、单中心的临床试验研究，尚须大规模、多中心、双盲对照试验证实其在脑梗死中的作用。

临床药师观点：有适应证，药品剂量及溶媒选择合理。但中成药治疗急性脑梗死的疗效尚需更多高质量随机对照试验进一步证实。

**【神经保护治疗】**

依达拉奉是一种抗氧化剂和自由基清除剂，国内外多个随机、双盲、安慰剂对照试验提示依达拉奉能改善急性脑梗死的功能结局且安全。该患者药物剂量、溶媒选择均合理。依达拉奉2周为1个疗程。该药可能会加重肾功能损害，需结合患者肾功能确定具体疗程和剂量，并在使用期间监测肾功能。

临床药师观点：该患者85岁可能已有肾功能减退，疗程结束后应复查肾功能。

（三）药学监护要点

1. 疗效监护

（1）患者肢体无力、语言功能的改善情况。

（2）监护患者血压控制情况。

（3）监护患者心房颤动治疗是否有效。

（4）患者因心房颤动使用华法林，需定期监测INR值的变化，以防抗凝不足或者抗凝过度。

2. 不良反应监护

（1）出血：患者已使用华法林抗凝治疗，同时使用具有活血化瘀作用的疏血通注射液，可能增加出血风险，监测是否有皮肤瘀斑、紫癜、牙龈出血、鼻出血、黑便、血尿等症状。

（2）肝酶和肌酶升高：尽管他汀类药物并不增加绝大多数患者肝毒性和肌毒性的风险，但仍须关注肝脏损伤和肌肉损害的临床表现（恶心、黄疸、肌痛、肌肉无力等）。建议用药3个月后复查肝功能。

（3）肾功能：依达拉奉可能增加肾损害。

（4）胃肠道反应：阿司匹林既可在局部直接损伤胃肠黏膜，也可通过全身作用抑制COX导致的前列腺素生成减少，削弱前列腺素对胃黏膜的保护。氯吡格雷并不直接损伤消化道，但可阻碍新生血管生成和影响溃疡愈合。由于脑梗死急性期本身有发生应激性溃疡的风险，故需监护胃肠道不良反应。

## 案例四

（一）案例回顾

【主诉】

头晕伴左侧肢体乏力2月余。

【现病史】

患者于2015年3月8日行冠状动脉支架植入术后出现头痛、眩晕、恶心、呕吐、吞咽困难、出汗、双耳听力下降伴耳鸣，同时出现左侧肢体无力、左上肢不能上抬、左下肢不能站立，无言语不清，无复视、意识障碍、肢体抽搐、大小便失禁。5月8日至神经内科门诊就诊，NIHSS评分1分，GCS评分15分。发病以来一直头晕伴左侧肢体乏力，左耳有耳鸣、听力下降，无复视、眩晕感，无腹痛、腹泻。患者患病以来精神不佳，胃纳可，睡眠好，大小便正常，无体重明显下降。

【既往史】

否认伤寒、结核、肝炎等传染病史；预防接种史不详；否认外伤史；否认输血史。胸闷气闭20余年，于3月8日行"冠状动脉支架植入术"，术后当天发生脑梗死。原发性高血压20余年，口服硝苯地平片降压；糖耐量异常史，予阿卡波糖（拜糖平）、瑞格列奈降糖治疗；慢性胃炎20余年。

【社会史、家族史、过敏史】

生于原籍，否认疫水、疫区接触史。否认化学性物质、放射性物质、有毒物质接触史。否认吸毒史。否认冶游史。有输血史。否认吸烟、酗酒史。否认家族性遗传性疾病史。否认食物、药物过敏史。

【体格检查】

T：37.1℃；P：76次/min；R：18次/min；BP：170/97 mmHg。

神志清楚，发育正常，营养不佳，回答切题，自动体位，查体合作，步入病房。体查：意识清醒、意识水平提问及指令均正常，无凝视,视野正常,无面瘫,四肢肌力正常,肌张力正常,生理反射正常,病理反射未引出,左侧共济差,感觉正常,语言流利,无构音障碍。NIHSS评分1分。

**【实验室检查及其他辅助检查】**

(1)实验室检查 无。

(2)其他辅助检查 无。

**【诊断】**

(1)脑梗死(TOAST分型:大动脉粥样硬化型缺血性脑卒中)。

(2)高血压(2级,极高危)。

(3)糖尿病。

(4)冠状动脉支架植入术后。

**【用药记录】**

1. 抗血小板 阿司匹林肠溶片100 mg p.o. q.d.(d1-12);氯吡格雷片75 mg p.o. q.d.(d1-12)。

2. 降脂稳定斑块 阿托伐他汀钙片20 mg p.o. q.n.(d1-12)。

3. 改善循环 长春西汀注射液30 mg iv.gtt q.d.(d1-12);前列地尔注射液20 μg iv.gtt q.d.(d1-12)。

4. 降压 硝苯地平控释片30 mg p.o. q.d.(d1-12)。

5. 控制血糖 阿卡波糖片75 mg p.o. t.i.d.(d1-4);瑞格列奈片2 mg p.o. t.i.d.(d1-4)。

6. 改善头晕症状 甲磺酸倍他司汀片6 mg p.o. t.i.d.(d1-12)。

7. 护肝 注射用还原型谷胱甘肽1.8 g iv.gtt q.d.(d1-12)。

8. 改善头痛 普瑞巴林胶囊75 mg p.o. b.i.d.(d1-12)。

9. 护胃 泮托拉唑肠溶胶囊40 mg p.o. q.d.(d1-12)。

10. 改善情绪 氟哌噻吨美利曲辛片1粒 p.o. b.i.d.(d1-12)。

**【药师记录】**

入院第1天:患者2个月前因心脏左主干、前降支、回旋支、右冠病变行冠脉支架置入术,置入5枚冠脉西罗莫司洗脱支架(firebird)。术后当天发生脑梗死,合并高龄、糖尿病、高血压等高危因素,本次脑梗死再发,考虑大动脉粥样硬化型缺血性脑卒中。治疗方案:抗血小板、降脂稳定斑块、改善循环、控制血糖及血压、预防脑卒中并发症。

入院第4天:凌晨患者发生低血糖昏迷,经处理后好转。现一般情况可,体温平,诉有咳嗽、咳痰,痰不能咳出。

入院第8天:患者仍诉有头晕,步态不稳,早晨体温平,无咳嗽、咳痰。空腹血糖(FBG)5.3 mmol/L,餐后2 h血糖(FPG)9.7 mmol/L,餐前8.8 mmol/L,对于该患者,目前血糖可,无须加用降血糖药。患者今行CTA检查,药师建议:患者血肌肝(Scr)28 mL/min,造影检查可能加重肾损伤,检查前3~12 h和术后6~24 h给予等渗晶体液如0.9%氯化钠注射液[1~1.5 mL/(kg·h)]水化,水化可以增加肾血流量,降低肾血管收缩,减少造影剂在肾脏停留时间,改善肾小管中尿酸流量,减少管型形成,发挥神经激素有益效应,从而降低造影剂肾病的发生率,医生采纳。

入院第11天:患者入院后头晕改善不明显,头颅及颈部CTA见颅内血管血流灌注不佳。患者贫血持续未改善,亦可引起或加重患者头晕症状。

入院第12天:患者早晨体温平,自诉头晕症状较前稍好转。体查同前。患者目前病情平稳,予明日上午出院。患者血压仍偏高(160/92 mmHg),考虑患者颅内血液充盈较差,血压不宜太低。患者肾功能较差,建议长期降压药选择血管紧张素转化酶抑制剂(angiotensin coverting enzyme inhibitors, ACEI)或血管紧张素Ⅱ受体拮抗剂(ARB)类。

出院带药:阿司匹林肠溶片100 mg p.o. q.d.;氯吡格雷片75 mg p.o. q.d.;阿托伐他汀钙片20 mg p.o. q.n.;普罗布考片0.25 g p.o. b.i.d.;氟哌噻吨美利曲辛片10 mg p.o. b.i.d.。

## (二)案例分析

### 【抗血小板治疗】

心肌梗死PCI术后抗血小板治疗:《中国经皮冠状动脉介入

治疗指南（2016）》指出，PCI术后阿司匹林100 mg q.d.长期维持治疗；接受裸金属支架（BMI）患者术后阿司匹林联合氯吡格雷双抗治疗至少1个月，最好持续应用12个月；植入药物洗脱支架（DES）患者双抗至少12个月。对于急性冠脉综合征患者，无论植入BMS或DES，双抗至少持续应用12个月。

《2014年欧洲心肌血运重建指南》建议，BMS术后双抗应至少持续1个月；DES术后双抗应持续6个月；出血高危患者DES术后可考虑短期（少于6个月）双抗，缺血高风险而出血低危患者双抗治疗应超过6个月，阿司匹林终身服用。患者2个月前行冠状动脉支架植入术，植入5枚西罗莫司DES，DES后双抗至少12个月，以后可选用阿司匹林或氯吡格雷终身治疗。入院后继续双抗。

临床药师观点：患者冠脉支架术后并发缺血性脑卒中，症状主要以头晕、头痛、共济差为主，肌力正常，考虑动脉粥样硬化型，NIHSS评分1分，小卒中，双联抗血小板治疗1～3个月，后单用阿司匹林或氯吡格雷均可。综合考虑心脏及脑血管疾病，双抗治疗需12个月，后单用阿司匹林或氯吡格雷。患者冠脉支架术后并发缺血性脑卒中，综合考虑心脏及脑血管疾病，双抗治疗需12个月，后单用阿司匹林或氯吡格雷。临床治疗合理。

**【降脂稳定斑块治疗】**

对有冠状动脉疾病患者，无论其血脂水平如何，除非存在禁忌证，所有患者均应使用他汀类药物。对于已发脑卒中患者，发病时已服用他汀类药物的缺血性脑卒中患者，在急性期继续他汀类药物治疗，缺血性卒中发病前未使用他汀类药物的患者，如没有禁忌证，发病后可早期启动他汀类治疗。合并糖尿病的脑卒中患者无论基线LDL-Ch水平如何，都应在生活方式干预基础上加用他汀类药物治疗。

临床药师观点：该患者高血压、糖尿病，2个月前行PCI手术，术后脑梗死，后一直服用阿托伐他汀，入院后继续阿托伐他汀降脂稳定斑块治疗合理。

## 【降血压治疗】

患者入院时血压为170/97 mmHg，合并糖尿病，高血压2级（极高危）。脑卒中后高血压控制药物可选ACEI/ARB类、钙通道阻滞剂（CCB）、利尿剂等，对于伴糖尿病患者，优选ACEI/ARB类，可降低糖尿病患者蛋白尿，延缓糖尿病肾病的发生。

临床药师观点：入院前予CCB类硝苯地平片1粒（b.i.d.）控制血压，入院后继续予硝苯地平，普通剂型调整为控释剂型，使降压更平稳。继续监测血压，根据血压水平及相关实验室检查结果须调整治疗方案。

## 【降血糖治疗】

患者入院前降糖药方案为阿卡波糖片、瑞格列奈。瑞格列奈为非磺酰脲类促胰岛素分泌剂，阿卡波糖片为α-葡萄糖苷酶抑制剂，可抑制葡萄糖的吸收，与餐同服可降低餐后2h血糖。国内饮食结构以淀粉类偏多，且老年人血糖更易受饮食影响，可用阿卡波糖控制餐后2h血糖。

临床药师观点：入院后延续入院前降糖方案，监测血糖，根据血糖监测结果考虑是否需要调整。

## 【改善头晕、保肝治疗】

该患者神经系统功能障碍主要以头晕为主，予倍他司汀片改善头晕。倍他司汀是血管扩张药，是组胺$H_3$受体拮抗剂，选择性地增加大脑、小脑、脑干和内耳血液循环，调节内耳毛细血管通透性，并且可以增加颈总动脉的血流，改善脑循环，从而减轻头晕，促进内耳淋巴液的分泌和吸收，消除内耳水肿。

外院检查示肝酶升高，一直予保肝治疗，入院后继续予还原型谷胱甘肽（阿拓莫兰）保肝治疗。

临床药师观点：符合用药适应证，排除禁忌证，方案选择合理，用法、用量正确。

## 【改善贫血治疗】

美国的Jason J Sico博士等对血细胞比容（HCT）与脑卒中之

间的关系进行的研究显示,HCT与脑卒中死亡风险明显相关,重度贫血患者(HCT < 27%)死亡风险增加1.5～2.5倍。研究者认为,贫血增加脑卒中死亡风险,可能是因为在HCT较低的情况下,循环至身体各部分的血液和氧减少。而长期贫血还会破坏大脑血管对卒中做出适当反应的能力。HCT过低和过高均为脑卒中后死亡风险增高的不利因素,其中有重度贫血病史使脑卒中患者死亡风险增加的程度最高。

临床药师观点:患者贫血,血清铁亦低,考虑患者有糖耐量异常史,药师嘱患者多吃含铁而又对血糖血脂影响小的食物,如西芹、菠菜、黑木耳、海带、紫菜、鱼、赤豆、豆腐、适量蛋黄等,同时注意维生素C的补充,有助于促进铁的吸收。

(三)药学监护要点

1. 疗效监护

(1)头晕、乏力等症状改善情况。

(2)控制血压波动:准备溶栓前,血压应控制在收缩压 < 180 mmHg、舒张压 < 100 mmHg。溶栓后该患者由于合并糖尿病,故目标应控制在130/80 mmHg以下。该患者入院时血压为170/97 mmHg,合并糖尿病,高血压2级(极高危)。对于伴糖尿病患者,优选ACEI/ARB类,可降低糖尿病患者蛋白尿,延缓糖尿病肾病的发生。患者在院期间使用的降压药物为硝苯地平控释片30 mg p.o. q.d.,血压总体偏高150～170/90～100 mmHg,考虑患者颅内血流灌注较差,未予调整降压药。

(3)控制血糖:血糖值范围可在7.7～10 mmol/L。患者降糖药方案为阿卡波糖片、瑞格列奈。入院后第3天凌晨发生低血糖昏迷,予50%葡萄糖口服、静脉注射处理后好转。

2. 不良反应监护

(1)出血:患者双联抗血小板,监护患者出血不良反应,如牙龈出血、鼻出血、胃部不适、黑便等。

(2)肝功能:患者入院时肝酶略高,同时服用他汀类药物可加重肝酶升高,入院即予保肝治疗,监护肝功能。

（3）肾功能：患者外院查肌酐升高,入院后静脉、口服多种药物,监护患者肾功能。

## 案例五

（一）案例回顾

**【主诉】**

反复不能言语3 h。

**【现病史】**

患者于2015年3月28日21：30无明显诱因下出现不能言语,同时无法理解他人言语,23：10入院急诊,神经内科医生接诊,NIHSS未评分,GCS未评分,急诊后即自行好转,基本恢复正常,23：40患者再次出现上述症状,持续无缓解。查头颅CT未见出血,考虑为急性脑梗死,予阿替普酶静脉溶栓治疗。患者既往风湿性心脏病,二尖瓣瓣膜置换术后（机械瓣）,长期口服华法林,近期未检测INR,急诊查INR为1.39。

**【既往史】**

既往有风湿性心脏病,二尖瓣狭窄,行换瓣术后口服华法林抗凝,每日1.5片及2片交替,近1年未监测INR。否认高血压、糖尿病史。

**【社会史、家族史、过敏史】**

否认家族性遗传性疾病史。否认药物、食物过敏史。

**【体格检查】**

T：37.2℃；P：115次/min；R：16次/min；BP：135/83 mmHg。

神志清,精神可,对答部分切题,部分命名性失语。双侧瞳孔正大等圆,瞳孔直径约3 mm,双眼各向运动可,无明显眼震及复视、额纹、鼻唇沟对称,伸舌居中,四肢肌张力肌力可,病理征阴性,指鼻试验及跟膝胫试验稳准。

**【实验室检查及其他辅助检查】**

1. 实验室检查　无。

2. 其他辅助检查　头颅CT示左侧额叶脑梗死灶可能。

【诊断】

（1）脑梗死（TOAST分型：心源性栓塞型缺血性脑卒中）。

（2）心脏瓣膜置换术后。

（3）心房颤动。

【用药记录】

1. 抗凝　依诺肝素钠注射液0.4 mL s.c. q12h.（d1-11）；华法林钠片2.5 mg p.o. q.n.（d1）；华法林钠片5 mg p.o. q.n.（d2-9）；华法林钠片6.25 mg p.o. q.n.（d9-11）。

2. 降脂　阿托伐他汀钙片20 mg p.o. q.n.（d1-13）。

3. 神经保护　0.9%氯化钠注射液100 mL+依达拉奉注射液30 mg iv.gtt b.i.d.（d1-13）。

4. 改善语言功能　盐酸美金刚片5 mg p.o. b.i.d.（d1-13）。

【药师记录】

入院第1天：患者入院时距发病＜4.5 h，在溶栓治疗的时间窗内，有溶栓指征，予阿替普酶溶栓治疗。患者病情平稳，予转住院部继续治疗。溶栓24 h之后才能开始抗凝或抗血小板治疗，予对症支持治疗为主。

入院第2天：患者失语情况较前稍有好转，无头痛、头晕等不适。体查：神清，精神可，对答部分切题，仍存在部分命名性失语及感觉性失语，四肢肌力可。瓣膜置换术后应长期抗凝治疗进行二级预防，患者溶栓已超过24 h，可恢复抗凝治疗。查INR为1.42，未达标，华法林起始剂量予2.5 mg。

入院第3天：患者未诉特殊不适，一般情况可。体查：神清，精神可，对答部分切题，仍存在部分命名性失语及部分感觉性失语，但复述及语言连贯性可。患者既往口服华法林钠片3.75 mg及5 mg，入院查INR为1.39，对华法林不敏感，予加大华法林用量，加快产生抗凝效果，使INR值达2～3，华法林用量加大至5 mg。

入院第4天：患者失语较前好转。体查：无明显命名性失语，部分感觉性失语。

入院第6天：言语功能较前明显恢复，对答基本可，可遵嘱活动，命名性失语较前明显好转。

入院第8天：言语功能较前明显恢复，对答基本可，可遵嘱活动，命名性失语较前明显好转。华法林5 mg p.o. q.n.已连续使用6 d，予复查INR，调整华法林用量。

入院第10天：患者对答正常，失语基本好转，NIHSS评分0分。患者口服华法林5 mg已达7 d，INR值为1.58，予加大华法林剂量至6.25 mg p.o. q.n.。

入院第11天：疗效监护示言语功能无异常。不良反应监护示无不良反应。

入院第13天：患者神清，对答可，无明显失语，伸舌居中，四肢肌力正常。PT：20.20（↑），INR：1.84（↑），APTT：34.1 s。病情平稳，予以出院。

出院带药：华法林钠片6.25 mg p.o. q.n.与7.5mg p.o. q.n.交替；阿托伐他汀钙片20 mg p.o. q.n.；强力枇杷露15 mL p.o. t.i.d.。

（二）案例分析

【溶栓治疗】

患者于2015年3月28日21∶30无明显诱因下出现不能言语，同时无法理解他人言语，23∶10入院急诊，2015年3月28日23∶10神经内科医生接诊，NIHSS未评分，GCS未评分，急诊后即自行好转，基本恢复正常，23∶40患者再次出现上述症状，持续无缓解。查头颅CT未见出血，考虑为急性脑梗死，予阿替普酶静脉溶栓治疗。

临床药师观点：入院时距发病 < 4.5 h，在时间窗内，有溶栓指征，予阿替普酶溶栓治疗，用药合理。

【抗凝治疗】

患者为中年女性，既往有风湿性心脏病，二尖瓣狭窄，行换瓣术后口服华法林抗凝，每日1.5片及2片交替，近1年未监测INR，急诊查INR 1.39，未达到2～3，华法林未达到抗凝效果，此次脑梗死急性发病,混合性失语,结合影像学表现,考虑心源性栓塞型缺血性脑卒中的可能性大。

**临床药师观点**:该患者瓣膜置换术后应长期抗凝进行二级预防,患者溶栓已超过24 h,可恢复抗凝治疗。由于华法林钠片半衰期长,给药5～7 d后疗效才可稳定,因此予依诺肝素钠重叠使用,迅速发挥抗凝作用。患者既往口服华法林钠片3.75 mg及5 mg,入院查INR为1.39,对华法林不敏感,故加大华法林剂量至5 mg q.d.,但患者口服华法林5 mg,7 d后,INR值为1.58,仍未达标。故继续加大华法林剂量至6.25 mg p.o. q.n.,服用3 d后,INR上升为1.84,依然未达标,由于病情平稳,患者虽然INR没有达标,但还是在此情况下予以出院,并嘱患者华法林钠片6.25 mg p.o. q.n.与7.5 mg p.o. q.n.交替服用,1周后检测INR值,根据INR值调整华法林的用量。

关于该患者的长期抗凝治疗方案,临床药师有如下几点建议。

(1)根据《2016 ESC/EACTS心房颤动管理指南》,对于中-重度二尖瓣狭窄或机械瓣患者推荐维生素K拮抗剂(INR为2～3或更高)以预防脑卒中(Ib类推荐),因此该患者在二尖瓣(机械瓣)置换术后按照指南要求,应该使用华法林预防脑卒中。根据2013年《华法林抗凝治疗中国专家共识》,对于二尖瓣(机械瓣)置换术后的患者,华法林目标INR值为2.5～3.5,如果该患者长期抗凝依然要使用华法林,建议该患者后续应严格定期监测INR值变化。监测的频率可参照2013年《华法林抗凝治疗中国专家共识》中的推荐,在INR达到治疗范围2 d内,应该每日监测INR,然后每周监测2～3次,持续1～2周。如果结果稳定可再减少监测次数。INR值持续稳定,监测次数可减少到2周1次～4周1次,并且嘱患者在用药过程中,注意观察相应的出血表现,如牙齿出血、皮下出血、黑便等情况。

(2)根据《2016 ESC/EACTS心房颤动管理指南》,对于抗凝治疗期间发生短暂性脑缺血发作或脑卒中的患者,应评估和优化方案后坚持治疗(Ⅱa类推荐,C级证据)。因此,该患者已经在抗凝期间发生了脑卒中的情况,应考虑优化后续抗凝方案。上述指南提出对于使用维生素K拮抗剂治疗的心房颤动患者,若无NOAC禁忌证(如人工瓣膜),如果INR控制不良时或根据患者意愿,建议转换成NOAC治疗(Ⅱb类推荐,A级证据)。且对于有脑卒中史的心房颤动患者,脑卒中二级预防推荐NOACs优先于VKAs或阿司匹林(Ⅰ类推荐,B级证据)。因此,针对该患者的具体情况,临床药师建议患者后续抗凝药物可以考虑选择新型口服抗凝药NOAC利伐沙班20 mg q.d.或者达比加群酯150 mg b.i.d.进行长期抗凝治疗。从该患者既往的抗凝情况可以推测该患者使用华法林的监测依从性不佳:由于该患者服用华法林后近1年未监测INR,入急诊时查INR的结果为1.39,根据2013年《华法林抗凝治疗中国专家共识》,对于二尖瓣(机械瓣)置换术后的患者,华法林目标INR值为2.5~3.5,因此该患者1年内华法林均未达到抗凝治疗目标,因此对于此依从性不佳的患者应该考虑换用NOAC抗凝。因为相比华法林,利伐沙班、达比加群等新型口服抗凝药,无须监测INR值,因此可以较大程度提高患者的用药依从性,降低脑卒中的发生率,故建议使用NOAC代替华法林进行长期抗凝。

## 【降血脂治疗】

他汀类药物具有降脂、抗炎、抗栓和血管活性作用,可增加脑血管及神经细胞的再生,减少自由基,减小梗死面积,改善脑卒中预后。

临床药师观点:患者使用阿托伐他汀钙片20 mg p.o. q.n.降血脂,用药合理。

## 【神经保护治疗】

依达拉奉是一种抗氧化剂和自由基清除剂,国内外多个随机双盲安慰剂对照试验提示依达拉奉能改善急性脑梗死的功能结局且安全,应在发病后24 h内尽早使用,1个疗程不超过2周。

临床药师观点:该患者使用依达拉奉用药具有适应证、剂量疗程合理。

(三)药学监护要点

1. **疗效监护** 语言功能、凝血功能、血糖、血压控制情况,头晕、贫血改善情况。

2. **不良反应监护**

(1)依诺肝素钠与华法林有出血风险,注意患者有无皮下瘀斑、鼻出血、消化道出血等,监测凝血功能。

(2)阿托伐他汀钙有肝酶升高、肌痛、肌酶升高等不良反应,注意监测肝功能、肌酶。

(3)盐酸美金刚片有幻觉、意识混沌、头晕、头痛等不良反应。

# 第三节 主要治疗药物

主要治疗药物见表2-3。

表2-3 主要治疗药物

| 名称 | 适应证 | 用法用量 | 禁忌证 | 注意事项 |
|------|--------|----------|--------|----------|
| rt-PA | 1. 用于急性心肌梗死和肺栓塞<br>2. 用于急性缺血性脑卒中、深静脉血栓及其他血管疾病<br>3. 用于动静脉瘘血栓形成 | 1. 将50 mg的rt-PA溶解为1 mg/mL的浓度,注射给药<br>2. 静脉滴注:将100 mg的rt-PA溶于500 mL 0.9%氯化钠注射液中,在3 h内按以下方式滴完,即前2 min先注入rt-PA 10 mg,以后60 min内滴入50 mg,最后120 min内滴完余下的40 mg | 1. 出血性疾病(如近期内有严重内出血、脑出血或2个月内曾进行过颅脑手术者、10 d内发生严重创伤或做过大手术者、严重的未能控制的原发性高血压病等) | 1. 脑血管疾病、高血压患者、急性心包炎患者、严重肝功能障碍者、感染性血栓性静脉炎患者、高龄(年龄大于75岁)患者、正在口服抗凝药的患者、活动性经期出血患者,用药期间应监测心电图<br>2. rt-PA一般不能与其他药物配伍静脉滴注,也不能与其他药物共用一条静脉血管来滴注<br>3. rt-PA一般不能与其他药物配伍静脉滴注,也不能与其他药物共用一条静脉血管来滴注 |

（续表）

| 名 称 | 适 应 证 | 禁 忌 证 | 用 法 用 量 | 注 意 事 项 |
|---|---|---|---|---|
| rt-PA | | 血压, 妊娠期和产后14 d内妇女, 细菌性心内膜炎和急性胰腺炎患者<br>2. 颅内肿瘤, 动静脉畸形或动脉瘤患者<br>3. 已知为出血体质（包括正在使用华法林, 脑卒中前48 h内使用过肝素, PLT<1×10⁹/L）患者<br>4. 急性缺血性脑卒中可能伴有蛛网膜下腔出血或癫痫发作患者 | 3. 负荷给药法 (front loading): 总剂量为100 mg, 先弹丸 (bolus) 注射15 mg, 然后30 min内再静脉滴注50 mg, 接着1 h内静脉滴注剩余35 mg<br>4. 按体重法: 先静脉弹丸注射15 mg, 接着30 min静脉滴注0.75 mg/kg, 然后1 h内静脉滴注0.5 mg/kg | 4. 国外资料报道, 可与rt-PA配伍的溶液有以下2种: ① 葡萄糖溶液或氯化钠: 500 μg/mL 的rt-PA可加入5%的葡萄糖溶液或0.9%氯化钠溶液中, 室温下盛于玻璃瓶或聚氯乙烯容器中可保持稳定8h。② 注射用无菌水: 注射用无菌水无抑菌作用, 可用未配制浓度为1 mg/mL 的rt-PA, 但不做进一步的稀释<br>5. 国外资料报道, 与rt-PA有配伍禁忌的溶液有以下2种: ① 注射用抑菌水: 注射用苯甲醇抑菌水及注射用对羟苯甲酸类抑菌水不能配制rt-PA溶液。② 平衡盐溶液: 平衡盐溶液与rt-PA相混, 室温下放置24 h内会发生沉淀。如在-20℃时放置24 h, 融化以后的沉淀射增加, 则提示药物已发生变化<br>6. 患者的凝血酶原时间超过15 s时, 禁止rt-PA和口服抗凝药同时使用<br>7. 使用rt-PA时可见注射部位出血, 但不影响继续用药, 发现出血或血液稀释则应对rt-PA和口服抗凝药<br>8. rt-PA每日最大剂量不能超过150 mg, 否则会增加颅内出血的危险性 |

| 名 称 | 适 应 证 | 用 法 用 量 | 禁 忌 证 | 注 意 事 项 |
|---|---|---|---|---|
| 尿激酶 | 主要用于血栓栓塞性疾病的溶解治疗。其中包括急性广泛性肺栓塞、胸痛6～12 h内的冠状动脉栓塞和心肌梗死，症状短于3～6 h的急性期脑血栓栓塞、视网膜动脉栓塞和其他严重的外周动脉血栓。也用于人工心瓣膜手术后预防血栓形成，保持血管插管和胸腔及心包腔引流管的通畅等。溶栓的疗效均需后继以维持凝血的抗凝血酶肝素加以维持 | 1. 肺栓塞初次剂量4 400 U/kg体重，以0.9%氯化钠注射液或5%葡萄糖溶液配制，以90 mL/h速度在10 min内滴完；其后以每小时4 400 U的给药速度，连续静脉滴注2 h或12 h。肺栓塞时，也可按15 000 U/kg以0.9%氯化钠注射液配制后肺动脉内注入；必要时，可根据病情况调整剂量，间隔24 h重复1次，最多使用3次。<br>2. 心肌梗死建议以0.9%氯化钠注射液配制后，按6 000 U/min速度经冠状动脉连续滴注2 h，滴注前应先经静脉给予肝素2 500～10 000 U | 下列情况的患者禁用本品：急性内脏出血、急性颅内出血、陈旧性脑梗死、近2个月内进行过颅内或脊髓内外科手术、颅内肿瘤、动静脉畸形或动脉瘤、出血素质、严重难控制的高血压患者。相对禁忌证包括延长的心肺复苏术、严重高血压、近4周内手术或组织穿刺、妊娠、分娩后10 d、活跃性溃疡病 | 1. 应用本品前，应对患者进行HCT、PLT、TT、PT、激活的APTT测定。TT和APTT应小于2倍延长的范围内<br>2. 用药期间应密切观察患者反应，如脉率、体温、呼吸频率和血压，出血倾向等，至少每4 h记录1次<br>3. 静脉给药时，要求穿刺1次成功，以避免局部出血或血肿<br>4. 动脉穿刺给药完毕，应在穿刺局部加压至少30 min，并用无菌绷带和敷料加压包扎，以免出血 |

（续表）

| 名称 | 适应证 | 用法用量 | 禁忌证 | 注意事项 |
|---|---|---|---|---|
| 阿司匹林肠溶片（拜阿司匹林） | 抑制血小板聚集，防止血栓形成，治疗和预防短暂脑缺血发作、脑血栓、心肌梗死、冠心病、心绞痛、人工心脏瓣膜、动静脉瘘和其他手术后的血栓形成、血栓闭塞性脉管炎等 | 1. 不稳定型心绞痛（冠状动脉血流阻碍所致的心脏绞痛）时，每日阿司匹林的剂量为75～300 mg，建议阿司匹林的剂量为100 mg/d（相当于1片/d阿司匹林肠溶片）2. 急性心肌梗死时，阿司匹林的剂量为100～160 mg/d，建议剂量为100 mg/d（相当于1片/d阿司匹林肠溶片）3. 预防心肌梗死复发，建议每日阿司匹林的剂量为300 mg（相当于3片/d阿司匹林肠溶片）4. 动脉血管手术后或介入手术后，如冠状动脉外科手术或经皮腔内冠状动脉成形术（PTCA）]，每日阿司匹林的剂量为100～300 mg，建议用量为100 mg/d（相当于1片/d阿司匹林肠溶片） | 对阿司匹林和含水杨酸的物质过敏；胃十二指肠溃疡；出血倾向（出血体质） | 1. 患哮喘、花粉性鼻炎、鼻息肉或慢性呼吸道感染（特别是过敏性症状）患者和对所有类别的镇痛药、抗炎药和抗风湿药的过敏者使用阿司匹林肠溶片有引起哮喘发作的危险（即镇痛药不耐受/镇痛药诱发的哮喘）。这类患者在用药前应咨询医生。对其他物质有过敏反应如皮肤反应、瘙痒、荨麻疹的患者同样也应在用药前咨询医生 2. 手术前服用阿司匹林肠溶片请通知医生和牙科医生 3. 长期大剂量服用阿司匹林肠溶片应在医生的指导下进行，下列情况应咨询医师，慎用本品：①对其他镇痛剂、抗炎药或抗风湿药过敏，或存在其他过敏反应；②同时使用抗凝药物（如香豆素衍生物、肝素、低剂量肝素治疗例外）；③支气管哮喘；④慢性或复发性胃或十二指肠病变；⑤肾损害；⑥严重的肝功能障碍 |

| 名　称 | 适 应 证 | 用 法 用 量 | 禁 忌 证 | 注 意 事 项 |
| --- | --- | --- | --- | --- |
| 阿司匹林肠溶片（拜阿司匹林） | 5. 预防大脑一过性的血流减少（短暂性脑缺血发作）和已出现早期症状后预防脑梗死，阿司匹林的剂量为30～300 mg/d，建议用量为100 mg/d（相当于1片/d阿司匹林肠溶片） | | | 4. 少服或忘服阿司匹林肠溶片后，下次服药时不要服用双倍的量，前应继续按规定和医生的处方服用 |
| 硫酸氢氯吡格雷片 | 预防和治疗因血小板高聚集状态引起的心、脑及其他动脉的循环障碍疾病 | 口服，可与食物同服，也可单独服用。2片/次 q.d. | 1. 对本品成分过敏者禁用 2. 近期有活动性出血（如消化性溃疡或颅内出血）等禁用 | 1. 使用氯吡格雷的患者需手术时应告知外科医生 2. 肝脏损伤、有出血倾向患者慎用 3. 肾功能不全患者使用氯吡格雷时无须调整剂量 |

# 第四节 案例评述

## 一、临床药学监护要点

### （一）溶栓药物治疗

1. 确认药物溶栓患者的适应证和禁忌证　患者在溶栓前必须要确认有无溶栓适应证和禁忌证。尽快询问患者症状出现的时间最为重要。特别注意睡眠中起病的患者，应以最后表现正常的时间作为起病时间。其他病史包括神经症状发生及进展特征，血管及心脏病危险因素，用药史、药物滥用、癫痫发作、感染、创伤及妊娠史等。此外，还应用脑卒中量表评估病情严重程度。NIHSS是目前国际上最常用的量表。

2. 溶栓后监护

（1）患者收入重症监护病房或脑卒中单元进行监护。

（2）定期进行血压和神经功能检查，静脉溶栓治疗中及结束后2 h内，每15 min进行1次血压测量和神经功能评估；然后每30 min进行1次，持续6 h；以后每小时1次直至治疗后24 h。

（3）如出现严重头痛、高血压、恶心或呕吐，或神经症状体征恶化，应立即停用溶栓药物并行脑CT检查。

（4）如收缩压≥180 mmHg或舒张压≥100 mmHg，应增加血压监测次数，并给予降压药物。

（5）鼻饲管、导尿管及动脉内测压管在病情许可的情况下应延迟安置。

（6）溶栓24 h后，给予抗凝药或抗血小板药物前应复查颅脑CT/MRI。

3. 特殊人群溶栓药物的选择

（1）儿童脑卒中：对儿童（新生儿、儿童、和小于18岁的青春期人群）脑卒中患者静脉使用rt-PA的效果和风险尚不明确（Ⅱb类推荐，B级证据）。

（2）轻型脑卒中：

1）对发病3 h内轻型脑卒中，伴有致残性症状的患者，静脉使用rt-PA可能获益，故不应排除这些患者（Ⅰ类推荐，A级证据）。

2）对发病3 h内的轻型脑卒中，不伴有致残性症状的患者，静脉使用rt-PA治疗必须权衡收益和风险。目前，尚需要更多的研究来确定风险收益比（Ⅱb类推荐，C级证据）。

（3）妊娠和产后脑卒中：

1）妊娠期中重度脑卒中患者，若患者静脉溶栓获益大于子宫出血风险，可以考虑静脉使用rt-PA（Ⅱb类推荐，C级证据）。

2）产后早期（分娩后＜14 d）的脑卒中患者，其静脉使用rt-PA的安全性及有效性尚不明确（Ⅱb类推荐，C级证据）；推荐联系妇产科医生会诊，并协助进行母亲及胎儿的长期管理（Ⅰ类推荐，C级证据）。

（4）月经期脑卒中：

1）月经期脑卒中患者，若既往无月经过多史，静脉使用rt-PA可能获益，同时告知患者静脉溶栓治疗期间月经量可能增加（Ⅱa类推荐，C级证据）。

2）对于既往有月经过多史，但无贫血和低血压的月经期脑卒中患者，静脉使用rt-PA收益大于严重出血的风险（Ⅱb类推荐，C级证据）。

3）若患者有近期或活动性阴道流血，且致严重贫血，在静脉使用rt-PA之前需联系妇产科医师会诊（Ⅱa类推荐，C级证据）。

4）对于月经期或阴道流血的脑卒中患者，静脉使用rt-PA后，至少应该监测阴道的流血程度24 h以上（Ⅰ类推荐，C级证据）。

（5）伴急性心肌梗死或近期（3个月内）有心肌梗死病史的脑卒中：

1）对于并发脑卒中和急性心肌梗死的患者，静脉使用rt-PA溶栓后，行经皮冠状动脉血管成形术，若有适应证，可植入支架（Ⅱa类推荐，C级证据）。

2）对近3个月内发生心肌梗死的脑卒中患者，若既往为非ST段抬高心肌梗死或ST段抬高心肌梗死且累及右壁或下壁，静脉使用rt-PA治疗脑卒中是合理的（Ⅱa类推荐，C级证据）；若既往ST段抬高心肌梗死累及左前壁时静脉使用rt-PA治疗脑卒中可能合理（Ⅱb类推荐，C级证据）。

（6）伴心包炎的脑卒中：

1）对伴急性心包炎的重度脑卒中患者，需与心血管医生进行磋商，静脉使用rt-PA治疗脑卒中可能合理（Ⅱb类推荐，C级证据）。

2）对伴急性心包炎的中度脑卒中可能轻度残疾的患者，静脉使用rt-PA治疗卒中获益尚不明确（Ⅱb类推荐，C级证据）。

（7）左室血栓的脑卒中：

1）对伴左心室/左心房血栓的致残性重度脑卒中患者，静脉使用rt-PA治疗脑卒中可能合理（Ⅱb类推荐，C级证据）。

2）对伴左心室/左心房血栓的中度脑卒中可能轻度残疾的患者，静脉使用rt-PA治疗脑卒中获益尚不明确（Ⅱb类证据）。

（8）心内膜炎的脑卒中：心内膜炎引起的脑卒中，静脉使用rt-PA会增加颅内出血风险，因此不推荐使用（Ⅲ类推荐，C级证据）。

（9）伴心内占位的脑卒中：伴心脏黏液瘤或者乳头状弹力纤维瘤的重度脑卒中患者，若可能致严重残疾，静脉使用rt-PA治疗脑卒中可能是合理的（Ⅱb类推荐，C级证据）。

（10）伴颅内微出血的脑卒中：伴颅内微出血的脑卒中患者，静脉使用rt-PA不增加症状性脑出血的发生率，静脉使用rt-PA是合理的（Ⅱa类推荐，B级证据）。

（11）伴未破颅内动脉瘤和颅内血管畸形的脑卒中：

1）体内存在小或者中等程度大小（<10 mm）的未破裂颅内动脉瘤的脑卒中患者，静脉使用rt-PA是合理的，可以推荐使用（Ⅱa类推荐，C级证据）。

2）体内存在巨大的未破裂颅内动脉瘤的脑卒中患者，静脉使用rt-PA的获益和风险尚不确定（Ⅱa类推荐，C级证据）。

3）体内存在未破裂和未干预的颅内血管畸形的脑卒中患者静脉使用rt-PA的获益和风险尚不确定（Ⅱb类推荐，C级证据）。

4）伴有颅内血管畸形的脑卒中患者，若其存在严重神经功能缺损或其死亡风险超过其继发性脑出血的风险，可以考虑静脉使用rt-PA治疗脑卒中（Ⅱb类推荐，C级证据）。

（12）伴颅内肿瘤或者系统性恶性肿瘤的卒中：

1）伴轴外颅内肿瘤的脑卒中患者，静脉使用rt-PA治疗脑卒中可能获益（Ⅱa类推荐，C级证据）。

2）伴轴内颅内肿瘤的脑卒中患者，静脉使用rt-PA可能是有害的（Ⅲ类推荐，C级证据）。

3）患系统性恶性肿瘤的脑卒中患者，静脉使用rt-PA治疗脑卒中安全性和有效性尚不确定（Ⅱb类推荐，C级证据）；若患者在预期寿命大于6个月，无凝血功能异常、近期手术、系统性出血等禁忌证并存的情况，静脉使用rt-PA可能会获益。

（13）确诊或怀疑主动脉弓夹层或头颈部动脉夹层的脑卒中：

1）若确诊或怀疑主动脉弓夹层的脑卒中患者，不推荐静脉使用rt-PA，且可能是有害的（Ⅲ类推荐，C级证据）。

2）若确诊或怀疑颅外颈动脉夹层的脑卒中患者，静脉使用rt-PA治疗脑卒中是安全的，可以推荐使用（Ⅱa类推荐，C级证据）。

3）若确诊或怀疑颅内动脉夹层的脑卒中患者，静脉使用rt-PA治疗卒中获益和出血风险尚不清楚（Ⅱb类推荐，C级证据）。

（14）正在服用抗血小板药物的脑卒中：

1）除非是临床试验，不推荐同时静脉使用rt-PA溶栓和静脉注射抑制糖蛋白Ⅱb/Ⅲa受体的抗血小板药物（Ⅲ类推荐，B级证据）。

2）正在服用单一抗血小板药物的脑卒中患者，静脉使用rt-PA治疗脑卒中的获益大于症状性脑出血的风险，可以推荐使用（Ⅰ类推荐，A级证据）。

3）正在服用双联抗血小板药物的脑卒中患者，静脉使用rt-PA治疗脑卒中的获益大于症状性脑出血的风险，可以推荐使用（Ⅰ类推荐，B级证据）。

## （二）溶栓药物的不良反应及处理

1. rt-PA的不良反应及处理

（1）rt-PA的不良反应：

1）出血：最常见。与溶栓治疗相关的出血类型有胃肠道、泌尿生殖道、腹膜后或颅内的出血，浅层的或表面的出血主要出现在侵入性操作的部位（如静脉切口、动脉穿刺、近期做了外科手术的部位）。另外，有出现硬膜外血肿和筋膜下血肿的报道。全身性纤维蛋白溶解比用链激酶时要少见，但出血的发生率相似。

2）心血管系统：① 心律失常，使用rt-PA治疗急性心肌梗死时，血管再通期间可出现再灌注心律失常，如加速性室性自主心律、心动过缓或室性期前收缩等。这些反应通常为良性，通过标准的抗心律失常治疗可以控制，但有可能引起再次心肌梗死和梗死面积扩大。心律失常的发生率和静脉滴注链激酶时相似。② 血管再闭塞，血管开通后，需继续用肝素抗凝，否则可能再次形成血栓，造成血管再闭塞。有报道，用rt-PA进行溶栓治疗后发生了胆固醇结晶栓塞。

3）中枢神经系统（CNS）：可出现颅内出血、癫痫发作。

4）泌尿生殖系统：有报道用药后立即出现肾血管平滑肌脂肪瘤引起的腹膜后出血。

5）骨骼/肌系统：可出现膝部出血性滑膜囊炎。

6）其他：过敏反应。

（2）rt-PA不良反应的处理：

1）发生出血反应者，应立即停药。局部出血可在出血局部压迫止血。严重全身性出血，可应用6-氨基己酸或氨甲苯酸等抗纤溶药物治疗。必要时输新鲜血浆、冷沉淀物、纤维蛋白原和新鲜血。

2）出现过敏给予抗过敏治疗。

A. 轻症病例：① 抗组胺药物1～2种口服；② 维生素C 1 g静脉注射，每日1次；③ 10%葡萄糖酸钙或10%硫代硫酸钠10 mL静脉注射，每日1～2次；④ 局部外搽含有樟脑或薄荷的炉甘石洗剂、振荡洗剂或扑粉，每日多次，以止痒、散热、消炎，一般1周左右可痊愈。

B. 病情稍重的病例包括皮疹比较广泛，且伴发热者：① 卧床休息；② 局部外搽含有樟脑或薄荷的炉甘石洗剂、振荡洗剂或扑粉；③ 泼尼松每日20～30 mg，分3～4次口服，一般2周左右可完全恢复。

C. 其他，抗休克、抗心律失常等。

## 2. 尿激酶不良反应及处理

（1）尿激酶不良反应：

1）出血：使用剂量较大时，少数患者可能有出血现象，轻度出血（如皮肤、黏膜、眼）、显微镜下血尿、血痰，以及小量咯血、呕血等。

2）少数患者可出现过敏反应：一般表现较轻，如支气管痉挛、皮疹等。偶可见过敏性休克。

3）发热：有2%～3%患者可见不同程度的发热。

（2）尿激酶不良反应的处理：

1）出血：若发生严重出血，如大量咯血或消化道大出血，腹膜后出血及颅内、脊髓、纵隔内或心包出血等，应终止使用，失血可输全血（最好用鲜血，不要用代血浆），能得到有效控制，紧急状态下可考虑应用氨基己酸、氨甲苯酸对抗尿激酶作用。

2）过敏反应：予以抗过敏药物治疗。

3）发热可用对乙酰氨基酚作退热药。不可用阿司匹林或其他有抗血小板作用的退热药。

# 二、常见用药错误归纳与要点

1. 忽略溶栓适应证用药　最易忽略患者症状出现的时间。3 h内rt-PA静脉溶栓的适应证包括：有缺血性脑卒中导致的神经功能缺损症状，症状出现＜3 h，年龄≥18岁，患者或家属签署知情同意书。

为什么溶栓适应证中需明确患者症状出现的时间为3 h内或者6 h内？目前，认为有效抢救半暗带组织的时间窗为4.5 h或6 h。因为，随着时间的延长，神经元的坏死会越来越多，即使以后恢复供血，患者的神经功能也不可逆转；随时间的变化，坏死区逐渐扩大，相对的半暗带逐渐减少，至6 h，坏死区已非常大，这时可以挽救的半暗带非常小，即使随后血流再恢复，仍然不能挽救患者的神经功能，即已经死亡的神经元无法再恢复，会带来相应出血风险，因此超过6 h后溶栓是不推荐的。

如何确定发病时间？发病时间是按照患者最后被看到的正常状态时间确定的。例如，有患者6∶00醒后出现了偏瘫失语，这个患者的发病时间怎么算？要看他睡觉前表现正常的时间，如果该患者23∶00睡觉到6∶00出现了病情，那么他的发病就从23∶00开始算起。假如这个患者半夜2∶00～3∶00起来上厕所，那么到6∶00起床醒来时发现发病了，发病时间就可以从半夜的2∶00～3∶00开始算起。所以说，患者最后被看到的正常状态时间为他的发病时间，需要仔细地询问来判别。

2. 忽略溶栓禁忌证用药　3 h内rt-PA静脉溶栓的禁忌证包括：① 近3个月有重大头颅外伤史或脑卒中史；② 可疑蛛网膜下腔出血；③ 近1周内有在不易压迫止血部位的动脉穿刺；④ 既往

有颅内出血、颅内肿瘤、动静脉畸形、动脉瘤；⑤ 近期有颅内或椎管内手术血压升高（收缩压≥180 mmHg或舒张压≥100 mmHg）、活动性内出血、急性出血倾向（包括PLT<100×10$^9$/L）；⑥ 48 h内接受过肝素治疗（APTT超出正常范围上限）；⑦ 已口服抗凝剂者INR>1.7或PT>15 s；⑧ 目前，正在使用凝血酶抑制剂或Xa因子抑制剂，各种敏感的实验室检查异常（如APTT、INR、PLT、ECT、TT或恰当的Xa因子活性测定等），血糖<2.7 mmol/L，CT检查提示多脑叶梗死（低密度影>1/3大脑半球）。若忽略患者的溶栓禁忌证用药，则会使患者出血风险增大。而临床由于时间紧急等原因，往往在没有明确患者是否存在溶栓禁忌证的情况下，就给患者进行了溶栓。

**3. 忽略药物溶栓后的密切监测**

（1）溶栓期间密切监测神经功能状态、血压、心率等。

1）测血压每15 min 1次×2 h，其后每30 min 1次×6 h，其后每60 min 1次×16 h。

2）测脉搏和呼吸每1 h 1次×12 h，其后每2 h 1次×12 h。

3）神经功能评分每1 h 1次×6 h，其后每3 h 1次×72 h。

（2）脑卒中小组或值班医生需密切观察病情变化，及时判断有无颅内出血或全身出血征象。

（3）如果病情出现恶化后及时复查CT，若无则在24 h复查CT。

（4）患者收入重症监护病房或脑卒中单元进行监护；定期进行血压和神经功能检查，静脉溶栓治疗中及结束后2 h内，每15 min进行1次血压测量和神经功能评估；然后每30 min 1次，持续6 h；以后每小时1次直至治疗后24 h。

（5）如出现严重头痛、高血压、恶心或呕吐，或神经症状体征恶化，应立即停用溶栓药物并行脑CT检查。

（6）如收缩压≥180 mmHg或舒张压≥100 mmHg，应增加血压监测次数，并给予降压药物。

（7）鼻饲管、导尿管及动脉内测压管在病情许可的情况下应延迟安置。

（8）溶栓24 h后，给予抗凝药或抗血小板药物前应复查颅脑CT/MRI。

# 三、脑卒中二级预防注意事项

对已经发生了脑卒中的患者通过采取防治措施，可以防改善患者症状、降低病死病残率，同时防止脑卒中复发。脑卒中二级预防的主要措施有两个：一个是控制危险因素；另一个是可靠持续的药物治疗。只有坚持二级预防才能够有效针对病因进行治疗，有效降低复发。二级预防提倡"双有效"，即有效药物、有效剂量。脑卒中二级预防应着重注意下列几大方面。

1. 合理使用抗高血压药物　高血压是动脉硬化的第一危险因素。高血压可加快加重动脉硬化发展的速度和程度，血压越高发生脑卒中或复发脑卒中的机会越大，有效降压治疗可预防心脑血管病的复发。一般来说血压应控制在140/90 mmHg以下，糖尿病患者的血压应控制在130/80 mmHg以下。

2. 服用抗血小板药物　例如，阿司匹林、氯吡格雷等药物，能够抑制血小板聚集和释放，预防血栓形成，每日规律服用能够防止脑卒中复发。对于单抗或者双抗，应提醒患者注意出血症状，遇严重出血症状，应及时就医。

3. 服用抗凝药物　对于合并心房颤动等心源性脑卒中患者，应规律服用华法林等抗凝药物，定期监测INR值，以防再次血栓形成或者血栓脱落等。患者在使用华法林的过程中，应注意饮食规律，避免擅自使用保健品、中草药等进行治疗，防止潜在的药物相互作用。同时，患者在使用华法林等药物过程中，应嘱患者注意使用软毛牙刷，观察大小便颜色变化等，遇出血等情况应及时就医。

4. 服用调节血脂药物　对于脑外大血管如颈动脉等部位有

明显动脉硬化斑块患者,应注意口服降脂药物。一方面血脂异常使得血液黏稠,血流缓慢,供应脑的血液量减少,另一方损伤血管内皮,沉积在血管壁形成粥样硬化斑块。已患脑卒中者LDL-Ch应控制在2.59 mmol/L以下或者使降幅达到30%～40%。

5. 控制糖尿病　如有糖尿病应予以控制。80%以上糖尿病导致脂质代谢异常,常伴动脉硬化、高血脂并发心脑血管病,而且血内葡萄糖含量增多也会使血黏度和凝固性增高,容易造成脑卒中复发。

6. 戒烟限酒　香烟中含3 000多种有害物质,烟中的尼古丁吸入人体内,能刺激自主神经,使血管痉挛、血压升高,乙醇过量亦可使心跳加快、血压升高、血中胆固醇增加,从而加速动脉硬化。

7. 积极运动　适当的锻炼可增加脂肪消耗、减少体内胆固醇沉积,提高胰岛素敏感性,对预防肥胖、控制体重、增加循环功能、调整血脂和降低血压、减少血栓均有益处,是防治脑卒中的积极措施。但患者不宜做剧烈运动,如快跑、登山等,可进行慢跑、散步、做柔软体操、打太极拳等有氧运动。

8. 合理饮食,控制体重　食量与体力活动要平衡,保持适宜体重;吃清淡少盐、少糖膳食,把食盐量控制在每天6 g左右。

# 第五节 规范化药学监护路径

参照急性缺血性脑率中临床路径（clinical pathway，CP）中的临床治疗模式与程序，建立急性缺血性脑卒中治疗的药学监护路径（pharmaceutical care pathway，PCP）（表2-4）。意义是规范临床药师对急性缺血性脑卒中治疗患者开展有序、适当的临床药学服务工作，并以其为导向为急性缺血性脑卒中治疗患者提供个体化的药学服务。临床药师参与到临床路径的制订和实施过程中，可以在提高急性缺血性脑卒中治疗效果、确保患者合理用药方面发挥作用。

表 2-4 急性缺血性脑卒中治疗临床药学监护路径

适用对象：第一诊断为急性缺血性脑卒中

患者姓名：_____  性别：_____  年龄：_____

门诊号：_____  住院号：_____

住院日期：____年____月____日

出院日期：____年____月____日

标准住院日：7～14 d

| 时间 | 住院第1天 | 住院第2天 | 住院第3～4天 | 住院第5～13天 | 住院第14天（出院日） |
|---|---|---|---|---|---|
| 主要诊疗工作 | □ 药学问诊（附录1）<br>□ 药物重整（附录2） | □ 药学评估（附录3）<br>□ 药历书写<br>□ 确定初始药物治疗方案 | □ 急性缺血性脑卒中方案分析<br>□ 建立药历<br>□ 完善药学评估<br>□ 制订监护计划<br>□ 用药宣教 | □ 药学查房<br>□ 医嘱审核<br>□ 疗效评价<br>□ 不良反应监测<br>□ 用药注意事项 | □ 药学查房<br>□ 完成药历书写<br>□ 出院用药教育 |
| 重点监护内容 | □ 确认一般患者信息<br>□ 确认患者用药史（包括重复用药等）<br>□ 评价药物治疗相关问题<br>□ 审查药物相互作用 | □ 既往病史评估<br>□ 脑卒中病情评估<br>□ 脑卒中诊疗方案的评估<br>□ 用药依从性评估<br>**治疗风险和矛盾**<br>□ 既往出血史<br>□ 近期手术<br>□ 凝血功能<br>□ 近期抗栓药物使用情况<br>□ 过敏体质<br>□ 其他 | □ 既往病史评估<br>□ 脑卒中病情评估<br>□ 脑卒中诊疗方案的评估<br>□ 用药依从性评估<br>**治疗风险和矛盾**<br>□ 既往出血史<br>□ 近期手术<br>□ 凝血功能<br>□ 近期抗栓药物使用情况<br>□ 过敏体质<br>□ 其他 | **病情观察**<br>□ 参加医生查房，注意病情变化<br>□ 药学独立查房，观察和询问患者药物反应，检查药物治疗相关问题，是否需要调整用药<br>□ 查看检查、检验报告指标变化<br>□ 检查患者服药情况<br>□ 药师记录<br>**监测指标**<br>□ 症状<br>□ 注意观察体温、血压、体重等<br>□ 血常规<br>□ 肝肾功能 | **治疗评估**<br>□ 脑卒中药物不良反应<br>□ 发作情况<br>□ 病因治疗<br>□ 合并疾病的治疗<br>**出院教育**<br>□ 正确用药<br>□ 患者自我管理<br>□ 定期门诊随访<br>□ 监测血常规、肝肾功能、电解质 |

（续表）

| 时间 | 住院第1天 | 住院第2天 | 住院第3~4天 | 住院第5~13天 | 住院第14天（出院日） |
|---|---|---|---|---|---|
| 疾病变异记录 | □无<br>□有,原因:<br>1.<br>2. | □无<br>□有,原因:<br>1.<br>2. | □无<br>□有,原因:<br>1.<br>2. | □无<br>□有,原因:<br>1.<br>2. | □无<br>□有,原因:<br>1.<br>2. |
| 药师签名 | | | | | |

颜明明

第三章

癫　痫

# 第一节　疾病基础知识

【病因和发病机制】

癫痫(epilepsy)是一组由不同病因引起,脑部神经元高度同步化,常具自限性的异常放电所致,临床表现具有发作性、短暂性、重复性和刻板性的中枢神经系统功能失常为特征的综合征。异常放电神经元的位置不同及异常放电波及的范围差异,导致患者的发作形式不一,可表现为感觉、运动、意识、精神、行为、自主神经功能障碍或兼有之。临床上每次发作或每种发作的过程称为痫性发作(seizure),患者可有一种或数种形式的痫性发作。在癫痫发作中,一组具有相似症状和体征特性所组成的特定癫痫现象称为癫痫综合征。

1. 病因　癫痫不是独立的疾病,而是一组疾病或综合征,引起癫痫的病因非常复杂。癫痫因常见的病因分类如下。

(1)症状性癫痫(symptomatic epilepsy):由各种明确的中枢神经系统结构损伤或功能异常所致,如脑外伤、脑血管病、脑肿瘤、中枢神经系统感染、寄生虫、遗传代谢性疾病、皮质发育障碍、神经系统变性疾病、药物和毒物等。

(2)特发性癫痫(idiopathic epilepsy):病因不明,未发现脑部有足以引起癫痫发作的结构性损伤或功能异常,可与遗传因素密切相关,常在某一特定的年龄段起病,具有特征性的临床及脑电图表现。

(3)隐源性癫痫(cryptogenic epilepsy):临床表现提示为症状

性癫痫,但现有的检查手段不能发现明确的病因。

2. 发病机制　　癫痫的发病机制仍不完全清楚,常见的机制有神经元的异常放电及扩散分布。神经元异常放电是癫痫的病变基础,而异常放电的原因是离子异常跨膜运动,后者的发生常与离子通道结构和功能异常有关。

【诊断要点】

1. 临床表现　　所有癫痫发作类型都具有的临床特征,称为“共性”,即发作性、短暂性、重复性、刻板性。① 发作性指癫痫突然发生,持续一段时间后迅速恢复,间歇期正常。② 短暂性指患者发作持续时间非常短,一般数秒钟、数分钟或数十分钟。③ 重复性是指癫痫有反复发作的特征,仅发作1次不能诊断为癫痫。④ 刻板性指每种类型发作的临床表现几乎一致。

每一种发作类型又有其特点。① 全身强直-阵挛发作是典型的癫痫发作类型,表现为意识丧失,双侧肢体的强直后紧接着有阵挛活动的序列活动。② 失神发作是全身性发作的一种,常见于儿童或青少年,脑电图表现为弥漫性3 Hz棘-慢波,须与复杂部分性发作相区别。复杂部分性发作表现为意识障碍,根据临床表现不同有自动症,对外界刺激无反应,随后出现无目的性的动作,如反复咂嘴、噘嘴、咀嚼、舔舌或反复搓手、解衣扣等动作。④ 部分继发全身性发作表现为先出现部分性发作,随之出现全身性发作。⑤ 癫痫持续状态是指两次癫痫发作间意识障碍不恢复或持续性发作,至少30 min。

2. 实验室检查及其他辅助检查

(1)实验室检查:血常规、肝肾功能、血乳酸等检查。

(2)其他辅助检查:脑电图检查是诊断癫痫的主要佐证,癫痫脑电图的典型表现是棘波、尖波、棘-慢波或尖-慢复合波,不同类型的癫痫,脑电图上有不同表现,可辅助进行癫痫发作类型的确定。头颅MRI、CT检查及血管MRI、CT检查也可以辅助诊断癫痫。

【治疗】

1. 治疗原则 仅有1次发作,无法确诊癫痫的情况下,无须开始应用抗癫痫药物进行治疗。而癫痫诊断一旦确定,原则上均应积极进行药物治疗。

抗癫痫药物治疗的最终目标是控制癫痫发作,减少或避免药物不良反应,改善患者的生活质量。药物治疗时应从小剂量开始,逐步增加药物剂量,以达到能有效控制癫痫发作又无明显不良反应为目标。

单药治疗可控制用单药。单药无法控制,采用多药联合治疗(建议不超过3种),同时应长期规律用药。

减药、停药应缓,减药过程为1～1.5年。

2. 治疗方法

(1)病因治疗:有明确病因者应首先进行病因治疗,如颅内肿瘤,需要用手术方法切除新生物;寄生虫感染,则需要用抗寄生虫的方法进行治疗。

(2)抗癫痫药物治疗:抗癫痫药物的选择主要由癫痫发作和癫痫综合征的类型、副作用大小、药物来源、价格等来决定,其中最主要的依据是抗癫痫发作和癫痫综合征类型。

(3)手术治疗:对药物治疗无效的难治性癫痫,可考虑手术治疗。半球切除术、软脑膜下横断术、病灶切除术、胼胝体切开术都是目前常用的方法,可根据病情酌情选用。

# 第二节 经典案例

## 案例一

### （一）案例回顾

患者基本情况：老年男性，66岁，身高173 cm，体重70 kg。

【主诉】

发作性抽搐19年，加重伴左上肢无力20余天。

【现病史】

患者于1996年、2012年9月和2014年3月各出现全身抽搐1次，伴有意识丧失，双眼向右凝视，持续数分钟后好转，诊断为"癫痫"，长期口服"丙戊酸钠缓释片（德巴金）"治疗，症状控制可。

2015年7月3日无明显诱因下再次出现全身抽搐，伴意识丧失、双眼向左凝视，持续3～5 min后停止，1 d发作4次。后出现频繁发作性左侧口角抽动，眼球向左凝视，有意识障碍，持续30 s后症状消失，伴有头痛发热，体温最高达38℃，左上肢远端轻度无力感，在当地医院予阿奇霉素治疗2 d后体温恢复正常，但仍有头痛及频繁左侧口角抽动，为进一步诊治入院治疗。

【既往史】

手术史：1984年曾接受"阑尾炎切除术"。否认高血压、糖尿病、肝炎、结核等病史。

【社会史、家族史、过敏史】

否认社会史、家族史、过敏史。

**【体格检查】**

T：36.2℃；P：87次/min；R：20次/min；BP：137/89 mmHg。

神志清楚，双侧瞳孔等大、等圆，对光反射存在。左侧鼻唇沟变浅，伸舌左偏。右上肢和双下肢肌力正常，左上肢肌力近端V级，远端IV$^+$级，四肢肌张力正常。双下肢腱反射减弱。右侧Babinski征（+），脑膜刺激征阴性。

**【实验室检查及其他辅助检查】**

1. 实验室检查

（1）血糖：GLU 5.9 mmol/L（↑），HbA1c 5.6%。

（2）血常规：WBC 5.89×10$^9$/L，RBC 4.83×10$^{12}$/L，NEUT% 47.50%，PLT 141×10$^9$/L，Hb 149g/L。

（3）电解质：K$^+$ 3.7 mmol/L，Na$^+$ 140 mmol/L，Cl$^-$ 100 mmol/L，Ca$^{2+}$ 1.92 mmol/L（↓）。

（4）肝功能：ALT 11 U/L，AST 14 U/L（↓），TBIL：5.40 μmol/L，TP：58g/L（↓），ALB 35g/L（↓）。

（5）肾功能：Scr 67 μmol/L，BUN 3.50 mmol/L，UA 0.289 0 mmol/L。

2. 其他辅助检查　头颅MRI平扫检查示右顶枕叶脑组织肿胀伴信号异常。

**【诊断】**

（1）病毒性脑炎。

（2）症状性癫痫。

**【用药记录】**

1. 抗癫痫　丙戊酸钠缓释片 0.5 g p.o. b.i.d.（d1-19）；卡马西平片 0.1 g p.o. b.i.d.（d1-7）；卡马西平片 0.2 g p.o. b.i.d.（d8-20）；注射用苯巴比妥钠 0.1 g+2 mL 灭菌注射用水 i.m. q8h.（d1-3）；注射用苯巴比妥钠 0.1 g +2 mL 灭菌注射用水 i.m. q12h.（d4）；注射用苯巴比妥钠 0.1 g+2 mL 灭菌注射用水 i.m. q.d.（d5）。

2. 抗病毒　更昔洛韦 0.5 g iv.gtt q.d.（d8）；更昔洛韦 0.35 g iv.gtt b.i.d.（d9-19）。

3. 抗感染　甲泼尼龙 40 mg iv.gtt q.d.(d8~14);泼尼松 30 mg p.o. q.d.(d14~19)。

4. 抗精神症状　奥氮平片 2.5 mg p.o. b.i.d.(d7~10);奥氮平片 5 mg p.o. b.i.d.(d11~19)。

5. 补钙、钾,抑制胃酸分泌　氯化钾缓释片 0.5 g p.o. t.i.d.(d8~19);碳酸钙 $D_3$ 片 1 片 p.o. q.d.(d8~19);注射用兰索拉唑 30 mg iv.gtt q.d.(d8~19)。

**【药师记录】**

入院第 1 天:患者癫痫发作频繁,予以积极抗癫痫治疗,予丙戊酸钠缓释片 0.5 g p.o. b.i.d.、卡马西平片 0.1 g p.o. b.i.d.、注射用苯巴比妥 0.1 g i.m. q8h.抗癫痫。完善相关检查,如脑脊液、血常规、血糖、电解质、肝肾功能检查及 *HLA-B1502* 基因检测。

入院第 4 天:患者无头痛、发热,未见明显嘴角抽搐表现。减少苯巴比妥的剂量,更改用药方案:苯巴比妥更改为 0.1 g i.m. q12h.。

入院第 5 天:患者诉头晕、伴有轻度头痛,无发热,无嘴角抽搐表现。脑脊液检查结果如下:

脑脊液检查显示压力:90 mmH$_2$O;脑脊液生化:Cl$^-$ 116 mmol/L(↓)、GLU 3.1 mmol/L,Pro 142 mg/L(↓);脑脊液常规:无色,清,潘氏试验(−),RBC $0 \times 10^6$/L,WBC $1 \times 10^6$/L;脑脊液结核菌培养和抗酸涂片:未找到抗酸杆菌;脑脊液隐球菌乳胶凝集试验:阴性。不排除病毒性脑炎可能。减少苯巴比妥的剂量,更改用药方案:苯巴比妥更改为 0.1 g i.m. q.d.。

入院第 6 天:患者未诉明显头晕、头痛。停苯巴比妥。

入院第 7 天:患者昨日夜间出现幻视,伴有冲动、脾气暴躁表现,无发热、头痛、头晕及癫痫发作。体查:神志清楚,对答尚切题,烦躁不安。*HLA-B1502* 基因:阴性。加用奥氮平片 2.5 mg p.o. b.i.d.改善精神症状。

入院第 8 天:患者昨夜未诉明显幻视,精神异常症状较前好转。体查及辅助检查：头颅MRI平扫检查示右顶枕叶脑组织肿胀伴信号异常，血管炎性病变可能。加用0.9%氯化钠注射液 250 mL+更昔洛韦 0.5 g iv.gtt q.d.抗病毒，0.9%氯化钠注射液 250 mL+注射用甲泼尼龙 40 mg iv.gtt q.d.促进炎症吸收，0.9%氯化钠注射液 100 mL+注射用兰索拉唑 30 mg iv.gtt q.d.护胃，氯化钾缓释片 0.5 g p.o. t.i.d.补钾，碳酸钙 $D_3$ 片 1 片 p.o. q.d.补钙预防激素不良反应。卡马西平片加至0.2 g p.o. b.i.d.。

入院第9天：根据患者体重及药物特点，药师提出意见，更改治疗方案为更昔洛韦 0.35 g iv.gtt b.i.d.，医生接受此意见。

入院第11天：患者仍有幻视、胡言乱语、精神行为异常，夜间明显，无发热、头痛、头晕、嘴角抽搐等。增加奥氮平片的剂量至5 mg p.o. b.i.d.。

入院第15天：患者诉右上肢抖动，仍诉有幻视，余无特殊不适。停甲泼尼龙，改为卡马西平片 0.2 g p.o. t.i.d.。建议监测卡马西平血药浓度。

入院第20天：患者诉右上肢抖动较前减少，偶有幻视，无胡言乱语等，精神、饮食、睡眠可。患者一般情况可，予明日出院。卡马西平 7.2 μg/mL。

出院带药：丙戊酸钠缓释片 0.5 g p.o. b.i.d.；卡马西平片 0.2 g p.o. t.i.d.。

（二）案例分析

【抗癫痫治疗】

患者起病时全身抽搐、伴意识丧失、双眼向左凝视，持续3～5 min后停止，1 d发作4次。后出现频繁发作性左侧口角抽动，眼球向左凝视，有意识障碍，持续30 s后症状消失，头颅MRI平扫检查：右顶枕叶脑组织肿胀伴信号异常，考虑症状性癫痫。癫痫发作类型为全身阵挛性发作，合并复杂部分性发作。丙戊酸钠是全身阵挛性发作一线药物，丙戊酸钠为广谱抗癫痫药物，治疗全身性发作和复杂部分性发作同样有效。

患者既往有癫痫病史,一直服用丙戊酸钠,此次发病由于病毒性脑炎加重了癫痫症状,单用丙戊酸钠已经不能控制癫痫发作,考虑抗癫痫药物的联合使用,卡马西平是部分性发作的首选药物,对于卡马西平的用量,通常从小剂量开始使用,逐渐加量。如果开始就使用足量的卡马西平维持治疗,通常会引起过多的不良反应,如恶心、呕吐、复视和明显的神经系统症状。因此,通常应当逐渐增加卡马西平的剂量以使患者有时间适应药物的作用,很难预测每个患者控制癫痫发作的最终所需的剂量。该患者开始的合理剂量为100 mg b.i.d.,然后每7～14 d增加100～200 mg/d。增加剂量的时间长短取决于患者对药物的耐受性和癫痫发作的频率,测定卡马西平血药浓度有助于确定适宜的剂量。

患者1 d发作4次癫痫,发作次数较频繁,苯巴比妥肌内注射有助于控制癫痫发作的频率,在癫痫症状控制后苯巴比妥逐渐减量至停用,改为卡马西平和丙戊酸钠联合使用维持治疗。

临床药师观点:丙戊酸钠和卡马西平是作用机制不同的药物,联合使用控制癫痫发作从作用机制上考虑合理,但由于丙戊酸钠是肝酶的抑制剂,而卡马西平是肝酶的诱导剂,两个药物合用存在相互作用,因此,合用时需对丙戊酸钠和卡马西平的血药浓度进行常规监测。卡马西平合理的目标血药浓度为6～12 µg/mL,丙戊酸钠合理的目标血药浓度是50～120 µg/mL。两药都通过肝脏代谢,需定期监测肝功能。建议使用卡马西平前先进行 *HLAB1502* 基因检测。

【抗病毒治疗】

根据该患者的症状体征,早期使用抗病毒治疗有助于改善预后,减少并发症。暂无法判断感染的病毒,根据《EFNS病毒性脑膜脑炎的诊断方法和处理指南》(2010年)选用更昔洛韦抗病毒治疗,要求足量、足疗程治疗。

临床药师观点:该患者体重70 kg,初始剂量10 mg/kg q12h.,

恒定速率静脉滴注,连用14～21 d。因此,建议治疗方案为350 mg q12h.,其更符合药动学特点,可更好发挥药效。临床医生接受此建议。

**【抗感染治疗】**

该患者有精神异常症状,但无高颅压表现,结合头颅MRI平扫检查:右顶枕叶脑组织肿胀伴信号异常。该患者接受甲泼尼龙40 mg及30 mg序贯治疗12 d。根据《EFNS病毒性脑膜脑炎的诊断方法和处理指南》(2010年)推荐,对于带状疱疹病毒性脑炎建议使用大剂量地塞米松或冲击剂量的甲泼尼龙进行短期治疗,持续3～5 d,其他病毒虽无证据支持,但从疾病的病理生理角度同样可以考虑使用糖皮质激素(GS)减轻细胞毒性水肿。

临床药师观点:虽然,该患者抗感染治疗有利于减轻细胞水肿,对患者神经功能恢复有重要作用。该抗感染治疗中存在一定的不合理性,患者激素使用疗程过长,如果单纯抗感染治疗短期3～5 d即可,长期使用激素可以引起各种不良反应,并易引起继发感染,加重病情。

(三)药学监护要点

1. 疗效监护

(1)癫痫的发作次数及程度。

(2)精神症状的改善。

(3)体温。

2. 不良反应监护

(1)过敏反应:应用卡马西平后可能会出现过敏反应,如患者出现皮疹、瘙痒等过敏反应,需立即停药就诊。

(2)中枢神经系统不良反应:应用卡马西平后可能会出现头晕、嗜睡等中枢神经系统不良反应,多可耐受,并逐渐消失。

(3)低钠血症:应用卡马西平后,易产生低钠血症,需每3个月监测血电解质。

（4）肝功能：部分患者使用丙戊酸钠可引起血氨升高从而出现如谵妄等神志改变，奥氮平片亦会引起肝功能的异常，建议每周复查肝功能。

（5）血常规：卡马西平会引起造血功能异常，如粒细胞计数下降，因此，建议每3个月监测1次血常规。

（6）使用激素期间，监测激素的常见不良反应，如血压、血糖等。

## 案例二

（一）案例回顾

患者基本情况：年轻女性，13岁，身高161 cm，体重60 kg。

【主诉】

右侧肢体阵挛样发作5个月，伴夜间全身性强直样发作1个月。

【现病史】

患者于5个月前午睡醒来后无明显诱因出现意识丧失，跌倒在地，无抽搐，无二便失禁，约半小时后自醒。1个月后患者出现右侧肢体阵挛样发作，活动、用力时易诱发，表现为吃饭时不能控制右手，行走时右下肢阵挛发作引发跌倒数次，在外院使用左乙拉西坦，病情无好转，发作频率增加，家属自行停药。此次就诊前1个多月出现夜间发作，右上肢不自主活动，右下肢不自主抖动，严重时出现全身强直样发作，双眼上翻，口吐白沫，口唇发绀，2 min左右缓解，40～60 min再发，发作时及发作间期患者呼之无反应。为进一步诊治入院。患病以来患者精神好，胃纳可，睡眠好，大小便正常，无体重明显下降。

【既往史】

否认伤寒、结核、乙肝传染病史。否认手术史、外伤史、输血史。预防接种史不详。

【社会史、家族史、过敏史】

未婚未育。否认家族性遗传性疾病史。无食物、药物过敏史。

**【体格检查】**

T：36.2℃；P：83次/min；R：18次/min；BP：133/94 mmHg。

神志清楚，构音障碍，自动体位，查体合作，轮椅推入病房，双肺呼吸音清晰，未闻及干、湿啰音。肌力正常、肌张力正常。生理反射正常，病理反射未引出。专科检查：右侧肢体阵挛样发作，用力或活动时诱发。

**【实验室检查及其他辅助检查】**

1. 实验室检查

（1）血常规：WBC 7.85 × $10^9$/L，RBC 4.71 × $10^{12}$/L，PLT 295 × $10^9$/L，Hb 133 g/L，NEUT% 55.4%。

（2）肝功能：ALT 29 U/L，AST 24 U/L，TBIL 11.7 μmol/L，TP 76 g/L，ALB 46 g/L。

（3）肾功能：Scr 47 μmol/L，BUN 4.2 mmol/L，UA 0.357 mmol/L。

（4）血乳酸：3.35 mmol/L。

2. 其他辅助检查　脑电图示慢波背景上，全部导联间断出现暴发高幅棘波、棘-慢波。

**【诊断】**

进行性肌阵挛性癫痫。

**【用药记录】**

抗癫痫　丙戊酸钠 0.2 g p.o. b.i.d.（d1-8）；丙戊酸钠 0.4 g p.o. b.i.d.（d9-29）；卡马西平 0.1 g p.o. b.i.d.（d7-8）；卡马西平 0.2 g p.o. b.i.d.（d9-14）；卡马西平 p.o. 早 0.3 g、晚 0.2 g（d15-29）；氯硝西泮 1 mg p.o. b.i.d.（d17-21）；氯硝西泮 p.o. 早 1 mg、晚 2 mg（d22-29）。

**【药师记录】**

入院第 1 天：患者，女，13 岁。根据患者的疾病的表现形式，初步诊断为"进行性肌阵挛性癫痫"。丙戊酸钠为首选。予丙戊酸钠片 0.2 g p.o. t.i.d. 治疗。

入院第 7 天：患者白天仍有阵挛样发作，但发作减少，程度减轻，过度惊吓样发作程度减少，夜间仍有右侧肢体阵挛样发作 4

次,发作时头颈向右侧扭转,右侧肢体阵挛样发作,呼之有应声,无对答,左侧肢体无抽搐,阵挛发作,2 min左右自缓,缓后继续睡觉。体检无共济失调,认知检查计算力差,余同前。更改用药方案:添加卡马西平0.1 g p.o. b.i.d.。

入院第9天:患者家属反映其白天及夜间仍时有右侧肢体阵挛样发作,发作时头颈向右侧扭转,更改用药方案:考虑将丙戊酸钠、卡马西平加量,发挥最佳药效,控制症状的发作。予丙戊酸钠0.4 g p.o. b.i.d.,卡马西平0.2 g p.o. b.i.d.。

入院第15天:患者感冒,机体阵挛样发作次数增加,睡眠时亦有发作。考虑是感冒诱发,更改用药方案:口服卡马西平早0.1 g、中0.3 g、晚0.2 g。

入院第17天:患者自从感冒后,肌阵挛样发作次数又开始增加,白天、夜间均有发作,考虑目前的治疗方案不能很好地控制患者的癫痫发作,考虑加用氯硝西泮来联合治疗。更改用药方案:添加氯硝西泮片1 mg p.o. b.i.d.。

入院第22天:患者夜间右侧肢体不自主活动现象又明显增多,考虑加量晚上的氯硝西泮片为2 mg。

入院第29天:患者的阵挛样发作次数减少,复查血常规、电解质、肝肾功能基本正常。患者现经口服氯硝西泮后明显好转。予带药出院。

出院带药:氯硝西泮片早1 mg、晚2 mg p.o.;卡马西平片早0.2 g、中0.1 g、晚0.2 g p.o.;丙戊酸钠片0.4 g p.o. b.i.d.。

(二)案例分析

**【抗癫痫治疗】**

该患者诊断为进行性肌阵挛性癫痫,针对该病的癫痫发作的控制,丙戊酸钠为首选,也可以丙戊酸钠联合氯硝西泮、苯巴比妥、左乙拉西坦等控制癫痫发作。氯硝西泮可用于控制各种癫痫,尤其适用于失神发作、婴儿痉挛症、肌阵挛性发作、运动不能性发作。该患者单用丙戊酸钠效果不佳,加用氯硝西泮后发作得到控制。

临床药师观点：对于肌阵挛性癫痫，卡马西平、奥卡西平等抗癫痫药会加重患者的病情，应避免使用。该患者应用卡马西平后发作未减少，建议停用。建议监测丙戊酸钠的血药浓度，若未达到有效血药浓度范围，建议加量。

（三）药学监护要点

1. 疗效监护

（1）肌阵挛性癫痫发作的次数及程度。

（2）监测丙戊酸钠的血药浓度。

（3）患者青少年阶段，体重在不断增加中，注意调整药物剂量。

2. 不良反应监护

（1）血常规：卡马西平会引起造血功能异常，如粒细胞计数下降，因此，建议每3个月监测1次血常规。

（2）肝肾功能和电解质：部分患者使用丙戊酸钠可引起肝功能异常，建议每3～6个月监测1次肝肾功能和电解质。

（3）神经系统不良反应：氯硝西泮常见的不良反应是头昏、嗜睡、共济失调，中枢抑制作用。

（4）长期不良反应：丙戊酸钠对月经、生殖功能有影响，该患者13岁，注意对月经和生理发育的影响。

## 案例三

（一）案例回顾

患者基本情况：老年女性，61岁，身高158 cm，体重62 kg。

【主诉】

发作性抽搐19年，加重伴左上肢无力20余天。

【现病史】

患者20年前无明显诱因突发双眼上翻，意识不清，四肢抽动，上肢痉挛屈曲，下肢伸直，约15 min后清醒，醒后不能回忆当时情况。发作频率为4～5年1次，未予重视。曾不规律服用丙戊酸钠早250 mg、晚500 mg和奥卡西平450 mg b.i.d.，外院脑电图：不正常脑电图,偶见左侧颞叶散在尖波、尖慢波。头颅CT平扫:双侧额顶叶及侧脑室旁多发腔隙性梗死灶、老年脑改变、脑萎缩。患者再次癫痫发作,到达医院急诊时癫痫持续状态,神志不清、呼之不应、口吐白沫,右手间断抽动,双眼向右侧注视,予地西泮10 mg iv.gtt,丙戊酸钠400 mg iv.gtt,并1 000 mg iv.gtt维持,患者右手间断抽动,双眼向右侧注视,予地西泮维持,停用丙戊酸钠,予苯巴比妥100 mg i.m.。

### 【既往史】

主动脉瓣置换,二尖瓣及三尖瓣成形术,长期服用华法林治疗。曾受"左腕部外伤"石膏固定,塑料支具固定中。

### 【社会史、家族史、过敏史】

已婚已育,家人体健。否认家族性遗传性疾病史。有青霉素过敏史。

### 【体格检查】

T:38℃;P:120次/min;R:20次/min;BP:140/97 mmHg。

神志模糊,无法对答,查体不合作,平车推入病房。双侧瞳孔等大、等圆,对光反射灵敏。左侧鼻唇沟变浅,双侧肢体肌力、肌张力正常,双侧Babinski征(+),其余查体不配合。

### 【实验室检查及其他辅助检查】

1. 实验室检查 无。

2. 其他辅助检查 超声心动图示射血分数(EF)57%,主动脉瓣换瓣及二尖瓣、三尖瓣成形术后:① 人工机械主动脉瓣未见明显异常;② 中度二尖瓣反流;③ 轻中度三尖瓣反流;④ 主动脉窦部及升主动脉增宽;⑤ 轻度肺动脉高压。

### 【诊断】

癫痫。

### 【用药记录】

1. 抗癫痫 0.9%氯化钠注射液250 mL+地西泮注射液50 mg iv.gtt 20 mL/h、10 mL/h(d1);0.9%氯化钠注射液500 mL+地西泮

注射液 30 mg iv.gtt 30 mL/h（d2-4）；0.9%氯化钠注射液 500 mL+地西泮注射液 20 mg iv.gtt 30 mL/h（d5）；0.9%氯化钠注射液 500 mL+地西泮注射液 10 mg iv.gtt 30 mL/h（d6-9）；0.9%氯化钠注射液 500 mL+地西泮注射液液 60 mg iv.gtt 10～80 mL/h（d21-23）；注射用丙戊酸钠 0.4 g i.v. q12h.（d1-9）；注射用丙戊酸钠 0.4 g i.v. q12h.（d21-25）；丙戊酸钠缓释片 0.5 g p.o. b.i.d.（d1-35）；奥卡西平片 450 mg p.o. b.i.d.（d1-19）；奥卡西平片 300 mg p.o. b.i.d.（d20-35）；左乙拉西坦片 0.5 g p.o. b.i.d.（d2-35）。

2. 抗凝　华法林钠片 4.375 mg p.o. q.n.（d2-11）；华法林钠片 3.75 mg p.o. q.n.（d12-27）；华法林钠片 3.125 mg p.o. q.n.（d28-30）；华法林钠片 3.75 mg p.o. q.n.（d31-35）。

3. 营养支持　肠内营养混悬液 SP（百普力）500 mL p.o. b.i.d.（d1-12）；转化糖电解质注射液 500 mL+丙氨酰谷氨酰胺注射液 20 g iv.gtt q.d.（d2-35）。

4. 化痰　0.9%氯化钠注射液 20 mL+氨溴索 60 mg i.v. b.i.d.（d5-6）；0.9%氯化钠注射液 20 mL+氨溴索 90 mg i.v. b.i.d.（d7-35）。

5. 抗感染　0.9%氯化钠注射液 100 mL+头孢哌酮钠舒巴坦钠 3 g iv.gtt b.i.d.（d10-19）。

6. 护胃　0.9%氯化钠注射液 100 mL+兰索拉唑 30 mg iv.gtt q.d.（d10-12）；0.9%氯化钠注射液 100 mL+兰索拉唑 30 mg iv.gtt b.i.d.（d13-35）。

7. 补充维生素K₁　维生素 K$_1$ 注射液 10 mg i.m. q.d.（d10-12）。

8. 通便　乳果糖口服溶液 15 mL p.o. t.i.d.（d13-35）；多潘立酮片 10 mg p.o. t.i.d.（d25-28）；多潘立酮片 20 mg p.o. t.i.d.（d29-35）。

9. 补钠　10%氯化钠注射液 20 mL p.o. b.i.d.（d19-22）；10%氯化钠注射液 20 mL p.o. t.i.d.（d23-25）；10%氯化钠注射液 20 mL p.o. q8h.（d25-35）。

【药师记录】

入院第1天：患者癫痫持续状态，先后予 0.9%氯化钠注射液

250 mL+地西泮注射液 50 mg iv.gtt 20 mL/h、10 mL/h，注射用丙戊酸钠 0.4 g i.v. q12h.，丙戊酸钠缓释片 0.5 g p.o. b.i.d.，奥卡西平片 450 mg p.o. b.i.d.。患者入院前华法林钠片 4.375 mg p.o. q.n.，目前继续当前剂量。患者昏睡状态，予鼻饲插管，并予肠内营养混悬液 SP 500 mL p.o. b.i.d.肠内营养支持，补充每日所需热量。

入院第2天：患者病情稳定，无发作性肢体抽搐，无意识丧失，自主睁眼，无法交流对答。继续予0.9%氯化钠注射液 500 mL+地西泮注射液 30 mg iv.gtt 30 mL/h维持治疗。患者既往使用奥卡西平有出大汗、双手阵发性震颤、记忆力下降及低钠血症等不良反应，拟逐步停用奥卡西平，换用左乙拉西坦，现加用左乙拉西坦片 0.5 g p.o. b.i.d.，密切观察病情变化。现加用转化糖电解质 500 mL+丙氨酰谷氨酰胺注射液 20 g iv.gtt q.d.补充电解质及氨基酸。

入院第5天：患者呈嗜睡状态，无发作性肢体抽搐，无意识丧失，痰多。体查：T 37.1 ℃，R 27次/min，P 120次/min，BP 121/85 mmHg，肺部听诊有少许痰鸣音，其余查体不配合。予静脉抗癫痫药物逐渐减量，予地西泮改为 20 mg 按 30 mL/h 静脉维持治疗。予加用氨溴索 60 mg i.v. b.i.d.。

入院第6天：患者仍嗜睡状态，无肢体抽搐，痰仍较多。查体：自主睁眼，瞳孔对光反射灵敏，无法对答交流，其余体查不配合。予地西泮减量至 10 mg。

入院第7天：患者能唤醒，自主睁眼，嗜睡较前好转，无肢体抽搐，痰仍较多。予氨溴索加量至 90 mg b.i.d.。

入院第8天：患者无癫痫发作，予停地西泮静脉滴注，查丙戊酸钠血药浓度在有效范围内（55.18 μg/mL），暂不调整剂量。

入院第10天：患者无明显诱因出现呼吸急促，呕吐大量内容物，无发热，无肢体抽搐，无意识丧失。查血气分析提示氧分压降低，二氧化碳分压升高，不排除吸入性肺炎的可能，请抗生素科临床药师会诊，予覆盖阴性菌、阳性菌及厌氧菌的广谱抗菌药头孢哌酮钠舒巴坦钠 3 g iv.gtt b.i.d.抗感染治疗，并加用维生素 $K_1$ 10 mg i.m.

q.d.预防头孢哌酮钠舒巴坦钠引起的出血。患者查INR值为5.44,呕吐物胃隐血(+),予肌内注射维生素K₁ 10 mg拮抗华法林,并予兰索拉唑30 mg iv.gtt q.d.护胃,复方氨基酸注射液250 mg iv.gtt q.d.补充能量。

入院第11天:患者有发热,体温最高38℃,伴有干咳,无肢体抽搐及意识丧失等。体查:双肺呼吸音粗,未闻及明显干、湿啰音。继续予头孢哌酮钠舒巴坦钠抗感染治疗。INR值降为2.75,胃液隐血阴性,无其他出血症状,继续当前治疗,密切观察病情变化。

入院第12天:患者无发热,咳嗽较前好转,查胸片未见明显异常,继续当前抗感染治疗。华法林与维生素K₁作用拮抗,予停用维生素K₁,并予华法林减量至3.75 mg,监测INR值的变化。患者肠内营养混悬液SP 500 mL b.i.d.鼻饲不能完成,予停用。入院至今未解大便,予乳果糖口服溶液15 mL p.o. t.i.d.促进排便。

入院第13天:患者今日排黑便1次,考虑为使用华法林导致的胃肠道出血,予加大兰索拉唑剂量至30 mg iv.gtt b.i.d.抑酸护胃,密切观察病情变化。

入院第19天:患者查电解质Na⁺ 129 mmol/L(↓),Cl⁻ 92 mmol/L(↓),为中度低钠血症,但无乏力、恶心、呕吐等症状,予10%氯化钠注射液20 mL p.o. b.i.d.补钠、补氯,复查电解质情况。患者无黑便等出血表现,复查INR值为1.44,未达到目标值2~3,建议增加华法林剂量。查血常规白细胞及中性粒细胞正常,今予停用头孢哌酮钠舒巴坦钠。

入院第20天:患者意识清,无癫痫发作。患者持续低钠血症,不排除与奥卡西平不良反应有关,今予减量至300 mg b.i.d.,密切观察病情变化。

入院第21天:患者昨日12:50出现右侧肢体、口角及面部抽搐,意识不清,予静脉注射地西泮10 mg后抽搐好转,但仍有间断上、下肢体抽搐。1:50再次静脉注射地西泮10 mg,抽搐停止。4:00再发抽搐伴意识丧失,予60 mg地西泮静脉维持(10 mL/h)

无改善,调速至80 mL/h,静脉注射丙戊酸钠0.4 g后停止抽搐。今晨查房,患者意识模糊,无发作性肢体抽搐。体查:生命征平稳,双侧瞳孔3 mm,对光反射正常。疼痛刺激有反应,Ramsay评分5分。

入院第22天:患者未再出现癫痫发作,神志不清,继续当前静脉及口服抗癫痫药物治疗,拟逐渐减少静脉用药剂量,避免停药过快导致反跳。

入院第23天:患者昨夜停用地西泮静脉滴注,今日未再出现癫痫发作,神志较前好转,密切观察病情变化。

入院第25天:患者停用地西泮静脉滴注后,未再发作肢体抽搐,现停用丙戊酸钠静脉注射,密切观察癫痫发作情况。家属诉患者未解大便3 d,予加用乳果糖口服溶液及多潘立酮片10 mg p.o. t.i.d.促进排便,餐前15~30 min服用。

入院第27天:患者有恶心、呕吐,考虑胃动力差,嘱少食多餐,痰仍较多,嘱家属勤翻身拍背,促进痰液排出,避免吸入性肺炎。

入院第28天:患者病情稳定,无恶心、呕吐,无发作性肢体抽搐等。查体同前。患者复查INR值为3.93,但无出血等,华法林减为3.125 mg p.o. q.n.。

入院第29天:患者今晨有恶心、呕吐2次,呕吐物为胃内容物,无发作性肢体抽搐等。予多潘立酮片加量至20 mg p.o. t.i.d.,促进胃动力。

入院第31天:患者无恶心、呕吐,大便干燥,痰较前减少,易咳出,无肢体抽搐等。予乳果糖加量至15 mL p.o. t.i.d.促进大便排出。患者华法林减量至3.125 mg,今日复查INR值为1.43,未达2~3,予加量至3.75 mg,监测出血等不良反应,及INR值的变化。

入院第35天:患者意识清,反应较迟钝,可以简单言语,恶心、呕吐较前好转,无发热、肢体抽搐等。患者一般情况可,予今日带药出院。

出院带药:丙戊酸钠缓释片0.5 g p.o. b.i.d.;奥卡西平片300 mg

p.o. b.i.d.；左乙拉西坦片 0.5 g p.o. t.i.d.；华法林钠片 3.75 mg p.o. q.n.。

（二）案例分析

**【抗癫痫治疗】**

该患者为全身性癫痫持续状态，必须使用抗癫痫药物迅速扭转癫痫持续状态，以防止心血管功能的衰竭。地西泮是癫痫持续状态的首选药物，给予地西泮 10 mg 静脉注射，癫痫未停止，5～10 min 后继续给予 10 mg 静脉注射，虽然地西泮作用快，1～3 min 即可生效，但其缺点是作用时间短，因此给予地西泮注射液 50 mg 加入 0.9%氯化钠注射液 250 mL 静脉滴注，滴注速度为 20 mL/h，其主要副作用是低血压、镇静和呼吸抑制，应密切对该类不良反应进行监测。患者癫痫持续状态控制后，必须给予足够的维持量，患者清醒后改用口服抗癫痫药丙戊酸钠缓释片 0.5 g p.o. b.i.d. 和奥卡西平片 450 mg p.o. b.i.d. 联合使用。

给予奥卡西平片后，因患者出现低钠血症，逐渐停用奥卡西平，并加用作用机制不同的左乙拉西坦增加治疗。

临床药师观点：根据 2007 年国际抗癫痫联合会《癫痫持续状态治疗指南》，丙戊酸钠静脉注射不推荐用于治疗癫痫持续状态，仅作为那些不能使用丙戊酸钠口服的患者的替代药物。

**【营养支持治疗】**

患者昏睡状态，予鼻饲插管，并予肠内营养混悬液 SP 500 mL p.o. b.i.d. 肠内营养支持，补充每日所需热量。并加用转化糖电解质和丙氨酰谷氨酰胺注射液 20 g 补充电解质及氨基酸。

临床药师观点：患者体型肥胖，肠内营养混悬液 SP（百普力）500 mL p.o. b.i.d. 仅 1 000 kcal（4 186.8 kJ）热量，不能满足机体对营养的需求，每日给予 2 000 kcal（8373.6 kJ，500 mL×2 瓶）即可满足机体对营养的需求。丙氨酰谷氨酰胺适用于需要补充谷氨酰胺患者的肠外营养，包括处于分解代谢和高代谢状况的患者，该患者不适用。此外，该药必须与可配伍的氨基酸溶液或含有氨基酸的输液相混合，然后与载体溶液一起输注。

**【华法林和抗癫痫药物间的相互作用】**

患者曾接受"主动脉瓣置换，二尖瓣及三尖瓣成形术"，长期服用华法林治疗，使 INR 值达 2.5～3.5。患者入院前华法林钠片 4.375 mg p.o. q.n.，入院时继续当前剂量，需注意药物的相互作用。丙戊酸钠为肝药酶抑制剂，会抑制华法林代谢，使其抗凝作用增强，而奥卡西平为肝药酶的弱诱导剂，会增强华法林的代谢，使其抗凝作用降低，予加强监测 INR 值，必要时调整华法林剂量。

临床药师观点：患者呕吐大量内容物，呕吐物胃隐血(+)，复查 INR 值 5.44，予肌内注射维生素 $K_1$ 10 mg 拮抗华法林，并予兰索拉唑 30 mg iv.gtt q.d. 护胃。第 2 天 INR 值降为 2.75。

再次复查患者 INR 值为 3.93，且无出血表现，根据《华法林抗凝治疗的中国专家共识》推荐：INR > 3.0～4.5，无出血并发症，可适当降低华法林剂量(5%～20%)或停服 1 次，1～2 d 后复查 INR。当 INR 恢复到目标值以内后，调整华法林剂量并重新开始治疗。无须使用维生素 $K_1$ 拮抗。INR 值升高考虑与抗癫痫药物相互作用有关。

为防止头孢哌酮钠舒巴坦钠引起的出血，常规预防使用维生素 $K_1$，其与华法林作用相互拮抗，建议停用维生素 $K_1$ 并减少华法林用量，监测凝血功能，调整华法林用量。

（三）药学监护要点

1. 疗效监护　癫痫发作、生命体征、意识水平及癫痫发作情况。

2. 不良反应监护

（1）地西泮的主要不良反应为镇静、低血压和呼吸抑制，每日注意监测血压，观察患者意识状态及呼吸状态。

（2）电解质：奥卡西平可以引起低钠血症，加之患者有癫痫持续状态，因此，每隔 3 d 复查 1 次血电解质水平。

（3）监测出凝血功能，每周监测 INR，观察凝血功能。密切观察有无皮下瘀血、胃肠道出血、血尿和黑便等症状的发生。

（4）胃肠道反应：肠内营养混悬液 SP 可引起腹泻、腹痛等胃肠道不适反应。

（5）皮疹：奥卡西平引起皮疹，出现时间会有所延迟，如出现皮疹，立即停药。

（6）肝肾功能：出院后每3个月复查1次肝肾功能。

## 案例四

（一）案例回顾

患者基本情况：中年女性，42岁，身高157 cm，体重47.5 kg。

**【主诉】**

反复"癫痫"发作30余年。

**【现病史】**

患者6岁玩耍时摔倒，头部和双眼受到撞击，4个多月后出现双眼眼皮跳动感，随后出现晕厥，伴意识丧失，手足抽动，口吐白沫，1 min内恢复意识。当地医院诊断为"癫痫"，此后一直服用药物治疗（具体用药不详），仍有偶尔发作。23岁时改服用复方苯硝那敏片（希力舒），到25岁自行减量成每晚服用5粒，仍有反复四肢僵硬发作，伴有双眼上翻，无手足抽动、口吐白沫，20 s内可恢复正常，发作时可听到周围声音，但看不见物体。1 d发作2～3次，劳累时可增加至5～6次。患者自觉双眼凝视可诱发发作，双眼上翻为发作先兆，努力克制上翻可抑制发作。近2年精神压力大，发作次数增多，每日发作5～6次。

**【既往史】**

否认伤寒、结核、乙肝传染病史。否认手术史、外伤史、输血史。预防接种史不详。

**【社会史、家族史、过敏史】**

已婚。否认家族遗传病史。否认家族肿瘤史。否认食物、药物过敏史。

**【体格检查】**

T：36.8℃；P：80次/min；R：16次/min；BP：128/78 mmHg。

神志清楚，构音障碍，自动体位，查体合作，轮椅推入病房，双肺呼吸音清晰,未闻及干、湿啰音。肌力正常、肌张力正常。生理反射正常,病理反射未引出。

**【实验室检查及其他辅助检查】**

1. 实验室检查

(1)血常规:WBC $6.78 \times 10^9$/L,RBC $4.56 \times 10^{12}$/L,PLT:278 $\times 10^9$/L,Hb 129 g/L,NEUT% 60.4%。

(2)肝功能:ALT 27 U/L,AST 32 U/L,TBIL 11.5 μmol/L,TP 78 g/L,ALB 48 g/L。

(3)肾功能:Scr 45 μmol/L,BUN 4.7 mmol/L,UA 0.349 mmol/L。

2. 其他辅助检查

(1)药物基因组学检测:*HLA-B1502* 阴性。

(2)头颅MRI:右额叶局部皮层下异常信号,胶质增生不除外,请结合临床随访。

(3)海马MRI平扫:未见明显异常。

(4)脑电图:双侧见较多散在和阵发性θ波,尖波,左侧显著。

**【诊断】**

癫痫。

**【用药记录】**

1. 抗癫痫 复方苯硝那敏片5片 p.o. q.d.(d1-7);复方苯硝那敏片3片 p.o. q.d.(d8);卡马西平片0.1 g p.o. t.i.d.(d1-4);托吡酯片(25 mg)25 mg p.o. b.i.d.(d4-7);注射用苯巴比妥钠0.1 g i.m. q12h.(d9);托吡酯片(25 mg)50 mg p.o. b.i.d.(d9-12);奥卡西平片150 mg p.o. t.i.d.(d9-12)。

2. 抗过敏 氯雷他定片10 mg p.o. stat.(d4-8);炉甘石洗剂100 mL 外用 stat.(d4);依巴斯汀片(限二线)10 mg p.o. b.i.d.(d8-12);乳膏基质一号20 g 外用 stat.(d8);复方醋酸曲安奈德乳膏20 g 外用 stat.(d8)。

**【药师记录】**

入院第1天:该患者癫痫发作类型为全面性强直-阵挛发

作。入院前,患者长期服用复方苯硝那敏片,症状控制不佳。患者此次入院后完善相关检查,为更好控制发作,加用卡马西平0.1 g p.o. t.i.d.。

入院第2天:患者诉昨日服用卡马西平2 h后全身瘙痒,脸部、颈部有散在红色丘疹。患者23岁之前有长期服用卡马西平史,并未出现类似瘙痒症状。

入院第3天:皮疹加重。癫痫发作形式和频率较前相似。

入院第4天:患者服用卡马西平后出现面部、外阴、躯干散在红斑、丘疹。怀疑为卡马西平引起,给予开瑞坦 10 mg q.d.抗过敏、炉甘石洗剂外用止痒。停用卡马西平,改为托吡酯25 mg p.o. b.i.d.。脑电图:不正常脑电图。双侧见较多散在和阵发性θ波,尖波,左侧显著。

入院第5天:患者诉停用卡马西平后瘙痒好转,但左手小指掌指关节处仍有类似冻疮样皮损。癫痫发作1次,癫痫发作形式和频率较前相似。

入院第6天:患者诉发作十几次,发作形式与前类似,脸部、足踝处仍有散在皮疹,瘙痒又加重。

入院第8天:患者晚上睡眠差,自行将5粒复方苯硝那敏片减至3粒。患者仍诉皮肤瘙痒,双下肢脚踝新发散在皮疹。癫痫发作1次,发作形式与前相同。将氯雷他定片改为依巴斯汀片10 mg p.o. b.i.d.,另加用醋酸曲安奈德乳膏和乳膏基质外用,0.9%氯化钠注射液面部湿敷。嘱停用复方苯硝那敏片。苯巴比妥 9.88 μg/mL。药物基因组学检测:HLA–B1502 阴性。

入院第9天:临时加用苯巴比妥钠0.1 g q12h.肌内注射控制发作次数。托吡酯增加至50 mg b.i.d.,加用奥卡西平150 mg t.i.d.。患者依从性不佳,未与医护人员沟通即私自服用自备的抗癫痫药物,应加强用药教育,嘱停用复方苯硝那敏片。头颅MRI:右额叶局部皮层下异常信号,胶质增生不除外。

入院第11天:患者服用依巴斯汀3 d,瘙痒减轻。患者诉昨日发作癫痫1次,发作形式与前类似,患者总发作次数减少,疾病有所好转,准予带药出院。

出院带药:托吡酯片 50 mg p.o. b.i.d.;奥卡西平片 150 mg p.o. t.i.d.。

## (二)案例分析

### 【抗癫痫治疗】

患者服用复方苯硝那敏片多年,癫痫仍未得到控制,最近每日发作5~6次,复方苯硝那敏片中抗癫痫作用的主要成分为苯巴比妥和硝西泮。根据患者的发作情况,逐渐停用复方苯硝那敏片,换用卡马西平治疗,卡马西平的起始剂量为0.1 g p.o. t.i.d.。应用卡马西平后患者全身出现皮疹,考虑为卡马西平引起的药疹,予以停药,并换用过敏发生较少的托吡酯和奥卡西平治疗。托吡酯需要缓慢加量,25 mg b.i.d. 为起始剂量,每周增加25~50 mg。奥卡西平为卡马西平的结构类似物,过敏反应少于卡马西平,但仍需对患者进行监测,加量更需要缓慢滴定。

临床药师观点:患者表现为反复四肢僵硬发作,伴有双眼上翻,无手足抽动、口吐白沫,结合脑电图表现(双侧见较多散在和阵发性θ波,尖波,左侧显著),为全身性强直发作,丙戊酸钠为首选药物。卡马西平和奥卡西平、托吡酯为次选药物。

### 【抗癫痫药物的过敏反应】

患者入院后改用卡马西平治疗,服用卡马西平2 h后出现斑丘疹,予以停药及对症处理,并换用托吡酯,癫痫发作频率减少不明显;HLA–B1502基因型阴性,加用奥卡西平后发作频率明显减少;皮疹也逐渐好转。经治疗后患者癫痫发作控制较好,顺利出院。

临床药师观点:2009年美国FDA已将指导高危人群接受HLA—B1502等位基因测试的信息加入现有的黑框警告。此外,日本、中国台湾地区及中国原国家食品药品监督管理总局(CFDA)也发出警告,建议在开始卡马西平治疗前筛查 HLA—B1502。研究

显示 *HLA—B1502* 与 SJS/TEN 相关,但与斑丘疹组和过敏反应无关。患者以前曾长期服用卡马西平,并未发生皮疹,且 *HLA—B1502* 基因型阴性,此次服用卡马西平却很快出现了皮疹,考虑亦可能由于药品辅料引起。抗癫痫药物特别是芳香族抗癫痫药有交叉过敏反应,起始使用要特别注意滴定加量,避免不良反应的发生。

（三）药学监护要点

1. 疗效监护  患者癫痫发作频率和程度。

2. 不良反应监护

（1）中枢神经系统不良反应:奥卡西平常见的不良反应有头痛、头晕、嗜睡、共济失调等中枢神经系统不良反应,但大多数可以耐受,嘱患者注意药物的反应,如无法耐受,可换用其他药物。

（2）皮肤过敏反应:使用奥卡西平的少数患者可出现皮疹。

（3）低钠血症:奥卡西平可能引起低钠血症,有心脏传导病史的患者禁用。

3. 其他  患者依从性不佳,未与医护人员沟通即私自服用自备的抗癫痫药物,应加强用药教育。

## 案例五

（一）案例回顾

患者,男性,45 岁,身高: 175 cm,体重: 84 kg,体重指数: 27.4 kg/m²。

【主诉】

反复左侧凝视 11 d,四肢抽搐伴意识丧失 2 d。

【现病史】

患者 20 d 前无明显诱因下出现明显持续性胀痛,伴有右侧肢体行走不利,头颅 MRI 检查示右侧枕叶新鲜梗死灶,伴周围沟回面少许渗血,左侧额叶软化灶形成,MRA 检查未见明显异常。当地医院予以银杏达莫、瑞舒伐他汀、脑蛋白冻干粉等对症治疗。后患者出现行走左偏，左侧偏盲，反复出现双眼闪光感，继以双眼向左侧凝视，呼之不应，持续数十秒后自行好转，患者诉左侧可疑看到自己的亲属（父亲、母亲、妻子等）。每日反复发作多次。凌晨3：00，患者于睡眠中出现全身强直，四肢抽搐，眼睛上翻，口角流涎，呼之不应，无大小便失禁，持续1 h后好转，患者醒后不记得发作。近3 d患者发作5次，症状同前，时间持续4～10 min。急诊就诊，予以地西泮10 mg静脉注射，继续给予地西泮10 mg+0.9%氯化钠注射液250 mL 10滴/min维持，同时予以长春西汀对症治疗。丙戊酸钠缓释片0.5 g p.o. b.i.d.治疗。

## 【既往史】

两年前发现血糖升高为11 mmol/L，未规范治疗；1年前发现血压升高至140/90 mmHg，未规范治疗。

吸烟史：吸烟20年，平均9支/d，未戒烟。

否认饮酒史；否认结核、肝炎等传染病史；否认手术外伤史；预防接种史不详；否认输血史；否认既往出血性脑卒中病史；否认心脏病史。

## 【社会史、家族史、过敏史】

已婚。否认家族遗传病史。否认家族肿瘤史。否认食物、药物过敏史。

## 【体格检查】

T：37℃；P：77次/min；R：20次/min；BP：120/79 mmHg。

神志清楚，发育正常，营养好，回答切题，自动体位，查体合作。肌力正常，肌张力正常，生理反射正常，右侧霍夫曼征（Hoffmann征）、Babinski征阳性。

## 【实验室检查及其他辅助检查】

1. 实验室检查

（1）血常规：WBC $8.1 \times 10^9$/L，RBC $5.66 \times 10^{12}$/L，Hb 166 g/L，NEUT% 58.1%，PLT $253 \times 10^9$/L。

（2）肝功能：ALT 36 U/L，AST 20 U/L，ALP 93 U/L，GGT 36 U/L。

（3）肾功能：BUN 3.8 mmol/L，Scr 48 μmol/L，UA 0.199 mmol/L。

（4）电解质：$K^+$ 4.1 mmol/L，$Na^+$ 139 mmol/L，$Ca^{2+}$ 2.24 mmol/L，$Cl^-$ 101 mmol/L。

（5）血脂：TC（↓）2.43 mmol/L，TG（↑）1.93 mmol/L，HDL-Ch（↓）0.67 mmol/L，LDL（↓）1.07 mmol/L。

（6）血糖：GLU 12.5 mmol/L（↑），HbA1c 10.8%（↑）。

2. 其他辅助检查　头颅MRI示右侧枕叶新鲜梗死灶，伴周围沟回面少许渗血，左侧额叶软化灶形成。

【诊断】

（1）脑梗死。

（2）癫痫。

（3）2型糖尿病。

【用药记录】

1. 抗癫痫　丙戊酸钠缓释片0.5 g p.o. b.i.d.（d1-12）；奥卡西平片150 mg p.o. b.i.d.（d2-9）；左乙拉西坦片1 g p.o. b.i.d.（d2-12）；注射用苯巴比妥0.1 g i.m. q8h.（d2-4）。

2. 抗血小板　氯吡格雷75 mg p.o. q.d.（d1-12）。

3. 降脂　瑞舒他汀钙10 mg p.o. q.n.（d1-12）。

4. 脑保护　依达拉奉30 mg + 0.9%氯化钠注射液100 mL i.v. b.i.d.（d1-12）；长春西汀30 mg + 0.9%氯化钠注射液500 mL i.v. q.d.（d1-12）；马来酸桂哌齐特320 mg + 0.9%氯化钠注射液500 mL i.v. q.d.（d1-12）。

5. 降血糖　甘精胰岛素注射液（来得时）14 U q.n. 皮下注射（d4-7）；甘精胰岛素注射液18 U q.n. 皮下注射（d8-12）；精蛋白锌重组人胰岛素混合注射液（优泌林R）早8 U、中6 U、晚6 U，餐前半小时，皮下注射（d4-12）。

【药师记录】

入院第1天：结合患者症状、体征及头颅CT检查（左侧额叶梗死灶表现），初步诊断为脑梗死和继发性癫痫，给予氯吡格雷75 mg p.o. q.d. 启动二级预防, 瑞舒伐他汀 10 mg p.o. q.n. 降脂稳定斑块, 同时给予依达拉奉 30 mg + 0.9% 氯化钠注射液 100 mL i.v. b.i.d.、长春西汀 30 mg + 0.9% 氯化钠注射液 500 mL i.v. q.d.、马来酸桂哌齐特 320 mg + 0.9% 氯化钠注射液 500 mL i.v. q.d. 清除自由基, 脑保护治疗。患者反复癫痫发作, 给予丙戊酸钠缓释片 0.5 g p.o. b.i.d. 抗癫痫治疗。

入院第 2 天: 患者昨夜开始反复左侧肢体抽搐伴左侧凝视, 口角左侧㖞斜, 呼之不应, 持续数十秒后恢复, 醒后不记得, 无口吐白沫、牙关紧闭、口舌咬伤等。发作频繁, 预防癫痫持续状态, 加用苯巴比妥钠 0.1 g i.m. q8h., 奥卡西平 150 mg p.o. b.i.d. 和左乙拉西坦片 1 g p.o. b.i.d. 积极控制癫痫发作。

入院第 4 天: 患者前 2 d 发作较前减少, 发作形式主要为左侧肢体抽搐, 幅度较前小, 时间较前短, 发作时神志清楚。四点血糖监测结果: 11.9 mmol/L, 14.1 mmol/L, 14.8 mmol/L, 10.1 mmol/L, 结合 HbA1c 10.8%(↑), 给予长效胰岛素——甘精胰岛素注射液(每晚皮下注射 14 U)和精蛋白锌重组人胰岛素混合注射液(优泌林 R, 早、中、晚餐前半小时分别皮下注射 8 U、6 U 和 6 U)。癫痫发作减少, 停用苯巴比妥。

入院第 8 天: 患者一般状况好, 无癫痫发作, 四肢肌力 V 级, 左侧同向偏盲好转。实验室检查结果回报: EEG 示右侧见较多散在和阵发性 θ 波, 尖波, 减慢波, 为异常脑电图波形。血常规、肝肾功能及电解质正常。四点血糖监测(11.0 mmol/L, 14.5 mmol/L, 12.6 mmol/L, 15.2 mmol/L)仍高, 建议甘精胰岛素注射液改为睡前 18 U。拟明日起停用奥卡西平, 保留丙戊酸钠缓释片加左乙拉西坦片。

入院第 12 天: 患者一般情况可, 神志清楚, 二便正常。停用奥卡西平后, 癫痫未再发。血糖控制可(四点血糖监测结果: 6.55 mmol/L, 10.2 mmol/L, 6.5 mmol/L, 7.4 mmol/L), 拟出院, 出院后继续抗癫痫和二级预防治疗。

出院带药: 丙戊酸钠缓释片 0.5 g p.o. b.i.d.; 左乙拉西坦 1 g

p.o. b.i.d.；氯吡格雷 75 mg p.o. q.d.。

（二）案例分析

【抗癫痫治疗】

该患者表现为全身强直，四肢抽搐，眼睛上翻，口角流涎，呼之不应；反复左侧肢体抽搐伴左侧凝视，结合脑电图表现，癫痫发作类型为复杂部分性发作继发全面性发作，患者的原发病为脑梗死，继发性癫痫发作，治疗上以原发病治疗为主，辅以抗癫痫治疗。根据该患者的发作类型，丙戊酸钠为首选。单用丙戊酸钠，癫痫未得到控制，并出现癫痫持续状态，因此，加用苯巴比妥控制癫痫持续状态，并添加奥卡西平和左乙拉西坦联合抗癫痫治疗。奥卡西平和左乙拉西坦的药物间相互作用较少，且作用机制不同，三者合用，癫痫发作减少。

临床药师观点：奥卡西平是部分性发作的首选药物，对于奥卡西平的用量，通常从小剂量开始使用，逐渐加量，以使患者有时间适应药物的作用，很难预测每个患者控制癫痫发作的最终所需的剂量。该患者开始的合理剂量为 150 mg b.i.d.，然后每 7～14 d 增加 150～300 mg，由于添加该药的疗程比较长，奥卡西平达到有效剂量所需的时间较长，因此，不适用于短时间内需要达到有效剂量的情况。左乙拉西坦 1 h 起效，对于急症的患者，为了使药物快速起效，剂量可以从大剂量开始，给予该患者 1 g b.i.d. 的用法。该患者同时添加两种口服抗癫痫药物联合治疗，加药过快，建议先添加 1 种抗癫痫药物，再添加另外 1 种，逐渐添加联合用药，最多不超过 3 种抗癫痫药物联合使用，有利于评价药物疗效及减少不良反应。

【抗血小板治疗】

脑梗死后癫痫的治疗以治疗原发病为主，根据《中国缺血性卒中和短暂性脑缺血发作二级预防指南2014》，采用阿司匹林或氯吡格雷单药治疗均可作为首选抗血小板药物。

临床药师观点：阿司匹林可以使丙戊酸钠的血清药物浓度升

高,存在药物间相互作用,因此,使用氯吡格雷抗血小板治疗。

**【降糖治疗】**

该患者HbA1c较高,反映近期血糖控制不佳,同时,四点血糖结果也反映血糖未得到良好的控制,使用长效胰岛素甘精胰岛素注射液睡前注射,模拟胰岛素生理分泌,结合短效胰岛素餐前注射控制餐后2h血糖。

(三)药学监护要点

1. 疗效监护

(1)每日监测癫痫发作的次数、发作形式、持续时间。

(2)每日监测血压。

(3)每日监测血糖。

2. 不良反应监护

(1)肝肾功能、电解质:丙戊酸钠会引起肝酶的升高,奥卡西平会引起低钠血症,建议每3个月监测1次肝肾功能、电解质。

(2)皮肤过敏反应:奥卡西平会引起皮疹。

(3)血常规:奥卡西平会引起白细胞下降等不良反应。

(4)中枢神经系统反应:苯巴比妥、左乙拉西坦有镇静、嗜睡或激越的不良反应,注意监测。

(5)皮下注射胰岛素后可能出现的低血糖和注射部位过敏等不良反应。

# 第三节 主要治疗药物

主要的治疗药物见表3-1。

表3-1 主要治疗药物

| 名称 | 适应证 | 用法用量 | 禁忌证 | 注意事项 |
|---|---|---|---|---|
| 卡马西平 | 1. 癫痫<br>2. 三叉神经痛和舌咽神经痛<br>3. 预防或治疗躁狂-抑郁症<br>4. 中枢性部分性尿崩症<br>5. 酒精癫痫的戒断综合征 | 1. 成人常用量<br>(1)抗惊厥,初始剂量100~200mg/次,1~2次/d,逐渐增加剂量直至最佳疗效 | 三环类抗抑郁药过敏者,有房室传导阻滞、血清铁严重异常,骨髓抑制,严重肝功能不全等病史者禁用本品 | 1. 与三环类抗抑郁药有交叉过敏反应<br>2. 用药期间注意检查:全血细胞检查(包括血小板、网织红细胞及血清铁,应经常复查至2~3年),尿常规、肝功能,眼科检查;卡马西平血药浓度测定 |

| 名 称 | 适 应 证 | 用 法 用 量 | 禁 忌 证 | 注 意 事 项 |
|---|---|---|---|---|
| 卡马西平 | | (2) 镇痛，开始0.1 g/次，b.i.d.；第2天后每隔一天增加0.1～0.2 g，直到疼痛缓解，维持量0.4～0.8 g/d，分次服用；最高量每日不超过1.2 g<br>(3) 尿崩症，单用时0.3～0.6 g，如与其他抗利尿药合用，每日0.2～0.4 g，分3次服用<br>(4) 抗躁狂或抗精神病，开始每日0.2～0.4 g，每周逐渐增加至最大量1.6 g，每日分3～4次服用，不超过限量：12～15岁，每日不超过1 g；15岁以上不超过1.2 g；有最大剂量1.6 g<br>2. 小儿常用量指小儿10～20 mg/kg，维持血药浓度应为4～12 μg/mL。 | | 3. 一般疼痛不要用本品<br>4. 糖尿病患者可能引起尿糖增加<br>5. 癫痫病者不能突然停药<br>6. 已用其他抗癫痫药的患者，本品用量应逐渐递增，治疗4周后可能需要增加剂量，避免自身诱导所致血药浓度下降<br>7. 下列情况应停药，肝中毒或骨髓抑制症状出现，心血管系统不良反应或皮疹出现<br>8. 用于特异性疼痛综合征止痛时，如果疼痛完全缓解，应每月减量至停药<br>9. 饭后服用，漏服时尽快补服，不可1次服双倍量，可1日内分次补足<br>10. 下列情况应慎用：酒精中毒、心脏损害、冠心病、青光眼、对其他药物有血液反应史者、肝病、抗利尿激素分泌异常或其他肾病、内分泌紊乱、尿潴留、肾病 |

| 名　称 | 适　应　证 | 用　法　用　量 | 禁　忌　证 | 注　意　事　项 |
|---|---|---|---|---|
| 奥卡西平 | 本品适用于治疗原发性全面性强直-阵挛发作和部分性发作，伴有或不伴有继发性全面性发作 | 本品适合于单独或与其他的抗癫痫药联合使用。在单药治疗和联合用药中，本品可从临床有效剂量开始用药，1d内分为2次给药。根据患者的临床反应增加剂量；当使用奥卡西平代替其他抗癫痫药治疗时，在奥卡西平治疗开始后，应逐渐减少其他抗癫痫药的剂量。如果本品与其他抗癫痫药联合使用，由于患者总体的抗癫痫药物剂量的增加，需要减少其他抗癫痫药的剂量或更加缓慢地增加本品的剂量<br>本品可以空腹或与食物一起服用<br>药片上有刻痕，每一片可以分成两等份，以利于患者服药 | 1. 已知对本品任何成分过敏的患者<br>2. 房室传导阻滞患者 | 1. 超敏反应<br>2. 皮肤影响<br>3. 低钠血症<br>4. 肝脏功能<br>5. 有自杀倾向和行为<br>6. 血液学影响<br>7. 撤药反应<br>8. 激素类避孕药<br>9. 酒精<br>10. 对驾驶和操纵机器能力的影响 |

| 名称 | 适应证 | 用法用量 | 禁忌证 | 注意事项 |
|------|--------|----------|--------|----------|
| 丙戊酸钠 | 本品主要用于单纯或复杂失神发作、肌阵挛发作、大发作的单药或合并用药治疗，有时对复杂部分性发作也有一定疗效 | 1. 成人常用量，每日按体重15 mg/kg或每日600～1 200 mg分2～3次服用。开始时按5～10 mg/kg，1周后递增，至能控制发作为止。当每日用量超过250 mg时应分次服用。每日最大量为按体重不超过30 mg/kg或每日1.8～2.4 g<br>2. 小儿常用量，按体重计与成人相同，也可每日20～30 mg/kg，或每日分2～3次服用。每日15 mg/kg，按需每隔1周增加5～10 mg/kg，至有效或不能耐受为止 | 有药源性黄疸个人史或家族史者、有肝病或明显肝功能损害者各禁用本品。有血液病、肝病史、肾功能损害者、器质性脑病时慎用本品 | 1. 用药期间避免饮酒，饮酒可加重镇静作用<br>2. 停药应逐渐减量以防再次发作；取代其他抗惊厥药物时，本品应逐渐增加用量，而被取代药应逐渐减少用量<br>3. 外科手术或其他急症治疗时应考虑可能遇到的时间延长，或中枢神经抑制药作用的增强<br>4. 用药前和用药期间应定期做全血细胞（包括血小板）计数、肝肾功能检查<br>5. 对诊断的干扰，尿酮试验可出现假阳性，甲状腺功能试验可能受影响<br>6. 可使乳酸脱氢酶、丙氨酸氨基转移酶、天冬氨酸氨基转移酶轻度升高并提示无症状性肝脏中毒。血清胆红素可能升高提示潜在的严重肝脏中毒 |

| 名称 | 适应证 | 用法用量 | 禁忌证 | 注意事项 |
|---|---|---|---|---|
| 苯巴比妥 | 本品主要用于治疗焦虑、失眠（用于睡眠时间短、早醒患者），癫痫及运动障碍，其是治疗癫痫大发作及局限性发作的重要药物，也可用于抗高胆红素血症及麻醉前用药 | 1. 成人常用量<br>(1) 催眠，30～100 mg，晚上1次顿服<br>(2) 镇静，1次15～30 mg，每日2～3次<br>(3) 抗惊厥，每日90～180mg，可在晚上1次顿服，或每次晚30～60mg，每日3次；极量1次250mg，每日500 mg<br>(4) 抗高胆红素血症，1次30～60mg，每日3次<br>2. 小儿常用量<br>(1) 用药应个体化，镇静，或按体重2 mg/kg，按体表面积60 mg/m²，每日2～3次；抗惊厥，每次按体重3～5 mg/kg<br>(2) 抗高胆红素血症，每次按体重5～8 mg/kg，分次口服，3～7 d见效 | 本品禁用于以下情况：严重肺功能不全、肝硬化、血卟啉病史、贫血、哮喘病史、未控制的糖尿病史，对本品过敏等 | 1. 对一种巴妥过敏者，可能对本品过敏<br>2. 作抗癫痫药应用时，可能需10～30 d才能达到最大效果，需按体重计算药量，如有可能应定期监测血药浓度，以达最大疗效<br>3. 肝功能不全者，用量应从小量开始<br>4. 长期用药可产生精神或躯体的药物依赖性，停药需逐渐减量，以免引起撤药症状<br>5. 与其他中枢抑制药合用，对中枢产生协同抑制作用，应注意<br>6. 下列情况慎用：轻微脑功能障碍（MBD）症、低血压、高血压、贫血、甲状腺功能低下、肾上腺功能减退、心肝肾功能损害、高空作业、驾驶员和危险工种和作业、精细和危险工种作业者 |

（续表）

| 名称 | 适应证 | 用法用量 | 禁忌证 | 注意事项 |
|---|---|---|---|---|
| 苯妥英钠 | 本品适用于治疗全身强直-阵挛性发作（癫痫大发作）、复杂部分性发作（精神运动性发作、颞叶癫痫）、单纯部分性发作（局限性发作）和癫痫持续状态，也可用于治疗三叉神经痛、隐性营养不良性大疱性表皮松解、发作性手足徐动症、发作性控制障碍（包括发怒、焦虑和失眠的兴奋过度等）的行为障碍疾患，肌强直及三环类抗抑郁药过量时心脏传导障碍等。本品也适用于洋地黄中毒所致的室性及室上性心律失常，对其他各种原因引起的心律失常疗效较差 | 1. 抗癫痫　成人常用量为每日250～300mg，开始时100mg，每日2次，1～3周增加至250～300mg，分3次口服，极量一次300mg，1日500mg<br>2. 抗心律失常<br>（1）成人常用量：100～300mg，每日1次或分2～3次服用，或第1日10～15mg/kg，第2～4日7.5～10mg/kg，维持量2～6mg/kg<br>（2）小儿常用量：开始按体重5mg/kg，分2～3次口服，根据病情调整每日量不超过300mg，维持量4～8mg/kg，或按体表面积250mg/m²，分2～3次口服<br>3. 胶原酶合成抑制剂，成人常用量为开始每日2～3mg/kg分2次服用，2～3周增加到患者能够耐受的剂量，血药浓度至少达8μg/mL。一般每日100～300mg | 禁用：对乙内酰脲类有过敏史或对该药过敏，Ⅱ～Ⅲ度房室阻滞，窦房结阻滞，窦性心动过缓等心功能损害者 | 1. 对乙内酰脲类中一种药过敏者，对本品也过敏<br>2. 有酶诱导作用，可对某些诊断产生干扰，如地塞米松试验，甲状腺功能试验，使血清碱性磷酸酶、ALT、血糖浓度升高<br>3. 用药期间需检查血象、肝功能、血钙、脑电图、甲状腺功能并经常随访血药浓度，防止毒性反应；其妊娠期每日测定1次，产后每周测定1次血药浓度以确定是否要调整剂量<br>4. 下列情况慎用<br>（1）嗜酒，使本品的血药浓度降低<br>（2）贫血，增加严重感染的危险性<br>（3）心血管病（尤其老人）；糖尿病，可能升高血糖<br>（4）肝肾功能损害，改变本药的代谢和排泄；甲状腺功能异常者 |

| 名称 | 适应证 | 用法用量 | 禁忌证 | 注意事项 |
|---|---|---|---|---|
| 加巴喷丁 | 癫痫：用于成人和12岁以上患者或伴有不伴部分性发作全身发作的辅助治疗。本品也可用于3～12岁儿童的部分性发作的辅助治疗 | 12岁以上患者：在给药第一天：每次300 mg，每天1次；第二天为2次，每次300 mg；第三天为3次，每次300 mg，之后维持此剂量服用。3～12岁的儿科患者：开始剂量应该为10～15 mg/(kg·d)，t.i.d.，在大约3 d达到有效剂量 | 已知对该药中任一成分过敏的人群。急性胰腺炎的患者禁服加巴喷丁片。加巴喷丁片对于原发性全身发作，如失神发作的患者无效 | 1. 糖尿病患者需经常监测血糖，如必要，随时调整降糖药的剂量。肾功能不全的患者，服用加巴喷丁片必须减量（见用法用量）2. 对驾驶和操纵机器能力有影响 3. 忌饮酒 |
| 拉莫三嗪 | 癫痫：对12岁及成人的单药治疗：<br>1. 简单部分性发作<br>2. 复杂部分性发作<br>3. 继发性全身发作<br>4. 原发性全身强直-阵挛性发作<br>两岁以上儿童及成人的添加疗法：<br>1. 简单部分性发作<br>2. 复杂部分性发作 | 为保证治疗剂量的维持，需监测患者体重，在体重发生变化时要检查剂量。如果计算出的拉莫三嗪的剂量（用于儿童和肝功能受损的患者）不是整片数，则所用的剂量应取较低限的整片数 | 本品禁用于已知对本品中拉莫三嗪和任何成分过敏的患者 | 1. 严重皮疹<br>2. 皮疹<br>3. 过敏反应<br>4. 急性多器官功能衰竭<br>5. 肾衰竭<br>6. 肝衰竭<br>7. 血液系统功能障碍<br>8. 有自杀行为和意念<br>9. 双相障碍患者用药<br>10. 非细菌性脑膜炎<br>11. 潜在的用药失误<br>12. 与口服避孕药合用<br>13. 激素类避孕药 |

（续表）

| 名 称 | 适 应 证 | 用 法 用 量 | 禁 忌 证 | 注 意 事 项 |
|---|---|---|---|---|
| 拉莫三嗪 | 3. 继发性全身强直-阵挛性发作<br>4. 原发性全身强直-阵挛性发作 | | | 14. 戒断发作<br>15. 癫痫持续状态<br>16. 癫痫猝死<br>17. 将本品添加至包含丙戊酸盐的多药治疗方案中<br>18. 与眼睛和其他含黑色素的组织的结合<br>19. 实验室检查<br>20. 本品对有机阳离子转运体2（OCT-2）底物的影响<br>21. 二氢叶酸还原酶<br>22. 服用其他含有本品制剂的患者<br>23. 对驾驶和操作机器能力的影响 |
| 左乙拉西坦 | 本品用于成人及4岁以上儿童癫痫患者部分性发作的加用治疗 | 1. 给药途径为口服<br>2. 给药方法和剂量<br>（1）成人（>18岁）和青少年（12～17岁）体重≥50 kg起始治疗剂量为500 mg。根据临床效果及耐受性，每日剂量可增加至1 500 mg，b.i.d.，剂量的变化应每2～4周增加或减少500 mg/次 | 对左乙拉西坦过敏或者对吡咯烷酮衍生物或者其他任何成分过敏的患者禁用本品 | 1. 如需停止服用本品，建议逐渐停药<br>2. 会产生嗜睡或者其他中枢神经症状 |

| 名 称 | 适 应 证 | 用 法 用 量 | 禁 忌 证 | 注 意 事 项 |
|---|---|---|---|---|
| 左乙拉西坦 | | (2)老年人(≥65岁)根据肾功能状况,调整剂量 | | |
| 托吡酯 | 本品用于初诊为癫痫的患者的单药治疗或曾经合并用药现转为单药治疗的癫痫患者。本品用于成人及2~16岁儿童部分性癫痫发作的加用治疗 | 成人和儿童从低剂量开始治疗,然后逐渐增加剂量,调整至有效剂量,片剂不要拘碎 | 已知对本品过敏者禁用本品 | 1. 服用本品时应保持足够的饮水量。足够的饮水可以减少肾结石发生的风险。在运动前或运动中或处于较高温度环境中时,保持适当的饮水量可以减少与发热有关的不良事件的发生<br>2. 情绪障碍/抑郁<br>3. 有自杀/自杀意念<br>4. 肾结石<br>5. 肝功能不全<br>6. 可产生嗜睡、头晕或其他相关症状,也可能导致视觉障碍和(或)视物模糊<br>7. 假性近视和继发性闭角型青光眼<br>8. 代谢性酸中毒 |

# 第四节 案例评述

# 一、临床药学服务要点

## (一) 抗癫痫药物治疗

1. 抗癫痫治疗方案的选择 依据癫痫发作和癫痫综合征的类型,副作用大小、药物来源、价格等进行选择。其中最主要的依据是癫痫发作类型(表3-2)。

表3-2 根据癫痫发作类型选择抗癫痫药物

| 发作类型 | 首选药 | 次选药 |
|---|---|---|
| 部分性发作和部分性继发全身性发作 | 卡马西平 | 拉莫三嗪、奥卡西平、左乙拉西坦、丙戊酸 |
| 全身强直-阵挛性发作 | 丙戊酸 | 拉莫三嗪、卡马西平、奥卡西平、左乙拉西坦 |
| 强直性发作 | 丙戊酸 | 拉莫三嗪、苯妥英钠 |
| 阵挛性发作 | 丙戊酸 | 左乙拉西坦、托吡酯 |
| 典型失神、肌阵挛发作 | 丙戊酸 | 乙琥胺*、拉莫三嗪、氯硝西泮 |
| 非典型失神发作 | 乙琥胺*或丙戊酸 | 氯硝西泮 |

*为目前国内市场尚没有的抗癫痫药。

2. 药物剂量和给药途径的确定 抗癫痫药物的剂量从小剂量开始，逐渐增加，达到能控制癫痫发作，但有没有明显的不良反应为止。抗癫痫用药以预防用药为目的，因此给药途径一般选择口服为主，癫痫持续状态，可以选择静脉给药或直肠给药。根据抗癫痫药物的性质可以选择分次服用，半衰期长的药物每日1～2次，如苯妥英、拉莫三嗪等，半衰期短的药物可以每日3次，如卡马西平。

3. 特殊人群抗癫痫药物的选择

（1）儿童癫痫患者：儿童选用抗癫痫药治疗的原则与成人基本相同，儿童期在标准体重范围内应按千克体重计算每日给药量，对于体重高或低标准的儿童，应参照标准体重给药并结合临床疗效和血药浓度调整给药剂量。注意监测药物不良反应，定期查肝功能、血常规等，并且尽量考虑到抗癫痫药物对儿童认知功能的影响，选择对认知功能影响较小的药物，如尽量避免使用托吡酯。

（2）女性癫痫患者：要充分考虑抗癫痫药物对其生理周期、妊娠及哺乳的影响，如丙戊酸会导致女性内分泌紊乱、多囊卵巢综合征、不孕甚至导致胎儿畸形，因此生育期妇女尽量采用其他药物治疗。

（3）老年癫痫患者：老年患者进行抗癫痫治疗时，一是要针对病因治疗，二是要抗癫痫治疗。老年人通常对抗癫痫药物比较敏感，因此，加量应缓慢，维持较低的有效治疗剂量，加强必要的血药浓度监测。另外，老年人因同时服用多种药物的可能性较大，要尽量注意监测药物间相互作用。

## （二）临床药学监护要点

抗癫痫药物的药学监护要点主要包括有效性监测、安全性监测、依从性监测和血药浓度监测。

1. 有效性 抗癫痫药物的有效性主要监测癫痫发作的频率和严重程度。根据发作类型，正确选择和使用抗癫痫药物，1年无发作,或至少经过3个发作周期无发作(无论发作周期的长短)才能称为无癫痫发作(seizure free)。尽管采用正确的治疗药物和方案,但大约有1/3的癫痫患者对抗癫痫药物产生耐药反应,称为耐药性癫痫。在药学监护中,对疗效的评价要通过观察患者的发作情况,这对药物治疗方案的调整至关重要。

2. 安全性   由于多数抗癫痫药物存在不同程度的药物不良反应。这些不良反应出现的时间和症状因个体不同而有差异。

因此,在开具抗癫痫药物时,应告知患者该药的不良反应和如何自我监测。如果出现药物过敏症状如皮疹,应立即停药。在患者用药前和用药期间要注意监测肝肾功能及血常规的变化,用药期间一般每月监测血常规,每季度检查肝、肾功能和电解质变化,发现问题及时就医。对于出现的严重且危及生命的药物不良反应,需立即停用可疑药物,换用其他抗癫痫药物,并及时对所出现的药物不良反应给予干预和救治。抗癫痫治疗要持续数年,因此在治疗中必须考虑药物的慢性不良反应,平衡药物不良反应和疗效间的关系。

3. 依从性   患者依从性的评估可以分为两大类;直接指标和间接指标。衡量以药物治疗为主的癫痫的直接指标有头发或体液(如血液或唾液中的药物浓度)。其间接指标包括非生物学工具,如自我报告指标、药丸技术、预约就诊率、续配药和癫痫发作频率。

4. 血药浓度监测   抗癫痫药物的血药浓度监测是癫痫治疗的重要手段之一。通过血药物浓度的测定,并根据患者的个体情况,利用药动学的原理和方法调整药物剂量,从而进行个体化药物治疗。其不仅能提高药物治疗效果,也可以避免或减少可能产生的药物毒性反应。血药浓度监测时须注意以下事项:

(1)癫痫临床治疗中的常规血药浓度监测是指测定规律服用某抗癫痫药物达稳态时的血药浓度。

(2)用常规剂量或超过常规剂量仍不能控制发作时,通过监测可以了解患者是否规律用药、药物代谢是否加快、有无耐药现象等。

（3）在临床上不易区分毒性反应和确定剂量时，特别是有效量和中毒量接近的药物，通过血药浓度测定可以及时调整药物剂量。

（4）开始疗效尚可，治疗中突然无原因发作频繁时，通过监测可分析原因。

（5）联合应用2个或2个以上抗癫痫药物，通过监测可了解药物间的相互作用。

（6）伴发其他疾病（如肝、肾、胃、肠道疾病和低蛋白血症）时，通过监测可调整药物的剂量。

（7）癫痫持续状态时，尽管已应用了药物，但发作仍不能控制，再次用药时，需了解血药浓度，以决定再次给药剂量和速度。

（8）加服其他药物，通过监测可判断是否影响原抗癫痫药物代谢。

（9）出现特殊的神经精神症状和不自主运动，通过血药浓度监测以判断是否出现药物中毒。

## （三）抗癫痫药物的不良反应及处理

最常见的不良反应包括对中枢神经系统的影响（镇静、嗜睡、头晕、共济障碍、认知和记忆等）及对血液系统、消化系统的影响。抗癫痫药物不良反应有以下几种类型。

1. 剂量相关的不良反应　中枢神经系统的不良反应如卡马西平引起的头晕，是剂量相关的不良反应，为了减少该类不良反应，从小剂量开始缓慢增加，尽可能不要超过说明书推荐的最大治疗剂量，可以减轻这类不良反应。

2. 特异体质的不良反应　与剂量无关，如过敏反应、严重肝毒性和血液系统损害。该类不良反应需要立即停药。

3. 长期的不良反应　与累积剂量有关，如苯妥英钠引起的牙龈增生，能够以最低剂量维持治疗，逐渐停药后可减少这种不良反应对人体的影响。

4. 致畸的不良反应 癫痫妇女后代的畸形发生率是正常妇女后代的2倍左右。抗癫痫药物是致畸的主要原因,如丙戊酸钠导致胎儿畸形的发生率较高。更换对胎儿影响较小的抗癫痫药物(如拉莫三嗪)可以减少畸形率。

# 二、常见用药错误归纳与要点

1. **抗癫痫药物选择不当** 不仅无效,还可能加重癫痫发作。例如,卡马西平、苯巴比妥、苯妥英钠和加巴喷丁会导致失神发作的加重;卡马西平、拉莫三嗪和加巴喷丁会加重肌阵挛发作;卡马西平会加重强直-失张力性发作。

2. **用药时机选择不当** 并非每个第一次癫痫发作的患者都应立即使用抗癫痫药物,首次发作或间隔半年发作一次者,可在告知抗癫痫药物可能的不良反应和不经治疗的可能后果情况下,根据患者及家属的意愿,酌情选择用或不用抗癫痫药物。

3. **抗癫痫药物疗效的评价及药物的调整不合理** 抗癫痫药物疗效的评价至少要经过3个发作周期,如果3个发作周期发作次数减少,才可以判定药物有效,不能仅根据短期的发作次数有无减少,过早地判定抗癫痫药物的疗效。

4. **抗癫痫药物的联合使用** 选用不同作用机制的药物联用,可作用于不同的药物靶点;比起相同作用机制的药物联用更加有效,产生不良反应的风险更低。

5. **更换药物的方法不当** 更换抗癫痫药物不能立即停用前一种药物,而应逐步替换,过渡时间一般5~7倍于药物半衰期。切忌突然停药和更换药物,否则可能会诱发癫痫发作甚至癫痫持续状态。

# 第五节 规范化药学监护路径

参照癫痫临床路径中的临床治疗模式与程序，建立癫痫治疗的药学监护路径（表3-3）。其意义在于规范临床药师对癫痫患者开展有序、适当的临床药学服务工作，并以其为导向为癫痫患者提供个体化的药学服务。临床药师参与到临床路径的制订和实施过程中，可以在提高癫痫治疗效果、确保患者合理用药方面发挥作用。

表3-3 癫痫临床药学监护路径

适用对象：第一诊断为癫痫（ICD-10：G40），即部分性癫痫发作和全面性癫痫发作

患者姓名：_____ 性别：_____ 年龄：_____

门诊号：_____ 住院号：_____

住院日期：___年___月___日

出院日期：___年___月___日

标准住院日：7～14 d

| 时间 | 住院第1天 | 住院第2天 | 住院第3～4天 | 住院第5～13天 | 住院第14天（出院日） |
|------|-----------|-----------|--------------|---------------|----------------------|
| 主要诊疗工作 | □药学问诊（附录1）<br>□药物重整（附录2） | □药学评估（附录3）<br>□药历书写 | □抗癫痫方案分析<br>□建立药历 | □药学查房<br>□医嘱审核<br>□疗效评价 | □药学查房<br>□完成药历书写 |

常见疾病临床药学监护案例分析——神经内科分册

| 时间 | 住院第1天 | 住院第2天 | 住院第3~4天 | 住院第5~13天 | 住院第14天（出院日） |
|---|---|---|---|---|---|
| 主要诊疗工作 | | □确定初始抗癫痫药物治疗方案 | □完善药学评估<br>□制订监护计划<br>□用药宣教 | □不良反应监测<br>□用药注意事项 | □出院用药教育 |
| 重点监护内容 | □确认一般患者信息<br>□确认患者用药史（包括重复用药等）<br>□评价药物治疗相关问题<br>□审查药物相互作用 | □既往病史评估<br>□癫痫发作情况评估<br>□癫痫诊疗方案的评估<br>□用药依从性评估<br>**治疗风险和矛盾**<br>□肝肾功能<br>□血常规<br>□过敏体质<br>□其他 | □既往病史评估<br>□癫痫发作情况评估<br>□癫痫诊疗方案的评估<br>□用药依从性评估<br>**治疗风险和矛盾**<br>□肝肾功能<br>□血常规<br>□是否有过敏反应 | **病情观察**<br>□参加医生查房，注意病情变化<br>□药学独立查房，观察和询问患者药物反应，检查药物治疗相关问题，是否需要调整用药<br>□查看检查、检验报告指标变化<br>□检查患者服药情况<br>□药师记录<br>**监测指标**<br>□症状<br>□注意观察体温、血压、体重等<br>□血常规<br>□肝肾功能 | **治疗评估**<br>□抗癫痫药物不良反应<br>□发作情况<br>□病因治疗<br>□合并疾病的治疗<br>**出院教育**<br>□正确用药<br>□患者自我管理<br>□定期门诊随访<br>□监测血常规、肝肾功能、电解质 |
| 疾病变异记录 | □无<br>□有,原因：<br>1.<br>2. | □无<br>□有,原因：<br>1.<br>2. | □无<br>□有,原因：<br>1.<br>2. | □无<br>□有,原因：<br>1.<br>2. | □无<br>□有,原因：<br>1.<br>2. |
| 药师签名 | | | | | |

马春来

第四章

重症肌无力

# 第一节 疾病基础知识

【病因和发病机制】

重症肌无力（myasthenia gravis，MG）是一种由乙酰胆碱受体（AChR）抗体介导、细胞免疫依赖、补体参与，累及神经肌肉接头突触后膜，引起神经肌肉接头传递障碍，出现骨骼肌收缩无力的获得性自身免疫性疾病。

1. 病因 重症肌无力的发病被认为与自身免疫功能障碍有关，即神经肌肉接头的突触后膜 AChR 被自身抗体攻击而引起的自身免疫性疾病。目前，发病原因尚不明确，普遍认为与感染、药物、环境因素有关。同时，65%～80%重症肌无力患者有胸腺增生，10%～20%患者伴发胸腺瘤。患者常合并其他自身免疫性疾病，如甲状腺功能亢进、甲状腺炎、系统性红斑狼疮、类风湿关节炎等。

2. 发病机制 重症肌无力主要为体液免疫介导的疾病，在补体参与下，体内产生的 AChR 抗体与突触后膜的 AChR 产生免疫应答，使 AChR 降解和结构改变，使突触后膜上 AChR 绝对数目减少，以致不能产生足够引起肌纤维收缩的动作电位，突触后膜传递障碍而产生肌无力。之外，有人发现细胞免疫在重症肌无力的发病中也起一定的作用，即患者周围血中辅助性 T 淋巴细胞增多，抑制性 T 淋巴细胞减少，造成 B 淋巴细胞活性增强而产生过量抗体。

【诊断要点】

1. 临床表现 全身骨骼肌均可受累。但在发病早期可单独出现眼外肌、咽喉肌或肢体肌肉无力；脑神经支配的肌肉较脊神经支配的肌肉更易受累。经常从一组肌群无力开始，逐渐累及其他肌群，直到全身肌无力。部分患者短期内出现全身肌肉收缩无力甚至发生肌无力危象。骨骼肌无力表现为波动性和易疲劳性，晨轻暮重，活动后加重、休息后可减轻。眼外肌无力所致对称或非对称性上睑下垂和(或)双眼复视是重症肌无力最常见的首发症状，见于80%以上的重症肌无力患者；还可出现交替性上睑下垂、双侧上睑下垂、眼球活动障碍等。瞳孔大小正常，对光反应正常。面肌受累可致鼓腮漏气、眼睑闭合不全、鼻唇沟变浅、苦笑或呈肌病面容。咀嚼肌受累可致咀嚼困难。咽喉肌受累出现构音障碍、吞咽困难、鼻音、饮水呛咳及声音嘶哑等。颈肌受累以屈肌为著，出现头颈活动障碍、抬头困难或不能。肢体各组肌群均可出现肌无力症状，以近端为著。呼吸肌无力可致呼吸困难、无力，部分患者可出现肌无力危象，需行人工辅助呼吸。

临床分类：改良 Osserman 分型。

Ⅰ型：眼肌型，病变仅局限于眼外肌，两年之内其他肌群不受累。

Ⅱ型：全身型，有一组以上肌群受累。

ⅡA型：轻度全身型，四肢肌群轻度受累，伴或不伴眼外肌受累，通常无咀嚼、吞咽和构音障碍，生活能自理。

ⅡB型：中度全身型，四肢肌群中度受累，伴或不伴眼外肌受累，通常有咀嚼、吞咽和构音障碍，生活自理困难。

Ⅲ型：重度激进型，起病急、进展快，发病数周或数月内累及咽喉肌；半年内累及呼吸肌，伴或不伴眼外肌受累，生活不能自理。

Ⅳ型：迟发重度型，隐袭起病，缓慢进展。两年内逐渐进展，由Ⅰ、ⅡA、ⅡB型进展，累及呼吸肌。

Ⅴ型：肌萎缩型，起病半年内可出现骨骼肌萎缩、无力。

2. 实验室检查及其他辅助检查

（1）实验室检查：乙酰胆碱受体抗体（AChRAb），抗-mask抗体，抗横纹肌抗体（包括抗titih抗体、抗RyR抗体等）。

（2）其他辅助检查：

1）电生理检查：低频重复神经电刺激（RNS）、单纤维肌电图（sFEMG）。

2）影像学检查：胸腺CT、MRI或X线断层扫描检查，了解是否有胸腺增生、肥大或肿瘤。

【治疗】

1. 治疗原则 以尽量缓解肌无力症状为原则，以期缓至最轻微表现状态（MMS）或更好。MMS是指无重症肌无力症状或功能受限，检查可发现某些肌肉轻微无力，否则即达到缓解标准。

2. 治疗方法

（1）对症治疗：胆碱酯酶抑制剂可用于治疗所有类型重症肌无力（后称mG）。此类药通过抑制胆碱酯酶活性减少乙酰胆碱的水解，从而改善mG临床症状，是治疗所有类型的mG的一线药物。最常见的胆碱酯酶抑制剂为溴吡斯的明。轻型单纯性眼肌型mG患者可单药长期治疗，其他类型mG不宜单独长期使用，一般应配合其他免疫抑制剂药物联合治疗。其他对症药物治疗还可选用β受体激动剂，如特布他林、沙丁胺醇等。

（2）免疫抑制治疗：是重症肌无力的一线治疗方法，可很大程度地改善mG患者症状。目前，常用于治疗mG的一线免疫抑制药物包括糖皮质激素（醋酸泼尼松、甲泼尼松龙、地塞米松）、硫唑嘌呤；二线药物包括环孢素、他克莫司（FK-506）、环磷酰胺（CTX）、吗替麦考酚酯（mmF）、利妥昔单抗，均可用于对糖皮质激素及其他免疫抑制剂疗效欠佳或不能耐受的mG患者。静脉注射用人免疫球蛋白（IVIg）可用于病情急性进展、手术前准备的mG患者，也可与起效较慢的免疫抑制药物或可能诱发肌无力危象的大剂量激素联合使用。

（3）血浆置换（PE）：主要用于病情急性进展患者、肌无力危象患者、肌无力患者胸腺切除术前和围手术期处理及免疫抑制治疗初始阶段，长期重复使用并不能增加远期疗效。血浆置换第1周隔日1次,共3次,若改善不明显其后每周1次,常规进行5～7次。

（4）胸腺摘除手术治疗：疑为胸腺瘤的重症肌无力患者应尽早行胸腺摘除手术,早期手术治疗可以降低胸腺肿瘤浸润和扩散的风险。胸腺摘除手术,可使部分患者临床症状得到改善,而部分重症肌无力患者可能在手术治疗后症状加重。对于伴有胸腺增生的重症肌无力患者,轻型者（Osserman分型Ⅰ型）不能从手术中获益,而症状相对较重的重症肌无力患者（Osserman分型Ⅱ～Ⅳ型）,特别是全身型合并AChR抗体阳性的重症肌无力患者则可能在手术治疗后临床症状得到显著改善。一般选择手术的年龄为18周岁以上。

（5）胸腺放射治疗：随着放射治疗设备改进,治疗技术日益成熟,重症肌无力胸腺放射治疗重新受到重视。此疗法适用于胸腺增生、全身无力、药物疗效不佳、浸润性胸腺瘤不能手术、未完全切除胸腺瘤或术后复发的患者。分次日量1～2 Gy ,每周5次,一般总量50～60 Gy,可获疗效。

（6）其他：进行呼吸肌训练和在轻型重症肌无力患者中进行力量锻炼,可以改善肌力。建议患者控制体重、适当限制日常活动、注射季节性流感疫苗等均有益于病情的控制。

# 第二节 经典案例

**案例一**

（一）案例回顾

患者基本情况：老年男性，71岁，身高170 cm，体重60 kg。

【主诉】

言语含糊不清，吞咽困难、饮水呛咳6个月，再发2周。

【现病史】

患者2014年3月底无明显诱因出现说话含糊不清，伴有吞咽困难及饮水呛咳，说话鼻音重，无头晕、头痛及恶心呕吐，无肢体无力及走路不稳，到复旦大学附属华山医院宝山分院就诊，诊断为"脑干梗死"，给予改善循环及依达拉奉等药物治疗，患者症状改善不明显。2014年4月转到上海市第十人民医院继续治疗，诊断为"重症肌无力"，给予泼尼松、免疫球蛋白、溴吡斯的明等药物治疗，患者症状有所改善，但仍存在明显的吞咽困难，口水较多，自觉喉中有痰且难以咳出，无发热。患者出院后服用溴吡斯的明等药物，症状同前，无明显的呼吸困难。2014年6月到上海市静安中心医院及我院给予免疫球蛋白及激素等药物治疗，出院后继续给予泼尼松、他克莫司、溴吡斯的明。2014年8月患者自行停用所有药物，本次入院2周前患者再次出现说话含糊不清，伴有吞咽困难及饮水呛咳，说话鼻音重。10月7日来院急诊，予甲泼尼龙200 mg q.d.和丙种球蛋免疫治疗，并予护胃补钾治疗。输液期间患者出现全身皮疹,伴有瘙痒,现患者为进一步治疗,特来神经内科住院治疗。

**【既往史】**

否认伤寒、结核、肝炎等传染病史;预防接种史不详;否认手术、外伤史;否认输血史;各系统回顾无特殊。

**【社会史、家族史、过敏史】**

否认社会史、家庭史、过敏史。

**【体格检查】**

T: 36.5℃; P: 78次/min; R: 18次/min; BP: 151/76 mmHg。

神志清楚,精神可,躯干及四肢可见大片红色隆起荨麻疹。双侧瞳孔等大、等圆,对光反射灵敏,鼓气及闭目情况差,咽反射迟钝,抬头肌肌力Ⅳ$^+$级,伸舌可,四肢肌力肌张力正常,双侧位置觉、振动觉对称存在,病理征未引出,双侧指鼻试验及跟膝胫试验阴性。

**【实验室检查及其他辅助检查】**

1. 实验室检查　血气分析+血氧分析:肺泡内氧分压13.76 kPa,动脉-肺泡氧分压之比0.90,剩余碱2.70 mmol/L,细胞外剩余碱2 mmol/L, Hb 13.10 g/dL, $HCO_3^-$浓度26.40 mmol/L,红细胞压积39%(↓),携氧量18.20 mL/dL,氧容量17.90 mL/dL,二氧化碳分压5.16 kPa, pH 7.436,氧分压11.99 kPa,标准碳酸氢根浓度26.80 mmol/L,氧饱和度97%,总二氧化碳27.60 mmol/L。

2. 其他辅助检查　无。

**【诊断】**

(1) 重症肌无力。

(2) 过敏性皮炎。

**【用药记录】**

1. 免疫抑制　甲泼尼龙80 mg iv.gtt q.d. (d1-16);泼尼松片60 mg p.o. q.d. (d1-22);免疫球蛋白25 g iv.gtt q.d. (d5);他克莫司胶囊2 mg p.o. q.d. (d13-22)。

2. 护胃　奥美拉唑40 mg i.v. q.d. (d1-20)。

3. 补钾　氯化钾缓释片0.5 g p.o. t.i.d. (d1-22)。

4. 预防骨质疏松　碳酸钙$D_3$片 1 片 p.o. q.d.（d1-22）。

5. 改善肌力　溴吡斯的明片 60 mg p.o. t.i.d.（d1-22）。

6. 抗过敏　西替利嗪片 10 mg p.o. t.i.d.（d1-20）；氯苯那敏注射液 10 mg i.m. q.n.（d1-6）；0.9%氯化钠注射液 250 mL+维生素C 2g+葡萄糖酸钙注射液 1 g iv.gtt q.d.（d3-4）；氯雷他定片 10 mg p.o. q.d.（d4-8）。

7. 营养支持　肠内营养混悬液TPF（能全力）1 000 mL q.d. 鼻饲（d3-19）。

8. 改善情绪　氟哌噻吨美利曲辛片 1 片 p.o. b.i.d.（d4-22）。

【药师记录】

入院第1天：患者6个月前出现言语含糊、吞咽困难、饮水呛咳，诊断为重症肌无力中度、全身型。多次住院予激素、人免疫球蛋白治疗，症状改善，出院后嘱激素、他克莫司、溴吡斯的明继续治疗。2个月前患者因四肢痉挛自行停用所有药物，2周前再次出现言语含糊、吞咽困难、饮水呛咳，考虑重症肌无力急性发作。本次入院予甲泼尼龙 80 mg iv.gtt q.d. 免疫抑制治疗，同时加用人免疫球蛋白 25 g 缓解病情，溴吡斯的明 60 mg p.o. t.i.d. 抗胆碱酯酶对症支持治疗。患者于急诊输液时出现全身大面积皮疹，胸腹背、躯干、四肢均累及，皮疹呈红色，高于皮面，融合成片，感觉瘙痒，加用西替利嗪 10 mg p.o. t.i.d. 及氯苯那敏 10 mg i.m. q.n. 抗过敏治疗。奥美拉唑护胃抑制胃酸分泌、碳酸钙$D_3$片补钙、氯化钾缓释片补钾，预防激素不良反应。

入院第3天：患者昨日静脉滴注人免疫球蛋白后再次出现全身皮疹，今皮肤科会诊，加用维生素C 2 g 及葡萄糖酸钙注射液 1 g iv.gtt 抗过敏治疗。诉吞咽困难较前加重，饮水呛咳，咀嚼无力，摄入量难以满足需求，故加用肠内营养混悬液TPF（能全力）1 000 mL 鼻饲 q.d.。

入院第4天：患者诉全身瘙痒，夜间睡眠差，夜间感呼吸困难，气短，无法吞咽。今加用抗过敏药氯雷他定 10 mg p.o. q.d.，氟哌噻吨美利曲辛改善情绪及睡眠。

入院第6天：患者联用多种抗过敏药物后，皮疹明显消退，瘙痒缓解，夜间睡眠有所改善，今停用氯苯那明。

入院第8天：患者过敏性皮炎进一步好转，今停用氯雷他定，仍继续服用西替利嗪。

入院第13天：患者过敏性皮炎痊愈，今停用西替利嗪。患者吞咽功能较前好转，今加用免疫抑制剂他克莫司胶囊 2 mg p.o. q.d.，用于激素的协同治疗。

入院第17天：患者已静脉应用甲泼尼龙16 d，今起改为泼尼松片 60 mg p.o. q.d.，并逐渐减量。

入院第18天：患者进食尚可，今拔除鼻饲管，鼓励患者进食半流质食物，避免呛咳。停奥美拉唑补液，予奥美拉唑肠溶片 20 mg p.o. q.d.继续抑酸护胃。

入院第21天：患者口齿较清晰，咀嚼有力，可进食固体食物，无呼吸困难、胸闷气短，饮水无呛咳。现患者病情稳定，出院后继续口服激素，定期监测血常规和电解质，明日出院。

出院带药：泼尼龙片 60 mg p.o. q.d.，每2周减5 mg；氯化钾缓释片 0.5 g p.o. t.i.d.；碳酸钙 $D_3$ 片 1 片 p.o. q.d.；他克莫司胶囊 2 mg p.o. q.d.。

（二）案例分析

**【免疫抑制治疗】**

患者为老年女性，6个月前出现言语含糊、吞咽困难、饮水呛咳，诊断为重症肌无力中度、全身型。多次住院予激素、人免疫球蛋白治疗，症状改善，出院后嘱激素、他克莫司、溴吡斯的明继续治疗。2个月前患者因四肢痉挛自行停用所有药物，2周前再次出现言语含糊、吞咽困难、饮水呛咳，考虑重症肌无力急性发作。重症肌无力的药物治疗主要包括免疫抑制和对症治疗。

糖皮质激素可抑制自身免疫反应，减少 AChR 抗体的生成和促使运动终板再生和修复，改善神经肌肉接头的传递，是针对重症肌无力发病机制的最根本治疗,适用于各种类型重症肌无力,是重症肌无力的一线药物,可以使70%～80%的重症肌无力患者得到显著改善。该患者急性发作,在急诊予甲泼尼龙200 mg q.d.治疗,现已改为80 mg q.d.,待临床症状改善后,改口服泼尼松60 mg q.d.。当症状基本消失后,逐渐减量至5～15 mg长期维持治疗1年以上。若病情波动,随时调整剂量。糖皮质激素可刺激胃酸分泌、导致低钾和骨质疏松,故服用激素期间,予质子泵抑制剂奥美拉唑抑制胃酸分泌、氯化钾缓释片补钾、碳酸钙 $D_3$ 预防骨质疏松。

人免疫球蛋白可以干扰AChR抗体与AChR的结合从而保护AChR不被抗体阻断,用于重症肌无力危象、病情急性进展的患者,可与起效较慢的免疫抑制剂或可能诱发肌无力危象的大剂量激素联合使用。该患者重症肌无力急性发作,加用人免疫球蛋白迅速缓解病情。该药剂量为0.4 g/(d·kg),5 d为1个疗程,用药后5～10 d起效,作用可维持2个月左右。

他克莫司是一种新型钙调神经素抑制剂,可抑制T细胞的活性,是成人全身型重症肌无力的二线药物,可用于临床症状控制不好,特别是RyR抗体阳性的患者。根据2012年中国免疫学会神经免疫学分会《重症肌无力诊断和治疗中国专家共识》,他克莫司的口服剂量为3 mg/d,有条件者可根据血药浓度调整剂量。而根据Samuels写的 *Manual of Neurologic Therapeutics*,他克莫司的起始剂量为0.1 mg/kg,可增加至0.2 mg/kg(分2次服用)。考虑到人种差异,中国人使用剂量通常小于西方人群。

临床药师观点:糖皮质激素与他克莫司联用,可尽快减少糖皮质激素的用量,减少其不良反应。他克莫司起效较快,一般2周左右起效,有条件时检测他克莫司血药浓度,并根据血药浓度调整药物剂量。快代谢型重症肌无力患者需要加大药物剂量,直到疗效满意为止。如无严重副作用,可长期服用。

【对症治疗】

胆碱酯酶抑制剂通过抑制胆碱酯酶,减少ACh的水解,改善神经与肌肉间的传递,增加肌力,是重症肌无力的一线药物,适用于所有重症肌无力和肌无力危象患者,可单用于轻症患者,与激素合用于中重度患者。溴吡斯的明对延髓支配肌无力的效果较好。一般从小剂量开始,逐步加量,以能维持日常起居为宜。该药口服 2 h 达高峰,作用时间 6～8 h,作用温和、平稳,不良反应小,但会出现逐渐减效,可作为首选维持药物。溴吡斯的明极量 480 mg/d,现剂量 60 mg p.o. t.i.d.,剂量合理。激素初始与胆碱酯酶抑制剂合用,病情好转可减少胆碱酯酶抑制剂的用量,最后可停用。

临床药师观点:该患者 2 个月前因四肢痉挛停用所用药物,停药后痉挛消失。该不良反应可能是溴吡斯的明引起,此时合理的处理方法是在医生或药师指导下减量,而非自行停药。特别是对于重症肌无力患者,随意停药可能造成肌无力症状的反复。药物不良反应是影响用药依从性的重要因素,为提高依从性需要从以下方面着手:教育患者长期规范治疗的重要性,树立信心;教授正确的用药方法,并采取预防措施,减少不适感;事先告知患者药物的主要不良反应和处理措施,宣传不良反应的正确概念,理性对待药物的双重作用。

## 【抗过敏治疗】

该患者于急诊输液时出现全身大面积皮疹,胸腹背、躯干、四肢均累及,皮疹呈红色,高于皮面,融合成片,感觉瘙痒,加用抗过敏药治疗。西替利嗪是 $H_1$ 受体拮抗剂,体内代谢慢,疗效稳定,无明显的抗胆碱及抗 5-羟色胺作用。西替利嗪不易通过血脑屏障,对中枢 $H_1$ 受体的亲和力低,服用后无困倦或嗜睡等不良反应。成人常规剂量为 10 mg q.d.,现剂量为 30 mg/d,超说明书用量。氯苯那敏也是 $H_1$ 受体拮抗剂,有良好的抗过敏作用,中枢抑制作用和抗胆碱作用较西替利嗪强。肌内注射后 5～10 min 起效。患者使用西替利嗪及氯苯那敏后皮疹仍有加重,加用维生素 C 和葡萄糖酸钙后皮疹明显消退,瘙痒缓解,逐渐停用抗过敏药物。

**临床药师观点**：西替利嗪10 mg p.o. t.i.d.，超说明书用量，依据不足，建议减量。患者住院期间因皮疹瘙痒难耐影响睡眠，服用氯苯那敏不仅具有良好的抗过敏作用，同时利用其中枢抑制作用，对改善睡眠有一定的帮助，这属于药物不良反应在特殊患者中的有利应用。

（三）药学监护要点

1. **疗效监护** 言语、吞咽功能、饮水的变化。

2. **不良反应监护**

（1）糖皮质激素可使血糖升高，建议每周监测血糖，避免多食甜食。

（2）氯化钾有刺激性，可能引起胃肠道反应。

（3）溴吡斯的明可引起M胆碱受体作用，如腹泻、腹部痉挛性疼痛、恶心、呕吐等；N胆碱受体作用，如肌肉痉挛、自发性收缩和无力。

（4）西替利嗪可能引起头痛、口干、嗜睡、眩晕等不良反应，但发生率较低。

（5）氯苯那敏可能引起胸闷、心悸、咽喉痛、嗜睡、鼻腔黏膜干燥等不良反应。

（6）应用肠内营养可能会出现腹泻、腹痛等胃肠道不适反应，如不能耐受，建议减小剂量，2～3 d增加到需要量。

（7）氟哌噻吨美利曲辛可能引起失眠、不安等。

（8）他克莫司可能引起胃肠道反应、麻木、震颤、血压血糖升高、肾功能损害等。服药期间每月检查血常规、血糖和肝肾功能。

## 案例二

（一）案例回顾

患者基本情况：中年男性，42岁，身高178 cm，体重62 kg。

**【主诉】**

四肢无力伴言语含糊、吞咽困难5年，加重1个月。

## 【现病史】

患者2009年无明显诱因下自觉双眼睑乏力,无明显眼睑下垂,无眼睑闭合不全,无四肢乏力,2个月前经入院诊断为"重症肌无力",予泼尼松和嗅吡斯的明治疗(具体剂量不详)。1个月前患者逐渐出现吞咽困难,无明显饮水呛咳,晨轻暮重,无发热、咽痛、咳嗽,无头痛、头晕,无复视,无肢体麻木、无力及走路不稳。1周前患者在湖北出差期间,出现呼吸困难,逐渐加重,遂到孝感市第一人民医院就诊,住院期间,给予气管插管接呼吸机辅助通气,人免疫球蛋白30 g×3 d治疗,患者症状缓解不明显,转院至武汉同济医院,给予血浆置换治疗,症状缓慢不明显。为求进一步诊治,转入我院,门诊拟"重症肌无力危象"收住入院。予气管插管辅助通气,人免疫球蛋白0.4 g/kg×5 d,甲泼尼龙500 mg冲击治疗,并予头孢哌酮钠舒巴坦钠抗感染及各项对症支持治疗。11月9日行气管切开。患者症状逐渐改善,甲泼尼龙渐减量,予拔除气管套管。患者现一般情况可,予出院,嘱门诊随访。患者2011年于胸外科行"胸腺瘤切除术"。术后长期口服泼尼松5 mg q.d.,硫唑嘌呤50 mg b.i.d.,症状控制可。1个月前无明显诱因下出现四肢乏力,偶尔有视物重影,同时出现吞咽困难,门诊就诊后泼尼松加量至60 mg q.d.。溴吡斯的明60 mg q.i.d.口服,硫唑嘌呤50 mg b.i.d.,症状无缓解,为进一步诊疗收治入院。

## 【既往史】

2008年进行"胸腺瘤切除术"。否认其他慢性病史、传染病史。

## 【社会史、家族史、过敏史】

否认社会史、家族史、过敏史。

## 【体格检查】

T: 36.5℃; P: 86次/min; R: 16次/min; BP: 128/86 mmHg。

神志清楚,精神可。双侧瞳孔等大、等圆,对光反射灵敏,眼睑下垂。言语含糊,吞咽困难,伸舌差,咽反射消失。上、下肢肌力Ⅳ

级,抬头肌肌力Ⅲ级,肌张力正常。双侧深浅感觉正常,双侧腱反射正常,病理征未引出。

**【实验室检查及其他辅助检查】**

1. 实验室检查 无。

2. 其他辅助检查 无。

**【诊断】**

诊断为重症肌无力。

**【用药记录】**

1. 抑制免疫 0.9%氯化钠注射液250 mL+甲泼尼龙80 mg iv.gtt q.d.(d1-3); 0.9%氯化钠注射液250 mL+甲泼尼龙240 mg iv.gtt q.d.(d4-8); 0.9%氯化钠注射液250 mL+甲泼尼龙120 mg iv.gtt q.d.(d9-13); 泼尼松片60 mg p.o. q.d.(d14-16); 免疫球蛋白25 g iv.gtt q.d.(d2-6); 硫唑嘌呤片50 mg p.o. b.i.d.(d1-16)。

2. 护胃 奥美拉唑40 mg p.o. q.d.(d1-16)。

3. 补钾 氯化钾缓释片0.5 g p.o. t.i.d.(d1-16)。

4. 预防骨质疏松 碳酸钙$D_3$片1片p.o. q.d.(d1-16)。

5. 改善肌力 溴吡斯的明片90 mg p.o. 早、中,60mg p.o. 晚上睡前(d1-8); 溴吡斯的明片60 mg p.o. q.i.d.(d9); 溴吡斯的明片60 mg p.o. t.i.d.(d10-16)。

6. 增强机体抗病能力 参芪扶正注射液250 mL iv.gtt q.d.(d4-15)。

7. 改善睡眠 阿普唑仑片0.4 mg p.o. q.n.(d2-15)。

**【药师记录】**

入院第1天:患者5年前出现四肢无力伴言语含糊、吞咽困难,确诊为重症肌无力(中度全身型)。平日予泼尼松和硫唑嘌呤控制病情,1个月前再次加重,考虑到近1个月起每日跑步4~5 km,可能是过度疲劳引起肌无力急性再次发作。本次入院予甲泼尼龙80 mg iv.gtt q.d.联合硫唑嘌呤片50 mg p.o. b.i.d.免疫抑制治疗,溴吡斯的明90 mg 早、中,60 mg 晚上睡前口服抗胆碱酯酶对症支持治疗。奥美拉唑护胃抑制胃酸分泌、碳酸钙$D_3$片补钙、氯化钾缓释片补钾,预防激素及免疫抑制剂不良反应。

入院第2天:患者病情无明显改善,今起加用人免疫球蛋白25 g iv.gtt q.d. 5 d加强疗效。患者诉夜间睡眠差,今予阿普唑仑0.4 mg p.o. q.n.改善睡眠。

入院第4天:患者目前治疗疗效欠佳,吞咽言语功能改善不明显,今起加大甲泼尼龙的剂量至240 mg iv.gtt q.d.,注意可能出现的短暂严重的肌无力症状加重。今起加用中药参芪扶正注射液补脾益气、扶正固本,增强抗病能力。

入院第9天:患者甲泼尼龙240 mg iv.gtt q.d.已使用5 d,目前肌无力症状改善,今起减量为120 mg iv.gtt q.d.,同时溴吡斯的明减量至60 mg p.o. q.i.d.,维持肌力改善且不良反应最小的剂量。

入院第10天:患者四肢肌力、吞咽、言语功能逐渐改善,今再次减少溴吡斯的明的剂量至60 mg p.o. t.i.d.维持治疗,同时继续使用激素、硫唑嘌呤免疫抑制治疗。

入院第14天:患者言语较前明显清晰,进食速度加快,四肢无力改善。甲泼尼龙120 mg iv.gtt q.d.已使用5 d,病情逐渐改善中,今起改为泼尼松片60 mg p.o. q.d.维持治疗。

入院第16天:患者口齿较清晰,进食速度较前明显改善,无呼吸困难、胸闷气短,饮水无呛咳。现患者病情稳定,肌力逐渐恢复中,出院后嘱继续口服激素,定期监测血常规和电解质,当日下午出院。

出院带药:泼尼龙片 60 mg p.o. q.d.,每2周减5 mg;氯化钾缓释片 0.5 g p.o. t.i.d.;碳酸钙$D_3$片 1片 p.o. q.d.;溴吡斯的明片60 mg p.o. t.i.d.;硫唑嘌呤 50 mg p.o. b.i.d.。

（二）案例分析

**【免疫抑制治疗】**

患者为中年男性,5年前出现四肢无力伴言语含糊吞咽困难,确诊为重症肌无力(中度全身型)。平日予泼尼松和硫唑嘌呤控制病情,1个月前再次加重,考虑近1个月每日跑步4～5 km,可能是过度疲劳引起肌无力再次发作。重症肌无力的药物治疗主要包括免疫抑制治疗和对症治疗。

糖皮质激素是治疗重症肌无力的一线药物，可抑制自身免疫反应，减少AChR抗体的生成和促使运动终板再生和修复，改善神经肌肉接头的传递，是针对重症肌无力发病机制的最根本治疗，适用于各种类型重症肌无力。在使用激素的同时，同时使用硫唑嘌呤协同治疗增加疗效，并逐渐减少激素用量。硫唑嘌呤抑制CD4 T细胞和IL-2受体，主要抑制T细胞功能，对B细胞的作用较弱，可使70%～90%的重症肌无力患者病情得到改善。该患者肌无力再次发作，予甲泼尼龙80 mg联合硫唑嘌呤50 mg q.d.治疗，效果不佳，遂将甲泼尼龙加量至240 mg q.d.冲击治疗5 d减量至120 mg q.d.（d 5）后，肌无力及吞咽功能明显好转，遂改为泼尼松片60 mg p.o. q.d.维持治疗，后可根据病情逐渐减量。由于糖皮质激素可刺激胃酸分泌、导致低钾和骨质疏松，故服用激素期间，予质子泵抑制剂奥美拉唑抑制胃酸分泌、氯化钾缓释片补钾、碳酸钙 $D_3$ 预防骨质疏松。

人免疫球蛋白可以干扰AChR抗体与AChR的结合从而保护AChR不被抗体阻断，用于重症肌无力危象、病情急性进展的患者，可与起效较慢的免疫抑制剂或可能诱发肌无力危象的大剂量激素联合使用。该患者重症肌无力急性发作，加用人免疫球蛋白迅速缓解病情。该药剂量为0.4 g/（d·kg），5 d为1个疗程，用药后5～10 d起效，作用可维持2个月左右。

临床药师观点：该患者使用糖皮质激素与硫唑嘌呤联合免疫抑制治疗，效果不佳的基础上加用人免疫球蛋白加强治疗，但未满5 d时便将激素加量至240 mg冲击治疗，临床药师认为可待人免疫球蛋白疗程完成后，观察疗效，再考虑是否加用激素冲击治疗，以减少可能引起的一过性的肌无力加重及发展为肌无力危象的危险。

【对症治疗】

胆碱酯酶抑制剂通过抑制胆碱酯酶，减少ACh的水解，改善神经与肌肉间的传递,增加肌力,是重症肌无力的一线药物,适用于所有重症肌无力和肌无力危象患者,可单用于轻症患者,与激素合用于中重度患者。溴吡斯的明对延髓支配肌无力的效果较好。一般从小剂量开始,逐步加量,以能维持日常起居为宜。该药口服2 h达高峰,作用时间为6~8 h,作用温和、平稳,不良反应小,但会出现逐渐减效,可作为首选维持药物。溴吡斯的明极量为480 mg/d,该患者本次发病以90 mg(早上、中午),60 mg(下午、晚上),每日4次的用法,后根据病情缓解,逐渐调整剂量至60 mg q.i.d.,后减至维持剂量60 mg t.i.d.,剂量调整合理。激素初始与胆碱酯酶抑制剂合用,病情好转可减少胆碱酯酶抑制剂的用量,最后可停用。

临床药师观点:胆碱酯酶抑制剂为对症支持药物,可有效改善重症肌无力患者肌力,可根据肌力状况及时调整用量。激素初始与胆碱酯酶抑制剂合用,病情好转可减少胆碱酯酶抑制剂的用量,最后可停用。

**【改善睡眠及辅助治疗】**

该患者治疗期间使用激素导致夜间睡眠差,予阿普唑仑0.4 mg p.o. q.n.改善睡眠。阿普唑仑是苯二氮䓬类镇静催眠药,具有抗焦虑、镇静催眠的作用,失眠反跳和成瘾性均较地西泮小,且无宿醉效果。0.4 mg q.n.为常规剂量,剂量合理,随着激素减量,其精神症状会逐渐减轻,阿普唑仑则可停用。参芪扶正注射液是采用我国传统医学中的补益药物党参、黄芪为主要原料组成的注射液,方中的党参能益气生津,调节脾胃。现代研究表明党参还能促进网状内皮系统的吞噬活性及机体细胞免疫、体液免疫功能,增强抗病能力;黄芪能健脾补气,升阳举陷,两药性味归经一致,功效基本相同,两者相加,起到君臣相佐、相使的作用,可补脾益气、扶正固本。

临床药师观点:服用阿普唑仑期间,需观察患者重症肌无力症状是否加重,如加重需停药。因为,镇静催眠药物可加重神经与肌肉传递阻滞且对呼吸有抑制作用,对重症肌无力患者不利。参芪扶正注射液用于肺脾气虚引起的神疲乏力,少气懒言,自汗眩晕,一般用于肺癌、胃癌的治疗,对于重症肌无力的疗效并不明确,不建议长期使用。

（三）药学监护要点

1. 疗效监护　言语、吞咽、呼吸、肌力、心率的变化。

2. 不良反应监护

（1）糖皮质激素可使血糖升高,建议每周监测血糖,避免多食甜食;激素也影响电解质,每周复查1次电解质水平。

（2）氯化钾有刺激性,可能引起胃肠道反应。

（3）溴吡斯的明可引起M胆碱受体作用,如腹泻、腹部疼挛性疼痛、恶心、呕吐等;N胆碱受体作用,如肌肉疼挛、自发性收缩和无力。

（4）硫唑嘌呤可引起骨髓抑制、肝毒性、胃肠道反应、脱发,增加对细菌和真菌的易感性,每月至少检查1次。

# 案例三

（一）案例回顾

患者基本情况：老年女性,72岁,身高162 cm,体重70.5 kg。

【主诉】

反复右眼睑下垂3月余,吞咽困难1个月。

【现病史】

患者2016年2月初于无明显诱因下出现右侧眼睑下垂,无复视,无肢体无力,无呼吸困难,休息后有好转,未予重视。4月下旬出现右侧眼睑下垂,伴右侧口角㖞斜,无视物模糊、复视、肢体活动障碍、头晕、头痛、肢体麻木。至上海市浦东新区中医医院行头颅CT未见异常。颈动脉彩超见斑块。考虑"脑梗死",予"依达拉奉"治疗半个月,患者右侧眼睑下垂、口角㖞斜好转,但出现吞咽困难,有饮水呛咳,口齿不清,无肢体活动障碍、视物模糊、复视。遂于5月31日至上海市中医药大学附属曙光医院脑病科住院治疗,胸腺CT增强检查:未见明显异常。肌电图示重复电刺激,有波幅递减现象,符合重症肌无力。新斯的明试验支持重症肌无力诊断。予甲泼尼龙80 mg、溴吡斯的明治疗7 d,6月7日免疫球蛋白治疗1 d,患者吞咽困难未见好转且有加重,故为进一步治疗,来我院治疗。

**【既往史】**

否认肝炎史、伤寒、结核等传染病史;预防接种史不详;否认外伤史;否认输血史;否认手术史;否认心脏病史、糖尿病史;高血压史5年,平素服用苯磺酸氨氯地平片,血压控制良好。

**【社会史、家族史、过敏史】**

否认社会史、家族史、过敏史。

**【体格检查】**

T:36.8℃;P:70次/min;R:18次/min;BP:140/85 mmHg。

神志清楚,发育正常,营养好,回答切题,自动体位,查体合作,步入病房。对光反射灵敏,视力正常,右侧眼睑下垂,咽反射差。双下肢肌力正常,双下肢肌张力正常。生理反射正常,病理反射未引出。

**【实验室检查及其他辅助检查】**

1. 实验室检查　无。

2. 其他辅助检查

(1)胸片:两肺未见明显活动病变。

(2)心超:左房增大、轻微至轻度二尖瓣反流、主动脉瓣钙化。

(3)B超:脂肪肝、肝囊肿、胆囊结石、胰腺未见异常。

(4)胸膜增强CT:未见明显异常,右肺下叶背段小结节。

(5)重复电刺激:有波幅递减现象,符合重症肌无力。

**【诊断】**

(1)重症肌无力。

(2)原发性高血压。

**【用药记录】**

1. 抑制免疫　注射用甲泼尼龙80 mg iv.gtt q.d.(d1-8);醋酸

泼尼松片 60 mg p.o. q.d.（d9~10）。

2. 预防激素不良反应

（1）抑酸护胃：注射用兰索拉唑 30 mg iv.gtt q.d.（d1~8）；奥美拉唑肠溶胶囊 20 mg p.o. q.d.（d9~10）。

（2）补钾：氯化钾缓释片 0.5 g p.o. t.i.d.（d1~10）。

（3）补钙：碳酸钙 $D_3$ 片 1 g p.o. q.d.（d1~10）。

3. 改善肌无力症状　溴吡斯的明片 60 mg p.o. t.i.d.（d1~10）；特布他林片 2.5 mg p.o. b.i.d.（d2~5）；沙丁胺醇缓释胶囊 4 mg p.o. b.i.d.（d6~10）。

4. 免疫调节　静脉注射用人免疫球蛋白 25 g iv.gtt q.d.（d1~4）。

5. 降脂稳定斑块　阿托伐他汀钙片 20 mg p.o. q.n.（d1~10）。

6. 降压　苯磺酸氨氯地平片 5 mg p.o. q.d.（d1~10）。

7. 营养支持　肠内营养混悬液 SP 500 mL b.i.d. 鼻饲（d1~7）。

8. 化痰　氨溴索注射液 30 mg iv.gtt q.d.（d2~8）。

9. 护肝　多烯磷脂酰胆碱胶囊（易善复）456 mg p.o. t.i.d.（d9~10）。

【药师记录】

入院第 1 天：患者老年女性，病程为 4 个月，起初表现为无明显诱因下出现右侧眼睑下垂，无复视、肢体无力、呼吸困难，休息后有好转，未予重视。后再次出现此症状，并出现吞咽困难，饮水呛咳，口齿不清症状，外院肌电图重复电刺激示有波幅递减现象，符合重症肌无力，新斯的明试验支持重症肌无力诊断。根据重症肌无力改良 Osserman 分型，该患者有咀嚼、吞咽、构音障碍，属于中度全身型。入院予甲泼尼龙 80 mg q.d. iv.gtt 免疫抑制，并予兰索拉唑抑酸护胃、氯化钾缓释片补钾，以及碳酸钙 $D_3$ 片补钙预防激素不良反应，溴吡斯的明 60 mg p.o. t.i.d. 对症治疗，静脉注射用人免疫球蛋白 25 g iv.gtt q.d.，因吞咽困难，予肠内营养混悬液 SP 500 mL 鼻饲 b.i.d.。并予以氨氯地平降压、阿托伐他汀降脂稳定斑块预防卒中发作。

入院第 2 天：患者因肌无力导致吞咽、构音障碍，患者诉呼吸稍有困难，查体呼吸音粗，可能呼吸肌亦有受累。加用特布他林

2.5 mg p.o. t.i.d.改善神经肌肉接头传导。特布他林为选择性的$\beta_2$受体激动剂，神经肌接头的传递及肌肉收缩起积极作用；在胆碱酯酶抑制剂和免疫治疗基础上联用$\beta_2$受体激动剂有助于早期尽快改善重症肌无力患者肌无力症状，有效预防症状反弹，减少病情复发，且无明显不良反应。患者分泌物增多，有痰不易咳出，予静脉盐酸氨溴索 30 mg iv.gtt q.d.化痰治疗。

入院第6天：患者吞咽困难加重，肌无力病情有进展，加用免疫抑制剂硫唑嘌呤片 50 mg p.o. b.i.d.。硫唑嘌呤是用于治疗全身型和眼肌型重症肌无力的一线免疫抑制药物。重症肌无力患者经胆碱酯酶抑制剂和糖皮质激素治疗后效果仍不佳者，可慎重考虑联合使用硫唑嘌呤。硫酸特布他林片因为缺货，药房暂停供货，替换为同为$\beta_2$受体激动剂的沙丁胺醇缓释胶囊改善呼吸困难。

入院第8天：患者呼吸困难、咳痰症状好转，因此可以停用化痰药氨溴索注射液；患者吞咽困难好转，可停止肠内营养液，开放饮食；患者整体症状好转，本着能口服给药不静脉给药原则，激素和护胃药可由静脉滴注改为口服。

入院第9天：患者应用硫唑嘌呤后，出现 ALT 轻度上升，为药物性肝损伤，予多烯磷脂酰胆碱胶囊护肝，主要是通过直接影响膜结构使受损的肝功能和酶活力恢复正常，同时可以调节肝脏的能量平衡，促进肝组织再生，将中性脂肪和胆固醇转化成容易代谢的形式，稳定胆汁。

入院第10天：患者病情稳定，吞咽困难、饮水呛咳明显好转，右眼睑下垂好转。予出院。

出院带药：多烯磷脂酰胆碱胶囊 2粒 p.o. t.i.d.，随餐同服，不能咀嚼；硫唑嘌呤片 1片 p.o. b.i.d.；氯化钾缓释片 1片 p.o. t.i.d.，饭后整片服用；碳酸钙 $D_3$ 片 1片 p.o. q.d.，晚上睡前服用；醋酸泼尼松片 12片 p.o. q.d.，每周减1片，早上7：00、8：00饭后服用；沙丁胺醇缓释胶囊 1粒 p.o. b.i.d.，饭后整粒吞服；溴吡斯的明片 60 mg p.o. t.i.d.；奥美拉唑肠溶胶囊 1粒 p.o. q.d.，饭前半小时服用。

（二）案例分析

【免疫抑制治疗】

患者为老年女性，病程为 4 个月，起初表现为无明显诱因下出现右侧眼睑下垂，无复视、肢体无力、呼吸困难，休息后有好转，未予重视。后再次出现此症状，并出现吞咽困难，饮水呛咳，口齿不清症状，外院肌电图重复电刺激示有波幅递减现象，符合重症肌无力，新斯的明试验支持重症肌无力诊断。根据重症肌无力改良 Osserman 分型，该患者有咀嚼、吞咽、构音障碍，属于中度全身型。重症肌无力治疗可采用胆碱酯酶抑制剂治疗、免疫抑制治疗、血浆置换等。

糖皮质激素是治疗重症肌无力的一线药物，可以使 70%～80% 的重症肌无力患者症状得到显著改善。糖皮质激素由于其强大的抗炎及免疫抑制作用，广泛应用于重症肌无力的治疗。目前，常用于治疗重症肌无力的糖皮质激素，包括醋酸泼尼松、甲泼尼龙、地塞米松。应视病情变化调整药物剂量，40%～50% 的重症肌无力患者肌无力症状：4～10 d 一过性加重，并有可能促发肌无力危象。该患者病情并不危重，因此可以采用小剂量的激素治疗，该患者采用注射用甲泼尼龙 80 mg 治疗。

注射用人免疫球蛋白与血浆交换疗效相同，副作用更小，主要用于病情急性进展的重症肌无力患者，多于使用后 5～10 d 起效，作用可持续 2 个月左右。在稳定的中、重度重症肌无力患者中重复使用并不能增加疗效或减少糖皮质激素的用量。该患者初次发病为轻度重症肌无力，本次发病为中度全身型重症肌无力，有咀嚼、吞咽、构音障碍，两次发病时间间隔短，可视为急性进展，所以使用静脉注射用人免疫球蛋白对于该患者可能获益。静脉注射人免疫球蛋白使用方法为 400 mg/(kg·d) 静脉注射 5 d，该患者70.5 kg，使用人免疫球蛋白 25 g/d 剂量适宜。

硫唑嘌呤是用于治疗全身型和眼肌型重症肌无力的一线免疫抑制药物。重症肌无力患者经胆碱酯酶抑制剂和糖皮质激素治疗后效果仍不佳者，可慎重考虑联合使用硫唑嘌呤。初始阶段通常与糖皮质激素联合使用,其疗效较单用糖皮质激素好;同时可以减少糖皮质激素的用量。因可致部分患者肝酶升高和骨髓抑制,服用硫唑嘌呤应从小剂量开始,逐渐加量,多于使用后 3～6 个月起效,1～2 年后可达全效,可以使 70%～90% 的重症肌无力患者症状得到明显改善。使用方法:成人 2～3 mg/(kg·d),分 2～3 次口服。该患者 70 kg,目前先从小剂量开始使用硫唑嘌呤 50 mg b.i.d.,若无显著不可耐受的不良反应,可以缓慢加量至足量。患者应用硫唑嘌呤后,出现 ALT 轻度上升,为药物性肝损伤,予多烯磷脂酰胆碱胶囊护肝。

临床药师观点:患者开始服用硫唑嘌呤 7～10 d 后需查血常规和肝功能,长期服用硫唑嘌呤的重症肌无力患者,在服药期间至少每 2 周复查血常规,每 4 周复查肝、肾功能各 1 次。因患者对于硫唑嘌呤肝损伤较敏感,建议出院后每 2 周复查肝功能,如果恢复正常,多烯磷脂酰胆碱胶囊剂量可逐渐减至每次 1 粒(228 mg),每日 3 次维持剂量。

## 【对症治疗】

重症肌无力是一种由 AChR 抗体介导、细胞免疫依赖、补体参与,累及神经肌肉接头突触后膜,引起神经肌肉接头传递障碍,出现骨骼肌收缩无力的获得性自身免疫性疾病。应用胆碱酯酶抑制剂可以通过增加肌肉终板的 ACh 浓度来改善症状,此类药物是治疗所有类型重症肌无力的一线药物。其使用剂量应个体化,一般应配合其他免疫抑制药物联合治疗,其中溴吡斯的明是最常用的胆碱酯酶抑制剂。国内一般最大剂量为 480 mg/d,每日分 3～6 次服用,该患者使用溴吡斯的明片 60 mg t.i.d.,剂量合理。

特布他林为选择性的 $\beta_2$ 受体激动剂,神经肌接头的传递及肌肉收缩起积极作用;在胆碱酯酶抑制剂和免疫治疗基础上联用 $\beta_2$ 受体激动剂有助于早期尽快改善重症肌无力患者肌无力症状,有效预防症状反弹,减少病情复发,且无明显不良反应。

临床药师观点:患者因肌无力导致吞咽、构音障碍,患者诉呼吸稍有困难,查体呼吸音粗,呼吸肌亦有受累,故予溴吡斯的明及特布他林共同改善神经肌肉接头传递障碍,尽快改善四肢肌力及呼吸困难。

（三）药学监护要点

1. 疗效监护

（1）监护患者重症肌无力有无加重或吞咽构音障碍有无改善。

（2）监护患者黏痰分泌情况、呼吸困难有无改善。

2. 不良反应监护

（1）电解质紊乱：激素可引起水钠潴留、低血钾、低血钙,已予补钾、补钙治疗,监护电解质。

（2）精神症状：激素可引起兴奋、失眠,监护患者睡眠情况。

（3）血压：激素可引起水钠潴留,引起高血压,同时患者既往有高血压病史,建议患者出院后每日监测血压。

（4）骨髓抑制：患者将长期使用免疫抑制剂硫唑嘌呤,由于部分患者用硫唑嘌呤可引起白细胞降低,造成骨髓抑制,应注意定期监测血常规,建议每2周复查1次血常规。

（5）胃肠道反应：激素可以刺激胃酸分泌增多,诱发胃溃疡,同时其他药物如溴吡斯的明、肠内营养混悬液SP等均可以产生恶心、腹泻等胃肠道反应。

（6）呼吸道反应：溴吡斯的明片可以导致呼吸道分泌物增多,患者住院期间出现咳痰增多、呼吸困难不良反应。

（7）肝功能损害：患者服用多种药物,住院期间发现患者应用硫唑嘌呤后ALT轻度升高,予以多烯磷脂酰胆碱护肝,建议患者出院后每2周复查1次肝功能。

## 案例四

（一）案例回顾

患者基本情况：女性,64岁,身高154 cm,体重56.6 kg。

【主诉】

眼睑下垂,口齿不清,四肢无力8个月加重伴痰咳不出2 d。

## 【现病史】

患者2015年11月因咳嗽、咳痰在外院拍胸片时发现纵隔占位，行胸部CT示纵隔肿瘤在胸科医院行手术切除，2016年2月底3月初患者出现右眼睑下垂、复视、口齿不清、饮水困难、四肢无力，症状有波动，在专家门诊确诊重症肌无力全身型，予人免疫球蛋白20 g iv.ggt q.d.×5 d，以后予泼尼松、溴吡斯的明、硫唑嘌呤等对症治疗症状控制较稳定，2周前患者感咳嗽、无发热，口服头孢克肟，咳嗽症状未改善，2 d前中午口服1片左氧氟沙星后出现明显痰咳不出，呼吸费力，饮水困难，四肢无力，患者前往急诊就诊，急查血气分析、心肌酶正常，血常规示中性粒细胞稍偏高，余基本正常，昨日行肺部CT检查示右上肺炎，予人免疫球蛋白20 g静脉滴注时患者出现浑身发抖，予地塞米松5 mg静脉注射后症状消失，为求进一步治疗收住神经内科。患病以来患者精神好，胃纳可，睡眠好，大小便正常，无体重明显下降。

## 【既往史】

否认肝炎史。否认结核史。手术史：2015年11月曾接受"胸腺瘤切除术"，术后情况可。否认外伤史；否认输血史；否认食物、药物过敏史。

## 【社会史、家族史、过敏史】

否认社会史、家族史、过敏史。

## 【体格检查】

T: 36.8℃；P: 86次/min；R: 19次/min；BP: 138/88 mmHg。

神志清楚，发育正常，营养好，回答切题，自动体位，查体合作，步入病房，全身皮肤黏膜未见异常，无肝掌，全身浅表淋巴结无肿大。未见皮下出血点，未见皮疹。头颅无畸形，眼睑正常，睑结膜未见异常，巩膜无黄染。对光反射灵敏，耳郭无畸形，外耳道无异常分泌物，无乳突压痛。外鼻无畸形，鼻通气良好，鼻中隔无偏曲，鼻翼无扇动，两侧鼻旁窦区无压痛，口唇无发绀。双腮腺区无肿大，颈软，无抵抗，颈静脉无怒张，气管居中，甲状腺无肿大。胸廓对称无畸形，胸骨无压痛；双肺呼吸音清晰，未闻及干、湿啰音。

肌力正常,肌张力正常,生理反射正常,病理反射未引出。

**【实验室检查及其他辅助检查】**

1. 实验室检查　无。

2. 其他辅助检查　无。

**【诊断】**

(1) 非侵袭性胸腺瘤术后。

(2) 重症肌无力,轻度全身型。

**【用药记录】**

1. 抑制免疫　醋酸泼尼松片20 mg p.o. q.d.(d1-13);硫唑嘌呤片50 mg p.o. q.d.(d1-7),50 mg p.o. b.i.d.(d8-13)。

2. 改善肌无力症状　溴吡斯的明片60 mg p.o. t.i.d.(d1-13)。

3. 化痰　注射用氨溴索30 mg iv.gtt q.d.(d1-13)。

4. 抗感染　注射用头孢哌酮钠舒巴坦钠(舒普深)3 g iv.gtt b.i.d.(d1-12);阿莫西林克拉维酸钾片375 mg p.o. t.i.d.(d12-13)。

5. 预防出血　维生素$K_1$注射液10 mg i.m. q.d.(d1-12)。

**【药师记录】**

入院第1天:患者因眼睑下垂、口齿不清、四肢无力8个月加重伴痰咳不出2 d入院,目前重症肌无力诊断明确,有胸腺瘤切除史,激素治疗反应好,目前免疫治疗方案为醋酸泼尼松片20 mg p.o. q.d.维持联合硫唑嘌呤片50 mg p.o. q.d.;联合溴吡斯的明60 mg p.o. t.i.d.对症治疗,改善无力症状。患者2周前出现咳嗽,自服抗生素后稍好转,入院前口服左氧氟沙星,出现肌无力加重,CT检查提示右肺炎,考虑为社区获得性肺炎,常见病原菌为肺炎链球菌、流感嗜血杆菌,不除外肠杆科细菌,经验性治疗首选呼吸喹诺酮或三代头孢,入院予以头孢哌酮钠舒巴坦钠3 g iv.gtt b.i.d.治疗肺部感染,同时予注射用氨溴索30 mg iv.gtt q.d.化痰治疗。

入院第4天:患者仍有咳嗽、咳痰,痰呈黄色,诉咳嗽次数较前稍有好转,咳痰困难较前好转,无腹部不适,无恶心呕吐,大小便正常,无其他用药相关不适主诉,查血常规白细胞、中性粒细胞比正常，表明抗感染治疗有效，且无硫唑嘌呤骨髓抑制，待感染控制稳定后可予硫唑嘌呤加量。

入院第7天：患者目前肺部感染基本治愈，仍有咳嗽不除外气道高反应或鼻窦炎症，患者使用硫唑嘌呤 50 mg q.d. 数周，前日复查血常规无粒细胞减少，考虑 50 mg q.d. 剂量不足，今日予以加量至 50 mg b.i.d.。

入院第13天：经过抗感染治疗患者肺部听诊基本正常，但仍有咳嗽、咳黄痰，夜间重于白天，抗生素科会诊考虑支气管炎，肺炎经治疗好转，建议停用注射用头孢哌酮钠舒巴坦钠，改为口服阿莫西林克拉维酸钾片。患者一般情况好转，予今日出院。

出院带药：硫唑嘌呤片 50 mg p.o. b.i.d.；醋酸泼尼松片 20 mg p.o. q.d.；溴吡斯的明片 60 mg p.o. t.i.d.；阿莫西林克拉维酸钾片 375 mg p.o. t.i.d.。

## （二）案例分析

### 【免疫抑制治疗】

患者重症肌无力明确，有胸腺瘤切除史，激素治疗反应好，目前免疫治疗方案为小剂量激素维持联合硫唑嘌呤，糖皮质激素为重症肌无力免疫治疗首选药物，其通过下调免疫细胞增殖和炎症因子表达控制重症肌无力进展和复发，但长期使用糖皮质激素不良反应风险高，且患者为胸腺瘤术后患者，自身免疫明确，可联合非激素类免疫抑制剂减少激素用量，预防重症肌无力加重。硫唑嘌呤通过阻断淋巴细胞嘌呤从头合成途径抑制淋巴细胞增殖而发挥免疫抑制剂作用，常用剂量为 $2 \sim 3$ mg/kg，患者 56.6 kg，目前 50 mg q.d. 未达到有效剂量。

糖皮质激素是治疗重症肌无力的一线药物，可以使 70%～80% 的重症肌无力患者症状得到显著改善。糖皮质激素由于其强大的抗炎及免疫抑制作用，广泛应用于重症肌无力的治疗。目前，常用于治疗重症肌无力的糖皮质激素，包括醋酸泼尼松、甲泼尼龙、地塞米松。应视病情变化调整药物剂量，该患者为轻度全身型，予醋酸泼尼松片20mg p.o. q.d.治疗。

硫唑嘌呤是用于治疗全身型和眼肌型重症肌无力的一线免疫抑制药物。重症肌无力患者经胆碱酯酶抑制剂和糖皮质激素治疗后效果仍不佳者，可慎重考虑联合使用硫唑嘌呤。初始阶段通常与糖皮质激素联合使用，其疗效较单用糖皮质激素好，同时可以减少糖皮质激素的用量。因可致部分患者肝酶升高和骨髓抑制，服用硫唑嘌呤应从小剂量开始，逐渐加量，多于使用后3～6个月起效，1～2年后可达全效，可以使70%～90%的重症肌无力患者症状得到明显改善。使用方法：成人2～3 mg/(kg·d)，分2～3次口服。该患者56.6 kg，初始予50 mg q.d.剂量不足，后无显著不可耐受的不良反应，遂加量至50 mg b.i.d.治疗。

临床药师观点：糖皮质激素为重症肌无力免疫治疗首选药物，其通过下调免疫细胞增殖和炎症因子表达控制重症肌无力进展和复发，但长期使用糖皮质激素不良反应风险高，且患者为胸腺瘤术后患者，自身免疫明确，可联合非激素类免疫抑制剂减少激素用量，预防重症肌无力加重。硫唑嘌呤通过阻断淋巴细胞嘌呤从头合成途径抑制淋巴细胞增殖而发挥免疫抑制剂作用，常用剂量2～3 mg/kg，分2～3次口服。

【对症治疗】

重症肌无力是一种由AChR抗体介导、细胞免疫依赖、补体参与、累及神经肌肉接头突触后膜，引起神经肌肉接头传递障碍，出现骨骼肌收缩无力的获得性自身免疫性疾病。应用胆碱酯酶抑制剂，通过增加肌肉终板的ACh浓度来改善症状，此类药物是治疗所有类型重症肌无力的一线药物。其使用剂量应个体化，一般应配合其他免疫抑制药物联合治疗，其中溴吡斯的明是最常用的胆碱酯酶抑制剂。国内一般最大剂量为480 mg/d，每日分3～6次服用，该患者使用溴吡斯的明片60 mg t.i.d.，剂量合理。

临床药师观点：患者入院前用左氧氟沙星后症状加重，喹诺酮类药物可与钙离子螯合，其有潜在导致肌无力的可能，故重症肌无力患者应避免使用。患者入院后予溴吡斯的明改善神经肌肉接头传递障碍,尽快改善肌无力症状。

（三）药学监护要点

1. 疗效监护　眼睑肌力、吞咽功能、白细胞/中性粒细胞值、体温。

2. 不良反应监护

（1）出血:使用糖皮质激素可能会引起消化系统溃疡,监测患者血红蛋白、尿液及粪便隐血。

（2）糖代谢异常、糖尿病:糖皮质激素可引起胰高血糖素分泌增加,导致血糖升高,增加糖尿病风险,监测患者空腹及饭后血糖。

（3）电解质紊乱:糖皮质激素可增加钾离子排泄,导致电解质紊乱,每周监测电解质。

（4）骨质疏松:糖皮质激素可抑制成骨细胞,增加骨盐丢失,同时减少钙吸收,增加骨质疏松风险,监测患者血钙,必要时监测维生素 $D_3$ 水平及全身骨密度扫描。

（5）加重感染:糖皮质激素对固有及特异性免疫的抑制作用可能加重目前感染,同时增加结核、肝炎病毒等再激活风险。

（6）腹痛、腹泻:溴吡斯的明的拟胆碱作用可引起胃肠道副交感神经兴奋,导致胃肠功能亢进,引起腹泻、腹痛。头孢哌酮经肠道排泄,可导致菌群失调,引起腹泻。

（7）凝血功能异常:头孢哌酮杀灭肠道细菌可引起维生素K吸收障碍,导致凝血功能异常,每周监测凝血功能,必要时口服补充维生素K。

（8）胸闷:溴吡斯的明激动副交感神经引起心率减慢,可表现为胸闷。应监测患者有无类似症状。

（9）粒细胞减少:为硫唑嘌呤剂量相关不良反应,多见于剂量过大或代谢酶硫代嘌呤甲基转移酶(TPMT)缺乏引起药物蓄积,目前患者剂量偏低,继续每周监测血常规,必要时查 *TPMT* 基因。

（10）肝功能异常:硫唑嘌呤经肝脏代谢,可引起肝功能异常,每周监测肝功能。

# 第二节 主要治疗药物

主要治疗药物见表4-1。

表 4-1 主要治疗药物表

| 名称 | 适应证 | 用法用量 | 禁忌证 | 注意事项 |
|------|--------|----------|--------|----------|
| 溴吡斯的明 | 本品用于重症肌无力，手术后功能性肠胀气及尿潴留等 | 口服，用于重症肌无力的成人常用量为90～480 mg/d，每6～8 h 1次 | 心绞痛，支气管哮喘或机械性肠梗阻、尿路梗阻患者 | 1. 心律失常、房室传导阻滞、术后肺不张或肺炎及孕妇慎用 2. 本品吸收、代谢、排泄存在明显的个体差异，其剂量和用药时间应根据服药后效应而定 |

（续表）

| 名 称 | 适 应 证 | 用 法 用 量 | 禁 忌 证 | 注 意 事 项 |
|---|---|---|---|---|
| 糖皮质激素 | 本品是治疗重症肌无力的一线药物，可以使70%~80%的重症肌无力患者症状得到明显改善。糖皮质激素由于其强大的抗炎及免疫抑制作用，广泛应用于重症肌无力的治疗。目前，常用于治疗重症肌无力的糖皮质激素包括醋酸泼尼松、甲泼尼龙、地塞米松 | 醋酸泼尼松0.5~1.0 mg/(kg·d)晨顿服；或20 mg的晨顿服（糖皮质激素剂量换算关系为5.0 mg醋酸泼尼松=4 mg甲泼尼龙=0.75 mg地塞米松）。每3d时加醋酸泼尼松50 mg直至足量（60~80 mg）。通常2周起效，6~8周效果最为显著。如病情危重，在经良好医患沟通基础上并做好无力机械通气准备下，可用糖皮质激素冲击治疗，其使用方法为：甲泼尼龙1 000 mg/d，连续静脉滴注3d，然后改为500 mg/d，静脉滴注2d；或者地塞米松10~20 mg/d，静脉滴注1周。冲击治疗后改为醋酸泼尼松或者甲泼尼龙，晨顿服。视病情变化调整药物剂量，醋酸泼尼松或甲泼尼龙减量要根据患者病情改善情况而定，如病情稳定并趋好转，可维持4~16周后逐渐减量；一般情况下逐渐减少醋酸泼尼松用量，每2~4周减少5~10 mg，至20 mg左右后每4~8周减5 mg，酌情隔日服用最低有效剂量 | 对肾上腺皮质激素有过敏史、高血压、血栓、胃与十二指肠溃疡、精神病、电解质代谢异常、心肌梗死、内脏手术、青光眼等患者一般不宜使用，特殊情况下权衡利弊，注意病情恶化的可能 | 使用糖皮质激素期间需密切观察肌无力病情变化，40%~50%的重症肌无力患者肌无力症状在4~10 d一过性加重，并有可能诱发肌无力危象，因此，对病情肌无力加重，有可能发生肌无力危象的重症肌无力患者，应慎重使用糖皮质激素；同时应注意类固醇肌病。使用糖皮质激素预防骨质疏松；使用抗酸类药物预防胃肠道并发症。长期服用糖皮质激素可引起食量增加，体重增加，向心性肥胖、血压升高，血糖升高、白内障、青光眼、内分泌功能紊乱、精神障碍、骨质疏松、股骨头坏死、消化道症状等，应引起高度重视 |

| 名称 | 适应证 | 用法用量 | 禁忌证 | 注意事项 |
|---|---|---|---|---|
| 硫唑嘌呤 | 本品是治疗重症肌无力的一线药物。眼肌型、重症肌无力和全身型重症肌无力都可使用，可与糖皮质激素联合使用，短期内有效减少糖皮质激素用量 | 儿童1～2 mg/(kg·d)，成人2～3 mg/(kg·d)，分2～3次口服。如无严重和（或）不可耐受的不良反应，可长期服用 | 对本品高度过敏的患者 | 本品可致肝功能损害，故肝功能差者；亦可发生皮疹，偶致肌肉萎缩，用药期间应检查血象。长期服用硫唑嘌呤的重症肌无力患者，在服药期间至少每2周复查血常规，4周复查肝、肾功能各1次 |
| 环孢素 | 本品是用于治疗全身型和眼肌型重症肌无力的免疫抑制药物 | 口服2～4 mg/(kg·d)，使用过程中注意监测环孢素血浆药物浓度，并根据浓度调整环孢素剂量 | 对环孢素及其任何赋形剂过敏者；非移植性适应证的附加禁忌：未控制的高血压，未控制的感染，已知和确诊的任何类型的恶性肿瘤史 | 本品作为全身性免疫抑制剂，可能会使感染概率增加并导致肿瘤形成。本品活性成分能够引起肾毒性和肝毒性，服药期间至少每月查血常规、肝功能、肾功能各1次，监测血压 |

（续表）

| 名称 | 适应证 | 用法用量 | 禁忌证 | 注意事项 |
| --- | --- | --- | --- | --- |
| 他克莫司 | 本品用于不能耐受糖皮质激素和其他免疫抑制剂副作用或对其治疗效差的重症肌无力患者,特别是RyR抗体阳性的重症肌无力患者;也可与糖皮质激素早期联合使用,以尽快减少糖皮质激素的用量,减少其副作用 | 口服3.0 mg/d,有条件时检测他克莫司血药浓度,并根据血药浓度调整药物剂量 | 妊娠,对他克莫司或其他大环内酯类药物过敏者,对胶囊中其他成分过敏者。2岁以下患者使用本品前应做有关EB病毒血清学方面检查 | 本品用量应根据临床诊断辅以全血药浓度相应调整,其全血药浓度于20 ng/mL均能取得较好效果;曾有引起心室肥厚、心脏病变的报道,尤其在血药浓度过高的患儿中常见,对心电图监测,建议用超声心电图监测,否则应考虑减量或停药;避免与环孢素合用,否则会延长后者半衰期,从环孢素切换到本品治疗时,必须监测环孢素的血药浓度 |
| 环磷酰胺 | 本品用于其他免疫抑制药物治疗无效的难治性重症肌无力患者及胸腺瘤伴重症肌无力的患者 | 成人静脉滴注400~800 mg/周,或分2次口服,100 mg/d,直至总量10~20 g,个别患者需要服用到30 g;儿童3~5 mg/(kg·d),不大于100 mg,分2次好转后减量至2 mg/(kg·d)。儿童慎用 | 对本品过敏,有骨髓抑制、膀胱炎、尿路梗阻、急性感染患者及妊娠期和哺乳期妇女 | 本品可导致骨髓抑制、免疫抑制,感染,需严密监测;尿路毒性,使用时应注意水化;每次注射前均需复查血常规和肝功能 |

| 名称 | 适 应 证 | 用 法 用 量 | 禁 忌 证 | 注 意 事 项 |
| --- | --- | --- | --- | --- |
| 吗替麦考酚酯 | 本品为治疗重症肌无力的二线药物,但也可早期与糖皮质激素联合使用 | 0.5～1 g/次 b.i.d. | 对吗替麦考酚酯、麦考酚酸或该药物中其他成分有超敏反应的患者。本品静脉制剂禁用于对聚山梨酯80有超敏反应的患者 | 服用本药的重症肌无力患者,在第1个月每周1次全血细胞计数,第2、3个月每月2次,3个月后每月1次,如果发生中性粒细胞减少时,应停止或酌情减量使用本药。不能与硫唑嘌呤同时使用 |
| 利妥昔单抗 | 本品用于对糖皮质激素和传统免疫抑制剂、药物治疗无效的重症肌无力患者,特别是抗-MuSK抗体阳性的重症肌无力患者,也作为成年重症肌无力患者单一治疗药物 | 推荐剂量为375 mg/m²体表积,静脉滴注,每周1次,22 d为1个疗程,共给药4次 | 已知对本药的任何组分和鼠蛋白过敏的患者;妊娠期间禁止利妥昔单抗与甲氨蝶呤联合用药 | 利妥昔单抗的治疗应在具备完善复苏设备的病区内进行。对出现呼吸系统症状或低血压的患者至少监护24 h,监测是否发生细胞因子释放综合征。对出现严重不良反应的患者,特别是有严重呼吸困难、支气管痉挛和低氧血症的患者应立即停止使用 |
| 静脉注射用人免疫球蛋白 | 主要用于病情急性进展、手术术前准备的重症肌无力患者,可迅速缓解慢性免疫抑制药物或可能诱发肌无力危象的大剂量糖皮质激素联合使用 | 400 mg/(kg·d) 静脉注射5 d | 对人免疫球蛋白过敏或有其他严重过敏史者;有抗IgA抗体的选择性IgA缺乏者 | 本品专供静脉输注用。如需要,可以用5%葡萄糖溶液稀释本品,但糖尿病患者应慎用。本品开启后,应1次输注完毕,不得分次或给第2人输用 |

# 第四节　案例评述

## 一、临床药学服务要点

### （一）重症肌无力药物治疗

1. 重症肌无力治疗方案的选择　重症肌无力药物的选择依据重症肌无力的类型和临床特点。其中最主要的依据是重症肌无力发作类型，见表4-2。

表 4-2　根据重症肌无力类型（改良 Osserman 分型）选择抗重症肌无力药物

| 类　型 | 分　型 | 可选药物 |
|---|---|---|
| 眼肌型重症肌无力 | 单纯眼肌型 | 初始：胆碱酯酶抑制剂<br>疗效不佳：联合糖皮质激素 |
| 全身型重症肌无力 | 轻度全身型<br>中度全身型<br>重度激进型<br>迟发重度型<br>肌萎缩型 | 应用胆碱酯酶抑制剂的基础上，早期联合使用糖皮质激素和免疫抑制剂，如硫唑嘌呤、环孢素、他克莫司或吗替麦考酚酯，经甲泼尼龙冲击治疗后疗效仍欠佳者，可考虑大剂量人免疫球蛋白冲击治疗 |
| 重症肌无力危象 | 肌无力危象 | 酌情增加胆碱酯酶抑制剂剂量，甲泼尼龙冲击治疗；部分患者还可考虑同时应用血浆交换或大剂量人免疫球蛋白冲击 |

| 类 型 | 分 型 | 可 选 药 物 |
|---|---|---|
| 重症肌无<br>力危象 | 胆碱能危象 | 尽快减少或者停用胆碱酯酶抑制剂，一般<br>5～7 d后再次使用，从小剂量开始逐渐加<br>量，并可酌情使用阿托品；同时给予甲泼尼<br>龙冲击、血浆交换或静脉注射免疫球蛋白<br>（IVIg）治疗 |

2. 药物剂量和给药途径的确定　2015年版《中国重症肌无力诊断和治疗指南》对于治疗药物的剂量有十分明确的规定，如糖皮质激素用于重症肌无力使用递增或递减法均可。临床上可根据个人情况，酌情调整临床用量。胆碱酯酶抑制剂、免疫抑制剂（如硫唑嘌呤、他克莫司、环孢素、吗替麦考酚酯）小剂量的糖皮质激素均选用口服途径给药；大剂量糖皮质激素（冲击治疗）、环磷酰胺、利妥昔单抗、注射用人免疫球蛋白使用静脉注射途径给药。

3. 特殊人群重症肌无力药物的选择

（1）儿童全身型重症肌无力患者：经胆碱酯酶抑制剂、糖皮质激素和人免疫球蛋白冲击等治疗后疗效仍差或不能耐受治疗者可慎重考虑给予免疫抑制剂或行胸腺摘除手术治疗。

（2）妊娠期重症肌无力患者：重症肌无力患者妊娠后对症状有何影响目前尚无明确定论。多数重症肌无力患者的病情不会加重，也不会影响分娩的时间和方式。妊娠期间使用胆碱酯酶抑制剂和糖皮质激素相对安全，其他免疫抑制药物有可能影响胚胎的正常发育，应在妊娠前停用。如欲计划近期妊娠，应避免使用甲氨蝶呤和霉酚酸酯等有致畸作用的药物，否则就需明确指出其风险并做好有效避孕。

（3）抗-MuSK抗体阳性重症肌无力患者：一般而言，AChR抗体阴性而抗-MuSK抗体阳性的全身型重症肌无力患者，对胆碱酯酶抑制剂、糖皮质激素和免疫抑制剂疗效较差，目前尚无特殊治疗方法。血浆置换可短期缓解肌无力症状。个案报道，利妥昔单抗可能对此类型肌无力有效；多次行胸腺摘除手术可使部分抗-MuSK抗体阳性的重症肌无力患者从中获益。

## （二）临床药学监护要点

治疗重症肌无力药物的药学监护要点主要包括有效性、安全性和依从性监测。

1. 有效性 治疗重症肌无力的药物的有效性主要监测重症肌无力患者受累肌肉无力症状的缓解情况。

2. 安全性 糖皮质激素及免疫抑制剂均存在不同程度的药物不良反应。这些不良反应出现的时间和症状因个体而异。

糖皮质激素联合免疫抑制剂长期维持治疗为重症肌无力的常见治疗方案，治疗期间需在除了监测电解质、血糖、血脂、骨质疏松等常见的不良反应，硫唑嘌呤可引起白细胞减少、血小板减少、肝功能损害，环孢素易引起肾功能损害，需要及时监护。

3. 依从性 重症肌无力患者需长期规律服用胆碱酯酶抑制剂、糖皮质激素或免疫抑制剂，应加强重症肌无力患者服用依从性教育，根据症状复发或缓解程度，定期随访及适时调整服药剂量。

## （三）治疗重症肌无力药物的不良反应及处理

（1）胆碱酯酶抑制剂最常见的不良反应包括恶心、腹泻、胃肠痉挛、心动过缓和口腔及呼吸道分泌物增多，长期服用且剂量较大时应关注以上不良反应。

（2）糖皮质激素最常见的不良反应包括电解质、血糖、血脂紊乱及股骨头坏死等，可以通过补钾、补钙、服用质子泵抑制剂等预防。

（3）每种免疫抑制剂有各自不同的不良反应，需要通过药物特点预防不良反应的发生，如使用硫唑嘌呤须关注肝功能，使用环磷酰胺时应充分水化防止肾损害，使用他克莫司时应注意监测血药浓度。

## 二、常见用药错误归纳与要点

1. **糖皮质激素使用剂量不当** 大剂量激素冲击治疗后未按规定减量；小剂量激素维持时未根据病情改善情况逐渐减量或是直接停药。

2. **免疫抑制剂使用剂量不足** 如硫唑嘌呤用于重症肌无力的成人剂量 $2\sim3$ mg/(kg·d)，分 $2\sim3$ 次口服，因可致部分患者肝酶升高和骨髓抑制，服用硫唑嘌呤应从小剂量开始，逐渐加量，直至足量。

# 第五节 规范化药学监护路径

参照重症肌无力临床路径中的临床治疗模式与程序，建立重症肌无力治疗的药学监护路径（表4-3）。其意义在于规范临床药师对重症肌无力患者开展有序、适当的临床药学服务工作，并以其为导向为重症肌无力患者提供个体化的药学服务。临床药师参与到临床路径的制订和实施过程中，可以在提高重症肌无力治疗效果、确保患者合理用药方面发挥作用。

**表4-3 重症肌无力临床药学监护路径**

适用对象：第一诊断为重症肌无力（ICD-10：G40）；单纯眼肌型、全身型（轻度、中度）、重度激进型、迟发重度型、肌萎缩型、肌无力危象

患者姓名：＿＿＿＿＿ 性别：＿＿＿＿＿ 年龄：＿＿＿＿＿

门诊号：＿＿＿＿＿ 住院号：＿＿＿＿＿

住院日期：＿＿＿年＿＿＿月＿＿＿日

出院日期：＿＿＿年＿＿＿月＿＿＿日

标准住院日：7～14 d

| 时间 | 住院第1天 | 住院第2天 | 住院第3～4天 | 住院第5～13天 | 住院第14天（出院日） |
|---|---|---|---|---|---|
| 主要诊疗工作 | □药学问诊（附录1）<br>□药物重整（附录2） | □药学评估（附录3） | □重症肌无力治疗方案分析 | □药学查房<br>□医嘱审核<br>□疗效评价 | □药学查房<br>□完成药历书写 |

| 时间 | 住院第1天 | 住院第2天 | 住院<br>第3~4天 | 住院<br>第5~13天 | 住院第14天<br>（出院日） |
|---|---|---|---|---|---|
| 主要<br>诊疗<br>工作 | | □药历书写<br>□确定初始重<br>症肌无力药物<br>治疗方案 | □建立药历<br>□完善药学<br>评估<br>□制订监护<br>计划<br>□用药宣教 | □不良反应<br>监测<br>□用药注意<br>事项 | □出院用药<br>教育 |
| 重点<br>监护<br>内容 | □确认一般<br>患者信息<br>□确认患者<br>用药史（包括<br>重复用药等）<br>□评价药物<br>治疗相关问题<br>□审查药物<br>相互作用 | □既往病史<br>评估<br>□重症肌无<br>力病情评估<br>□重症肌无<br>力诊疗方案<br>的评估<br>□用药依从<br>性评估<br>**治疗风险和<br>矛盾**<br>□肝肾功能<br>□血常规<br>□过敏体质<br>□其他 | □既往病史<br>评估<br>□重症肌无<br>力病情评估<br>□重症肌无<br>力诊疗方案<br>的评估<br>□用药依从<br>性评估<br>**治疗风险和<br>矛盾**<br>□肝肾功能<br>□血常规<br>□是否有过<br>敏反应 | **病情观察**<br>□参加医生<br>查房,注意病<br>情变化<br>□药学独立<br>查房,观察和<br>询问患者药物<br>反应,检查药<br>物治疗相关问<br>题,是否需要<br>调整用药<br>□查看检查、<br>检验报告指<br>标变化<br>□检查患者<br>服药情况<br>□药师记录<br>**监测指标**<br>□症状<br>□注意观察<br>体温、血压、<br>体重等<br>□血常规<br>□肝肾功能 | **治疗评估**<br>□重症肌无<br>力药物不良<br>反应<br>□肌无力缓<br>解情况<br>□对症治疗<br>□免疫治疗<br>**出院教育**<br>□正确用药<br>□患者自我<br>管理<br>□定期门诊<br>随访<br>□监测血常<br>规、肝肾功<br>能、电解质 |
| 疾病<br>变异<br>记录 | □无<br>□有,原因:<br>1.<br>2. | □无<br>□有,原因:<br>1.<br>2. | □无<br>□有,原因:<br>1.<br>2. | □无<br>□有,原因:<br>1.<br>2. | □无<br>□有,原因:<br>1.<br>2. |
| 药师<br>签名 | | | | | |

黄素君

第五章

# 多发性硬化

# 第一节 疾病基础知识

## 【病因和发病机制】

多发性硬化（multiple sclerosis, MS）是一种以中枢神经系统白质炎症性脱髓鞘病变为主要特点的免疫介导性疾病。多发性硬化好发于青壮年，女性更多见，男女患病比为 1 :（1.52）。大多数患者表现为反复发作的神经功能障碍，多次缓解后复发，病情每况愈下。最常累及的部位为脑室周围白质、视神经、脊髓、脑干和小脑。其主要临床特点为症状体征的空间多发性和病程的时间多发性。

1. 病因

（1）病毒感染：近年来的研究热点为人类疱疹病毒（human herpes virus-6, HHV-6）和 EB（epstein-barr virus, EBV）病毒，HHV-6 是亲神经、亲淋巴细胞的病毒，患者血清阳性率达 80% 以上，而 90% 的多发性硬化患者有先前感染 EB 病毒的证据。

（2）自身免疫反应：目前，认为多发性硬化是 CD4$^+$ Th1 细胞所介导的细胞免疫反应为主的自身免疫性疾病，但同时 B 细胞和自身抗体也可以通过多种途径引发多发性硬化的发病和病程转归。

（3）遗传因素：多发性硬化的易感性是由多个微效基因共同决定的，这些基因可能存在相互作用。被发现与多发性硬化相关联的基因有人类白细胞抗原（human leucocyte antigen, HLA）、T 细胞受体（T cell receptor, TCR）临床表现提示为症状性癫痫，但现有的检查手段不能发现明确的病因。

2. 发病机制　尚不明确，可能与遗传、环境、病毒感染等多种因素相关。目前，认为可能是一些携带先天遗传易感基因的个体，具有易发生免疫调节功能紊乱的趋势，在外因如病毒感染、外伤的作用下，诱发对中枢髓鞘成分的异常自身免疫应答而致病。

**【诊断要点】**

1. 临床表现　多发性硬化的临床经过及症状体征的主要特点归纳为：① 视力障碍，为最常见且常为首发症状，表现为急性视神经炎或球后视神经炎。② 肢体无力，大约50%的患者首发症状为1个或多个肢体无力。③ 感觉异常，常见的浅感觉障碍表现为肢体、躯干或面部针刺麻木感，异常的肢体发冷、蚁走感、尖锐、烧灼样疼痛等。④ 共济失调，患者有不同程度的共济运动障碍，可为首发症状，以四肢为主，可伴有构音障碍。⑤ 自主神经功能障碍，常见症状为尿频、便秘、腹泻、性欲减退、半身多汗等。⑥ 精神症状和认知功能障碍，多表现为抑郁、易怒和脾气暴躁，半数患者可出现记忆力减退、反应迟钝等。⑦ 发作性症状，是指持续时间短暂、可被特殊因素诱发的感觉或运动异常。⑧ 其他症状，可伴有周围神经损害和多种其他自身免疫性疾病。

根据多发性硬化的临床特点，可将其分为复发缓解型（relapsing-remitting，RR）、原发进展型（primary-progressive，PP）、继发进展型（secondary-progressive，SP）、进展复发型（progressive-relapseing，PR）和其他类型。① 复发缓解型：最常见，疾病表现为明显的复发和缓解过程，每次发作后完全缓解或留下轻微后遗症。② 原发进展型：病程大于1年，疾病呈缓慢进行性加重，无缓解复发过程。约10%的多发性硬化患者表现为本类型。③ 继发进展型：约50%的复发缓解型多发性硬化患者在患病10～15年后不再有复发缓解，呈缓慢进行性加重过程。④ 进展复发型：疾病最初呈缓慢进行性加重，病程中偶尔出现较明显的复发及部分缓解过程，约5%的多发性硬化患者表现为本类型。⑤ 其他类型：与以上4种类型存在一定交叉，分为良性型多发性硬化和恶性型多发性硬化。

2.实验室检查及其他辅助检查

（1）实验室检查：脑脊液检查IgG升高是诊断多发性硬化的一项重要辅助指标。

（2）电生理检查：可协助早期诊断，但无特异性。

（3）影像学检查：MRI是检测多发性硬化最有效的辅助诊断手段，阳性率可达62%～94%，近年来推出的MRI新技术如MTI、DWI等对多发性硬化诊断敏感性更高，CT敏感性不高。

【治疗】

1.治疗原则　多发性硬化应该在遵循循证医学证据的基础上，结合患者经济条件和意愿，进行早期、合理治疗。可分为急性期治疗、疾病修正治疗、对症治疗、康复治疗。

2.治疗方法

（1）免疫干预治疗：包括糖皮质激素、β干扰素、免疫抑制剂、单克隆抗体、血浆置换等。

（2）对症治疗：如痛性痉挛首选巴氯芬，膀胱直肠功能障碍可选用拟胆碱药，疲劳可选用金刚烷胺，震颤可选用苯海索，精神与情绪障碍可应用抗抑郁与抗焦虑药。

（3）多发性硬化临床类型不同，病程差异较差，预后迥异。

# 第二节 经典案例

### 案例一

（一）案例回顾

患者基本情况：青年女性，32岁，身高165 cm，体重60 kg。

【主诉】

双下肢麻木1月余。

【现病史】

患者2016年1月10日左右无明显诱因下出现全身皮疹，为散在点状，有头晕，无明显肢体麻木、肢体活动障碍。当地医院考虑过敏性皮炎，服用西替利嗪、酮替芬10多天皮疹好转，但患者出现双下肢麻木，腰部有束缚感，查腰椎MRI示：腰4/5椎间盘轻度突出，给予营养神经、活血等治疗，患者双下肢麻木有好转，但足部麻木仍然明显，有步态不稳，4月22日行肌电图检查未见特征性改变。

6月初往安徽省立医院门诊就诊，6月2日查胸腰椎MRI示：胸2～3、胸10～11椎体水平脊髓内异常信号，建议增强扫描。6月4日颈胸椎MRI增强：胸2～3椎体、胸10～11椎体水平脊髓内异常信号，考虑多发性硬化可能性大。故往我院门诊就诊，门诊为进一步治疗拟收治入院

【既往史】

2015年7月曾接受"卵巢瘤切除术"，否认外伤史，输血史及

其他病史。

**【社会史、家族史、过敏史】**

否认社会史、家族史、过敏史。

**【体格检查】**

T：36.7℃；P：80次/min；R：18次/min；BP：116/68 mmHg。

神志清楚，发育正常，全身皮肤黏膜未见异常，全身浅表淋巴结无肿大。未见皮下出血点，未见皮疹。肌力正常，肌张力正常，生理反射正常，病理反射未引出。

**【实验室检查及其他辅助检查】**

1. 实验室检查

（1）血常规：WBC $4.61 \times 10^9$/L，RBC $3.5 \times 10^{12}$/L，NEUT% 45%，PLT $224 \times 10^9$/L，Hb 105 g/L（↓）。

（2）肝功能：ALT 13 U/L，AST 15 U/L，TBIL 5.1 μmol/L，TP 62 g/L（↓），ALB 38 g/L（↓）。

（3）肾功能：Scr 61 μmol/L，BUN 3.60 mmol/L，UA 0.349 0 mmol/L。

（4）电解质：$K^+$ 3.6 mmol/L，$Na^+$ 140 mmol/L，$Cl^-$ 101 mmol/L，$Ca^{2+}$ 2.18 mmol/L。

（5）血糖：GLU 4.5 mmol/L；HbA1c 5%。

（6）脑脊液生化：GLU 2.80 mmol/L，$Cl^-$ 119 mmol/L（↓），Pro 389 mg/L。

（7）脑脊液常规：颜色（无色），透明度（清），潘氏试验（-），RBC $0 \times 10^6$/L，WBC $1 \times 10^6$/L。

（8）ENA抗体谱，抗中性粒细胞胞浆抗体，双链DNA定性（2016年06月23日）：均阴性。

2. 其他辅助检查

（1）头颅MRI平扫：两侧额顶叶、侧脑室旁病灶，符合多发性硬化改变。透明隔间隙增宽。随访。

（2）头颅MRI增强：两侧额顶叶、侧脑室旁、双侧海马及颞叶病灶，符合多发性硬化改变，结合临床随访。

【诊断】

多发性硬化。

【用药记录】

1. 激素治疗　注射用甲泼尼龙 0.5 g iv.gtt q.d.（d1-3）；醋酸泼尼松片 60 mg p.o. q.d.（d5）。

2. 预防激素不良反应

1）抑酸护胃：注射用兰索拉唑 30 mg iv.gtt q.d.（d1-5）。

2）补钾：氯化钾缓释片 0.5 g p.o. t.i.d.（d1-5）。

3）补钙：碳酸钙 $D_3$ 片 1 g p.o. q.d.（d1-5）。

3. 抑制免疫　他克莫司胶囊 3 mg p.o. q.d.（d6）。

【药师记录】

入院第4天：患者双足麻木，余无特殊不适主诉。予以甲泼尼龙 0.5 g 静脉滴注 3 d 冲击治疗。同时给予补钾、补钙和积极抑酸治疗预防激素导致的不良反应。完善相关检查，患者血常规、肝肾功能、电解质、血糖、脑脊液检查等均无明显异常。

入院第7天：患者双下肢麻木同前，无明显肢体乏力等不适；激素改口服：注射用甲泼尼龙 0.5 g 改为醋酸泼尼松片 60 mg q.d.。加他克莫司 3 mg p.o. q.d.。

入院第8天：患者一般情况可，予明日出院。

出院带药：他克莫司片　3 mg p.o. q.d.。

（二）案例分析

【急性期治疗】

患者初次发病，临床表现为双下肢麻木，症状较轻，但处于多发性硬化急性发作期。

多发性硬化急性期的首选治疗方案为大剂量甲泼尼龙冲击治疗，激素治疗的原则为大剂量、短疗程，不主张小剂量长时间应用。

根据《多发性硬化诊断和治疗中国专家共识（2014）版》指南指出：① 糖皮质激素治疗短期内能促进急性发病多发性硬化患者的神经功能恢复（A级推荐）。② 任何形式的延长糖皮质激素用药对神经功能恢复无长期获益（B级推荐）。推荐使用甲泼尼龙。根据患者发病的严重程度及具体情况，临床常用的有2种方法：对于病情较轻者，从1 g/d开始，静脉滴注3～4 h，3～5 d后停药；对于病情较严重者，从1 g/d开始，静脉滴注3～4 h，共3 d，剂量阶梯依次减半，每个剂量使用2～3 d，直至停药，原则上总疗程不超过3周。若在激素减量的过程中病情再次加重或出现新的体征和（或）出现新的MRI病灶，可再次使用甲泼尼龙冲击治疗。

该患者病情较轻，因此采取第一种治疗方案。根据临床经验，甲泼尼龙剂量使用0.5 g效果亦较好，所以该患者采用甲泼尼龙0.5 g静脉滴注3 d冲击治疗。

临床药师观点：该患者初次发病，病情较轻，采用大剂量激素冲击3 d的治疗方法，指南推荐剂量为1 g/d，临床一般使用剂量为0.5g/d。大剂量激素可引起各种不良反应，需注意监测。

**【疾病修饰疗法】**

患者年轻女性，初次发病，给予甲泼尼龙大剂量冲击3 d，5 d后停用激素。为了在缓解期控制疾病进展，给予疾病修正治疗。选用他克莫司（3 mg q.d.）为预防药物。

临床药师观点：治疗多发性硬化的一线药物为干扰素β-1a、干扰素β-1b、醋酸格列默等，但在国内均没有上市销售。虽然，目前对于应用免疫抑制剂预防多发性硬化复发尚无充分的证据级别，但是临床上仍可以在评估效益和风险的情况下应用。常用的免疫抑制剂有硫唑嘌呤、吗替麦考酚酯、环孢素、他克莫司、利妥昔单抗等，该患者选择了他克莫司治疗。相比其他免疫抑制剂，他克莫司起效时间较其他药物短3～6周，作用于T细胞，对多发性硬化更有效。

（三）药学监护要点

1. 疗效监护

（1）监护患者双下肢麻木改善情况。

（2）监护有无新的病灶产生。

（3）监护患者有无出现其他不适。

2. 不良反应监护

（1）电解质紊乱：激素可引起水钠潴留、低血钾、低血钙，已予补钾、补钙治疗，但同时应用他克莫司又会引起高钾血症，注意定期监测血电解质，根据电解质结果调整补钾剂量。

（2）精神症状：激素可引起兴奋、失眠，监护患者睡眠情况。

（3）胃肠道反应：使用激素后容易导致胃酸分泌增高，刺激胃肠道，主要表现为恶心、腹痛等，同时食欲会增加，注意少吃多餐，以免胃部不适。

（4）血压：激素可引起水钠潴留，引起高血压，患者入院后血压正常（118/70 mmHg）。继续监护患者血压。

（5）肝肾功能：因他克莫司可能导致肝肾功能损伤，因此患者应用他克莫司后应该定期监测肝肾功能。

（6）血糖：患者因服用他克莫司，可有高血糖风险，定期监测血糖。

## 案例二

（一）案例回顾

患者基本情况：青年女性，23岁，身高166 cm，体重69 kg。

【主诉】

反复头晕、视物不清、言语含糊、四肢乏力3年余。

【现病史】

患者于2012年9月7日淋雨后出现头晕、视物模糊、全身乏力，未予重视，约10 d后患者出现语速减慢、言语稍含糊、精神差，头颅MRI检查示颅内多发异常信号（双侧基底核区、脑干、右侧顶叶），增强有轻微强化。2012年9月24日查风湿免疫全套、脑脊液常规生化未见明显异常，诊断"炎性脱髓鞘脑病"予甲泼尼龙0.5 g×3 d静脉滴注冲击。

2012年9月28日转复旦大学附属华山医院，考虑"多发性硬化"，继续甲泼尼龙0.5 g静脉滴注1 d后减量。2012年10月15日症状缓解完全，复查头颅MRI，病灶较前好转出院，出院后泼尼松60 mg口服，每周减10 mg。2012年12月激素停药约1周后出现右下肢肌力差，行走拖拉，讲话速度慢，吞咽不好，1周后加重到行走需要搀扶，于复旦大学附属华山医院复查头颅MRI，较之前有新发病灶，行颈椎MRI未见异常，予以激素冲击（甲泼尼龙0.5 g/d×5 d）和人免疫球蛋白（0.4 g/kg×5 d）治疗后转至北京协和医院住院。行脑脊液特异IgG寡克隆区带分析阴性；水通道蛋白4（AQP4）阴性；肿瘤相关抗原正常；神经元抗体HU、Ri、Yu阴性；脑干诱发电位（VEP）：左侧可疑中枢性损害；体感诱发电位未见明显异常。胸腰段MRI检查，未见明显异常，诊断为"多发性硬化可能性大"，给予口服泼尼松60 mg继续治疗，住院17 d，症状完全缓解后出院。出院后激素逐渐减量，并给予（2013年1月25日）人干扰素β-1b 2～3 d肌内注射1次，因干扰素不良反应难以耐受，于2014年4月停用，在干扰素使用期间发作过2次（2013年12月和3月）。2013年12月家属发现动作笨拙及2014年3月感面部发麻，先后复查头颅MRI，均可见新发病灶，两次均加用口服泼尼松50 mg，每周减10 mg，症状均有缓解，自觉缓解时间延长，最长时达1个月完全缓解。近1个月以来，停用人干扰素β-1b，复查头颅MRI，仍可见新病灶出现，予以中药治疗（具体不详）。近两天家属发现患者瞌睡较正常多，打哈欠频繁，故来我院门诊，住院进一步治疗。

**【既往史】**

否认其他慢性病病史、传染病病史、输血史。3岁时曾被"开水烫伤"，遗留胸部瘢痕予以"激光及同位素照射治疗"。

**【社会史、家族史、过敏史】**

否认社会史、家族史、过敏史。

**【体格检查】**

T：36.7℃；P：84次/min；R：18次/min；BP：90/60 mmHg。

神志清楚，言语清晰，回答切题。高级皮层功能正常。舌抵颏Ⅳ⁻级,伸舌可,抬头肌力Ⅳ级。余脑神经阴性。四肢肌张力正常,腱反射均减弱,双侧病理征(−)。左侧掌颏征(+)。双侧Hoffmann征(−)。深浅感觉正常。指鼻、轮替试验准,跟膝胫试验略欠稳准。

**【实验室检查及其他辅助检查】**

1. 实验室检查

(1) 血常规:WBC $5.92 \times 10^9$/L,RBC $4.73 \times 10^{12}$/L,Hb 134 g/L(↓),NEUT% 47.9 %,PLT $273 \times 10^9$/L。

(2) 尿常规:细菌计数467.60/μL(↑),RBC 3.90/μL,WBC 20.50/μL(↑)。

(3) 肝功能:ALB 42 g/L,AKP 46 U/L,ALT 10 U/L,AST 12 U/L,TB 7.7 μmol/L,DBIL 2.4 μmol/L,GGT 6 U/L,LDH 134 U/L。

(4) 肾功能:BUN 2.9 mmol/L,Scr 54 μmol/L,UA 0.263 mmol/L。

(5) 血糖:FBG 4.4 mmol/L,PBG 4.8 mmol/L。

(6) 电解质:$Na^+$ 141 mmol/L,$K^+$ 4.1 mmol/L,$Cl^-$ 105 mmol/L,$Ca^{2+}$ 2.28 mmol/L。

(7) 凝血功能:APTT 28.2 s,PT 11.4 s,INR 1.04。

(8) 脂质代谢:TG 1.7 mmol/L,TC 5.52 mmol/L,HDL 1.05 mmol/L(↑),LDL 3.64 mmol/L。

(9) 免疫相关指标:抗链球菌溶菌素 "O" < 55 U/mL,补体C3片段 1.04 g/L,补体C4 0.26 g/L,CRP < 3.44 mg/L,RF < 11.1 U/mL。

(10) 肝炎标志物:HBsAb 阳性,余阴性。

(11) 肿瘤标志物:AFP、CEA、CA125、CA153、CA724、CA199、NSE、CA211 正常。

(12) 抗核抗体:ANA 阴性。

(13) 淋巴细胞亚型:总B细胞稍高(总B细胞 15.2%,总T细胞 69.1%,处女型B细胞 11.8%,记忆型B细胞 3.4%,NK 8.1%,$CD4^+/CD8^+$值 1.44%,$CD3^+/CD4^+/CD8^-$值37.2%,$CD3^+/CD8^+/CD4^-$值25.8%)。

2. 其他辅助检查

（1）心电图：窦性心律不齐。

（2）腹部B超：肝内光点粗糙。

（3）颈椎MRI：颈椎曲度变直。

【诊断】

多发性硬化。

【用药记录】

1. 免疫抑制　0.9%氯化钠注射液500 mL+甲泼尼龙0.5 g iv.gtt q.d.(d1-3)；0.9%氯化钠注射液500 mL+甲泼尼龙240 mg iv.gtt q.d.(d4-7)；0.9%氯化钠注射液500 mL+甲泼尼龙80 mg iv.gtt q.d.(d8-9)；0.9%氯化钠注射液500 mL+甲泼尼龙20 mg iv.gtt q.d.(d10-13)。

2. 预防激素不良反应

（1）抑酸护胃：注射用奥美拉唑20 mg iv.gtt q.d.(d1-10)；奥美拉唑肠溶胶囊20 mg p.o. q.d.(d11-14)。

（2）补钾：氯化钾缓释片0.5 g p.o. t.i.d.(d1-14)。

（3）补钙：碳酸钙$D_3$片1 g p.o. q.d.(d1-14)。

3. 改善神经功能　0.9%氯化钠注射液250 mL+法舒地尔注射液60 mg iv.gtt q.d.(d1-14)。

4. 治疗无力　金刚烷胺0.1 g p.o. q.d.(d8)。

5. 抗抑郁　氟哌噻吨美利曲辛片1片 p.o. b.i.d.(d8)。

【药师记录】

入院第1天：患者为青年女性，2012年9月以头晕、视物模糊、无力起病，结合症状体征、MRI检查、诱发电位、脑脊液检查诊断为多发性硬化。此次入院一为评估病情、有无新发病灶，二则予激素强化冲击。予以甲泼尼龙0.5 g静脉滴注3 d冲击治疗。给予补钾、补钙和抑酸治疗预防激素导致的不良反应。同时，进行自身免疫指标和T、B淋巴细胞亚群测定，排查有无自身免疫病基础；复查头颅MRI平扫及强化、颈椎MRI平扫、诱发电位。

入院第2天：患者仍睡觉较多，连续打哈欠，乏力，下地可行走，手持物均可,无肢体发麻,无言语不清等。精神差,进食可,大小便正常。实验室检查示血常规、肝肾功能、电解质、凝血功能、血脂基本正常,补体、风湿和肿瘤指标均处于正常范围,继续激素冲击治疗。

入院第3天:患者自觉瞌睡多较入院前改善,但乏力仍存在。诉舌不适,有口周麻木感。继续激素冲击治疗。

入院第5天:患者一般情况可,打哈欠减少,仍感乏力。甲泼尼龙0.5 g q.d.已使用3 d,今起剂量减半。使用激素以来,患者嗜睡及打哈欠等症状好转,但无力仍明显。今按计划激素减量,原则上激素使用总疗程不超过3~4周。

入院第9天:患者一般情况可,肌电图检查结果未见明显损害。损害肌电改变;运动和感觉神经传导速度和波幅正常范围。运动神经F波潜伏期正常范围。调整甲泼尼龙剂量为80 mg iv.gtt q.d.,加用金刚烷胺0.1 g p.o. q.d.治疗乏力,氟哌噻吨美利曲辛1片 p.o. b.i.d.改善情绪。

入院第10天:患者一般情况可,仍有乏力,精神状态可,查体同前。因患者拒绝服用精神类药物,故停用金刚烷胺和氟哌噻吨美利曲辛。

入院第11天:患者入院ALT 10 U/L,复查ALT 68 U/L,其余肝酶指标正常,可疑药物为甲泼尼龙和奥美拉唑。甲泼尼龙改为20 mg p.o. q.d.,停奥美拉唑补液,改为奥美拉唑肠溶胶囊 20 mg p.o. q.d.。

入院第14天:患者今情况稳定,肢体无力减轻,打哈欠明显减少,口周麻木感明显缓解,准备出院,出院后继续使用激素和干扰素β-1b。

出院带药:甲泼尼龙片 12 mg p.o. q.d.;氯化钾缓释片 0.5 g p.o. b.i.d.;奥美拉唑肠溶胶囊 20 mg p.o. t.i.d.。

(二)案例分析

**【急性期治疗】**

患者为青年女性,2012年9月以头晕、视物模糊、无力起床入院,结合症状体征、MRI检查、诱发电位、脑脊液检查诊断为多发性硬化。迄今已发作5次,发作时间分别为2012年9月、2012年12月、2013年12月、2014年3月、2014年6月,每次发作均予激素治疗,治疗后症状缓解,呈现明显的复发缓解特征。

患者此次急性发作,选择糖皮质激素甲泼尼龙0.5 g q.d.大剂量冲击,共3 d,剂量阶梯依次减半,每个剂量使用2～3 d,住院第14天出院,出院带药甲泼尼龙片12 mg p.o. q.d.,逐渐减量,直至停药。

临床药师观点:该患者反复发病5次,同时有精神症状,病情较严重,根据《多发性硬化诊断和治疗中国专家共识(2014版)》指南,激素应从1 g/d开始,静脉滴注3～4 h,共3 d,剂量阶梯依次减半,每个剂量使用2～3 d,直至停药,原则上总疗程不超过3周。

【疾病修饰疗法】

患者为青年女性,反复多次发病,急性病程,复发缓解特点,临床、影像符合时空多发,激素治疗有效,不留明显后遗症,考虑炎性脱髓鞘:多发性硬化。

患者此次发作,予甲泼尼龙冲击治疗后无力症状缓解,病情平稳。为了在缓解期控制疾病进展,给予疾病修正治疗。干扰素β-1b为疾病修正治疗的一线治疗药物。与安慰剂相比,干扰素β-1b可有效降低复发缓解型多发性硬化患者年复发率。

治疗方法:① 干扰素β-1b推荐剂量为250 µg,皮下注射,隔日1次。起始剂量为62.5 µg,皮下注射,隔日1次,以后每注射2次后,增加62.5 µg,直至推荐剂量。② 干扰素β-1b推荐剂量为44 µg,皮下注射,每周3次。起始剂量为22 µg,皮下注射,每周3次,2周后可加量至推荐剂量。

临床药师观点:患者2013年1月起使用干扰素β-1b调节治疗,2014年4月因使用后关节酸痛无法耐受自行停药。干扰素β-1b常见不良反应包括流感样症状,常见于首次注射或增加剂量时。从小剂量开始、睡前给药和适当应用解热镇痛类药物(如对乙酰氨基酚、布洛芬等)可改善流感样症状。应注意避免常规使用对乙酰氨基酚,因其可能增加干扰素β相关肝功能异常的发生。随着注射时间的延长,流感样症状可逐渐减轻直至完全消失。因此,对于该患者,嘱咐其用药前服用除对乙酰氨基酚的非甾体抗炎药改善流感样症状。

**【药物导致的肝功能损害的防治】**

患者入院时 ALT 10 U/L,入院 11 d 后复查 ALT 68 U/L。其余肝酶指标正常。可疑药物为甲泼尼龙和奥美拉唑。甲泼尼龙改为 20 mg p.o. q.d.,停奥美拉唑补液,改为奥美拉唑肠溶胶囊 20 mg p.o. q.d.。

临床药师观点:国内有报道的激素引起的药物性肝损害所占比例很高,特别是这类使用大剂量激素的患者。根据 FDA 对药物性肝损害的停药标准,ALT 或 AST > 3 U,且 TBIL > 2 U 或 INR > 1.5 才有停药指征,该患者 ALT 升高仅 0.7 倍。且糖皮质激素为关键治疗药物,可慢慢减量,同时密切监测肝功能。

(三)药学监护要点

1. 疗效监护　监测神经功能。

2. 不良反应监护　电解质、血糖、血脂(糖皮质激素)、胃肠道反应(氯化钾)、血压(法舒地尔)、肝功能(激素,奥美拉唑)。

# 案例三

(一)案例回顾

患者基本情况:青年女性,32 岁,身高 161 cm,体重 57.4 kg。

**【主诉】**

突发视物模糊伴步态不稳 2 d。

**【现病史】**

2015 年 6 月 25 日患者晨起无明显诱因出现视物不清,见物体闪烁晃动,右视症状加剧,休息后不能缓解。起床后发现行走向右侧倾斜,易撞物。否认视物旋转、恶心、呕吐、头痛、抽搐、黑矇、意识丧失。否认饮水呛咳、吞咽困难、呼吸乏力、咀嚼无力,否认近期

164

感冒、腹泻史。

近一年来，患者近期记忆下降，性格较前有明显改变。既往时有视物成双，症状轻，持续时间短，未重视，自行缓解。EDSS评分4分。

【既往史】

手术史：2014年曾受"剖宫产"，手术顺利。

患者自幼有低血压病史，立位血压为70～80/40～50 mmHg，自服黄芪水。

否认外伤史，否认输血史。

【社会史、家族史、过敏史】

其父有高血压史；父亲年轻时有类似视物成双病史，当时在复旦大学附属中山医院诊断为多发性硬化，后未再发作，现状尚可。否认家族肿瘤史。否认药物、食物过敏史。

【体格检查】

T：36.7℃；P：66次/min；R：16次/min；BP：104/65 mmHg。

神志清，精神可，言语尚清晰，答话切题。左眼内收不到位，露白5 mm，单眼视力好，双眼视物成双，尤其右视明显。指鼻试验正常，双侧跟膝胫试验差。闭目难立征阳性。四肢肌力正常，肌张力正常，四肢腱反射亢进，双侧Babinski征阳性。感觉正常。

【实验室检查及其他辅助检查】

1. 实验室检查

（1）血常规：WBC $5.41 \times 10^9$/L，RBC $4.46 \times 10^{12}$/L，Hb 135 g/L，NEUT% 49.10%，PLT $205 \times 10^9$/L。

（2）电解质：$K^+$ 3.90 mmol/L，$Na^+$ 141 mmol/L，$Cl^-$ 105 mmol/L，$Ca^{2+}$ 2.20 mmol/L。

（3）肝功能：ALT 22 U/L，AST 16 U/L，TBIL 6.20 μmol/L，TP 78 g/L，ALB 47 g/L。

（4）肾功能：Scr 47 μmol/L（↓），BUN 5.20 mmol/L，UA 0.222 mmol/L。

（5）血脂全套：TC 3.32 mmol/L，TG 1.02 mmol/L，HDL 1.15 mmol/L，

LDL 1.66 mmol/L。

（6）心肌酶谱：CK 42 U/L, CK-MB 13 U/L; NT-pro BNP 43.20 pg/mL。

（7）血糖：FBG 4.60 mmol/L, PBG 4.80 mmol/L, 随机血糖 5.30 mmol/L; HbA1c: 5.20%。

（8）凝血功能：INR 1.04, PT 11.30 s, APTT 24.30 s, FIB 2.245 g/L。

（9）贫血及骨代谢类：EPO 5 U/L（↓）。

（10）红细胞沉降率（ESR）：正常。

（11）补体，风湿：补体C3 0.94 g/L, 补体C4 0.21 g/L, RF（<9.75）U/mL, CRP（<3.48）mg/L, ASO 136 U/mL。抗心磷脂抗体 <2.0 RU/mL

（12）脑脊液压力：100 mmH$_2$O。

（13）脑脊液生化：GLU 2.70 mmol/L, Cl$^-$ 23 mmol/L, Pro 178 mg/L。

（14）脑脊液常规：无色，澄清，潘氏试验（-），RBC 0×10$^6$/L, WBC 3×10$^6$/L。

2. 其他辅助检查

（1）头颅CT：颅内多发低密度灶。

（2）头颅MR：双侧皮层、皮层下、中脑、脑桥、小脑多发低密度灶。

【诊断】

（1）多发性硬化。

（2）低血压。

【用药记录】

1. 免疫抑制　注射用甲泼尼龙 0.5 g iv.gtt q.d.（d3-5）；醋酸泼尼松片 60 mg p.o. q.d.（d6-10）；醋酸泼尼松片 50 mg p.o. q.d.（d11-16）。

2. 预防激素不良反应

（1）补钾：氯化钾缓释片 0.5 g p.o. t.i.d.（d3-16）。

（2）补钙：碳酸钙D$_3$片 1片 p.o. q.d.（d3-16）。

（3）抑酸护胃：注射用兰索拉唑 30 mg iv.gtt q.d.（d3-16）。

3. 免抑干预　干扰素注射液 62.5 μg s.c. q.o.d. (d15-16)；对乙酰氨基酚缓释片 650 mg p.o. stat. (d15)。

4. 改善焦虑　丁螺环酮片 5 mg p.o. b.i.d. (d3-16)。

【药师记录】

入院第 1 天：患者以视物模糊起病，伴步态不稳，共济失调。此次发病前曾有发作性视物成双、肢体麻木，持续一至数天，自行缓解，病程呈现复发缓解。其父有类似病史，曾于外院诊断为多发性硬化。治疗方案为予送检相关检查如脑脊液生化、常规、血和脑脊液 IgG 指数和寡克隆带、血清 AQP4、淋巴细胞亚群分析 (T、B) 髓鞘相关蛋白抗体，完善头颅及颈胸椎 MRI、骨密度测定、诱发电位后予激素注射用甲泼尼龙 0.5 g iv.gtt q.d. 冲击治疗。同时给予补钙碳酸钙 $D_3$ 片 1 片 p.o. q.d.，补钾氯化钾缓释片 0.5 g p.o. t.i.d. 和抑酸护胃药物注射用兰索拉唑 30 mg iv.gtt q.d. 预防激素冲击的不良反应，丁螺环酮片 5 mg p.o. b.i.d. 抗焦虑等。

入院第 5 天：患者早晨出现左侧肢体麻木，持续数小时缓解，仍视物成双，无尿便障碍。检查结果提示患者血压、血糖、血脂、电解质、肝肾功能正常。腰椎穿刺测压 100 mmH$_2$O，脑脊液常规、生化、培养等均正常。继续目前激素冲击治疗方案。

入院第 6 天：患者病情有好转，无肢体麻木发作，仍视物成双，程度有改善，无尿便障碍，提示激素冲击治疗有效。风湿免疫指标均未见异常。

入院第 7 天：患者病情有好转，无肢体麻木发作，仍视物成双，程度有改善，能下床行走，小便急，偶有控制不住。AQP4 阴性，脑脊液寡克隆带阳性，提示鞘内合成，高度支持多发性硬化诊断。患者激素冲击治疗 5 d 后症状改善明显，明天按计划减至甲泼尼龙 60 mg 口服。

入院第 12 天：患者仍视物成双，眼球活动范围增大，无肢体麻木发作，小便能控制。患者病情逐渐改善，按疗程激素明日起减至 50 mg/d。患者目前无明显颅高压症状，考虑患者临床症状逐渐好转，停脱水剂七叶皂苷钠。患者病情逐渐改善趋于稳定，采用疾病修饰治疗，选择干扰素 β-1b 的疾病修饰治疗，治疗方案为干扰素 β-1b 62.5 μg（0.25 mL）s.c.（d1、d3、d5），干扰素 β-1b 125 μg（0.5 mL）s.c.（d7、d9、d11），干扰素 β-1b 187.5 μg（0.75 mL）s.c.（d13、d15、d17），第 19 天开始予 250 μg（1 mL）s.c. q.d.。

入院第 17 天：患者眼球活动范围增大，仍视物成双，程度减轻，无肢体麻木发作，小便能控制。患者注射干扰素 β-1b 有头痛不适，类似轻微的流感样症状，予对乙酰氨基酚对症处理。

出院带药：醋酸泼尼松片 30 mg p.o. q.d.，每周减 2 片；氯化钾缓释片 0.5 g p.o. q.d.；奥美拉唑肠溶胶囊 20 mg p.o. q.d.；碳酸钙 D$_3$ 片 1 片 p.o. q.n.；丁螺环酮片 5 mg p.o. b.i.d.。

（二）案例分析

【急性期治疗】

患者年轻女性，以突发视物模糊、步态不稳起病，既往曾有发作性视物成双、肢体麻木发作史，自行缓解，病程呈复发缓解，其父有多发性硬化病史。患者 MRI 检查示皮层、皮层下、中脑、脑桥、小脑多发低密度灶。结合患者临床症状、病程特点、影像学检查、家族史，初步考虑多发性硬化可能大。

该患者此次起病急，眼部症状明显且进行性加重，处于疾病急性期，考虑眼睛为重要脏器，处理不及时可导致严重后果。

糖皮质激素为急性期的一线治疗，常用的甲泼尼龙，病情严重者从 1 g/d 开始，静脉滴注 3～4 h，共 3～5 d，此后剂量阶梯依次减半，每个剂量用 2～3 d，至 120 mg 以下，可改为口服 60～80 mg，1 次/d，每个剂量 2～3 d，继续阶梯依次减半，直至减停，原则上总疗程不超过 3～4 周。该患者出院带药为醋酸泼尼松片 30 mg p.o. q.d.，每周减 2 片，总疗程为 5 周，略长于指南推荐疗程。

临床药师观点：激素通过基因机制与非基因机制作用，任何剂量的激素均可通过基因机制作用，其非基因机制仅发生于大剂量糖皮质激素治疗（如冲击疗法）时，通过特异性受体又可通过非特异性膜相关受体发挥作用，特点为起效迅速（数分钟内发生）。大剂量甲泼尼龙冲击治疗的应答包括早期快速非基因机制的效应和迟发持久的经典基因机制的效应。多发性硬化激素治疗原则为大剂量、短疗程，《多发性硬化诊断和治疗中国专家共识（2014版）》推荐的甲泼尼龙冲击剂量为 1.0 g，建议按照指南推荐的甲泼尼龙 1 g iv.gtt q.d. 足量冲击治疗。

**【缓解期的疾病修饰疗法治疗】**

患者病情稳定，开始干扰素 β-1b 疾病修饰疗法治疗，治疗原则：早期、序贯、长期。方案为干扰素 β-1b 62.5 μg（0.25 mL）s.c.（d1、d3、d5），干扰素 β-1b 125 μg（0.5 mL）s.c.（d7、d9、d11），干扰素 β-1b 187.5 μg（0.75 mL）s.c.（d13、d15、d17），第 19 天开始予 250 μg（1 mL）s.c. q.d.。

临床药师观点：目前，尚不清楚关于干扰素 β-1b 的疗程应多长。对于复发缓解型多发性硬化，有 5 年的数据表明，重组人干扰素 β-1b 在整个病程中具有持续的治疗效果。该患者为复发缓解型，目前处于缓解期，进行疾病修正治疗，疗程可以长达数年。但如治疗无响应，如扩展致残量表（expanded disability status scale, EDSS）评分在 6 个月内维持稳定的级数，或在 1 年的重组人干扰素 β-1b 治疗期中至少需要 3 个疗程的促肾上腺皮质激素（ACTH）或皮质类固醇治疗，使用本品的治疗应停止。

（三）药学监护要点

1. 疗效监护 监护激素冲击治疗期间患者临床症状尤其是眼部症状的改善情况。

2. 不良反应监护

（1）中枢神经系统：头晕、头痛、失眠（丁螺环酮、激素）。

（2）消化系统：恶心、呕吐、胃痛等（丁螺环酮、激素）。

（3）注射局部反应：七叶皂苷钠可引起注射部位疼痛，注意监护。

（4）肝功能：丁螺环酮、兰索拉唑可引起肝酶升高，注意监护肝功能。

（5）血常规：兰索拉唑可致血象异常，丁螺环酮可引起白细胞减少。

（6）血压、血糖、血脂：激素可引起血糖、血压、血脂升高。

## 案例四

（一）案例回顾

患者基本情况：中年女性，56岁，身高152 cm，体重72 kg。

【主诉】

反复肢体麻木、活动障碍33年，左下肢活动障碍加重1年。

【现病史】

1983年，患者无诱因出现左下肢麻木，不伴肢体无力和活动障碍，不伴复视和视物模糊，无吞咽费力、饮水呛咳和声音嘶哑。未诊治，1周后左下肢麻木消失。2001年5月患者出现右手发僵，活动不灵活，右下肢无力，行走时足尖拖地，伴视物成双，上述症状呈持续性，伴间断性左后枕部不适感，到上海交通大学医学院附属瑞金医院行腰椎穿刺术（具体不详），头颅MRI示双侧额顶叶、侧脑室旁、基底核及脑干多发异常信号，考虑多发性硬化可能。按"多发性硬化"应用激素治疗（具体用法不详），视物成双消失，右侧肢体活动障碍基本恢复正常，但长距离行走时感右下肢无力。2003年出现尿失禁。2006年12月出现左下肢无力，活动障碍，行走时左下肢抬起费力，左足拖地，伴左侧胸椎3～6节段麻痛、发紧感，不伴左上肢和右侧肢体无力，无复视和视物模糊，到上海交通大学医学院附属仁济医院行头颅MRI检查，颅内病变较前无变化，应用激素治疗1周后，左下肢活动障碍稍改善，但左侧胸部麻痛和发紧感无变化。2009～2012年口服硫唑嘌呤片和中药治疗，左下肢活动障碍和尿失禁无明显变化，定期复查头颅MRI无明显变化。

2013年出现左下肢无力和活动障碍逐渐加重，由独立行走时渐发展至左下肢行走拖地，平卧位坐起时须家人辅助。2015年7月出现双眼视物模糊，无复视，不伴吞咽费力、饮水呛咳和声音嘶哑。进一步来院诊治。患病以来患者精神好，胃纳可，睡眠好，大小便不正常，尿失禁，大便两天1次，无体重明显下降。

**【既往史】**

青年时期结核病史；否认肝炎等传染病病史；否认手术外伤史；预防接种史不详；否认输血史；否认既往出血性脑卒中病史；否认心脏病史；否认糖尿病史；否认高血压史。

**【社会史、家族史、过敏史】**

否认家族性遗传性疾病病史。否认药物、食物过敏史。

**【体格检查】**

T: 36.3℃；P: 86次/min；R: 18次/min；BP: 92/57 mmHg。

肌张力正常，指鼻试验正常，画圈步态，闭目难立征阴性。左侧偏身针刺觉减退，左侧第5胸椎（$T_5$）平面以下针刺觉减退，音叉震动觉和位置觉不配合。左侧腱反射活跃，双侧Babinski征阳性。

**【实验室检查及其他辅助检查】**

1. 实验室检查

（1）血常规：WBC $8.81 \times 10^9$/L，RBC $4.31 \times 10^{12}$/L，Hb 131 g/L，NEUT% 80.5%（↑），PLT $248 \times 10^9$/L。

（2）T细胞斑点试验（T-SPOT TB）：阳性，抗原A孔 12，抗原B孔＞20。

（3）肝功能：ALT 17 U/L，AST 12 U/L，ALP 52 U/L，GGT 11 U/L（2015年7月22日）。ALT 23 U/L，AST（↓）8 U/L，ALP 46 U/L，GGT 13 U/L（2015年7月28日）。

（4）肾功能：BUN 5.8 mmol/L，Scr 47 μmol/L，UA 0.135 mmol/L（2015年7月22日）。BUN 8.5 mmol/L，Scr 51 μmol/L，UA 0.148 mmol/L（2015年7月28日）。

（5）电解质：$K^+$ 5.4 mmol/L，$Na^+$ 139 mmol/L，$Ca^{2+}$ 2.14 mmol/L，Cl⁻

103 mmol/L。

（6）血脂：TC 4.74 mmol/L，TG 0.61 mmol/L，HDL-C 1.26 mmol/L，LDL 3.09 mmol/L。

（7）血糖：GLU5.2 mmol/L，HbA1c（↑）6.1%，C-肽 7.96。

（8）肌酶：CK 56 U/L，CK-MB 23 U/L。

（9）DIC：APTT 17.1s，FIB 3.27，INR 0.92。

（10）尿常规：WBC（↑）237.4/μL，RBC 17.8/μL。

（11）补体、免疫球蛋白：阴性。

（12）RF：18.4 U/mL，抗"O" 132 U/mL。

（13）抗线粒体分型：阴性。

（14）脑脊液常规：颜色无，潘氏试验阴性，RBC 60 × 10$^6$/L，WBC 0 × 10$^{12}$/L，透明度：清。

（15）脑脊液生化：Cl$^-$ 125 mmol/L，GLU3.8 mmol/L，Pro：317 mg/L。

（16）脑脊液：隐球菌乳胶定性试验阴性，真菌涂片阴性，结核菌培养、抗酸涂片阴性。血脑屏障基本正常，脑脊液免疫参数分数均偏高，但患者的脑脊液中未见明显易于血清中的IgG条带，建议随访。

（17）血糖：GLU 15.6 mmol/L。

（18）尿常规：WBC（↑）898.9/μL，RBC 29.7/μL（2015年7月22日）。WBC（↑）216.1/μL，RBC 11.1/μL（2015年7月28日）。

（19）血常规：WBC（↑）12.94 × 10$^9$/L，RBC 4.17 × 10$^{12}$/L，Hb 128 g/L，NEUT% 73.3%，PLT 266 × 10$^9$/L（2015年7月28日）。WBC（↑）12.12 × 10$^9$/L，RBC 4.26 × 10$^{12}$/L，Hb 128 g/L，NEUT%（↑）87.2%，PLT 242 × 10$^9$/L（2015年7月31日）。

（20）血沉：ESR 6 mm/L（2015年7月28日），ESR 16 mm/L（2015年7月31日）。

（21）CRP：5.19 mg/L。

（22）PCT：0.05 μg/L。

（23）电解质：$K^+$ 4 mmol/L，$Na^+$ 144 mmol/L，$Ca^{2+}$（↓）1.97 mmol/L，$Cl^-$ 1 036 mmol/L。

2. 其他辅助检查

（1）心电图：窦性心律，轻度 T 波改变。

（2）视觉诱发电位：双侧 $P_{100}$ 波峰时延长，振幅降低，双眼视力 0.6，眼底正常，呈斑片状视野缺损，支持临床诊断。

（3）腹部 B 超：肝胆胰脾肾未见明显异常，双侧输尿管未见明显扩张，未见残余尿。

（4）胸部 CT：两肺纹理增多，右肺尖少许支气管扩张扩及陈旧性病灶，左侧胸腔积液，心包少许积液。

【诊断】

多发性硬化。

【用药记录】

1. 免疫抑制　注射用甲泼尼龙 0.5 g + 0.9% 氯化钠注射液 500 mL iv.gtt q.d.（d2-7）；醋酸泼尼松 60 mg p.o. q.d.（d8-12）；醋酸泼尼松 30 mg p.o. q.d.（d13-20）。

2. 预防激素不良反应

（1）补钾：氯化钾缓释片 0.5 g p.o. t.i.d.（d2-20）。

（2）补钙：碳酸钙 $D_3$ 片 1 片 p.o. q.d.（d2-20）。

（3）抑酸护胃：注射用兰索拉唑 30 mg iv.gtt q.d.（d2-20）。

3. 改善气虚　参芪扶正注射液 250 mL iv.gtt q.d.（d7-20）。

4. 改善尿失禁　托特罗定缓释片 4 mg p.o. q.d.（d12-20）。

5. 控制尿路感染　头孢克洛缓释片 0.375 g p.o. b.i.d.（d16-20）。

6. 抗结核　异烟肼片 0.3 g p.o. q.d.（d17-20）；利福平胶囊 0.45 g p.o. q.d.（d17-20）。

7. 改善麻木　乙哌立松片 50 mg p.o. b.i.d.（d17-20）。

【药师记录】

入院第 2 天：患者为 56 岁女性，患病时间为 33 年，根据症状和影像学，多发性硬化诊断明确。临床表现为双眼视物模糊，予激素注射用甲泼尼龙 0.5 g iv.gtt q.d. 冲击治疗。同时,给予补钙碳酸钙 $D_3$ 片 1 片 p.o. q.d.、补钾氯化钾缓释片 0.5 g p.o. t.i.d. 和抑酸护胃药物注射用兰索拉唑 30 mg iv.gtt q.d. 预防激素冲击的不良反应。检查结果提示患者血压、血糖、血脂、电解质、肝肾功能等正常。

入院第 7 天:患者精神较差,大剂量激素冲击 5 d 后症状改善不明显,坐位时感头晕和颈后部不适,平卧位上述症状减轻。四肢肌力减退,四肢肌张力正常,四肢腱反射活跃,双侧病理征阳性。左侧偏身针刺觉减退。患者尿频,无尿痛。进食较差。脑脊液常规、生化、培养等均正常,尿常规白细胞持续升高,考虑尿路感染,血糖升高,考虑大剂量激素冲击导致的不良反应,激素减量至 60 mg p.o. q.d.,同时予参芪扶正注射液 250 mL iv.gtt q.d. 改善头晕气虚症状。

入院第 11 天:患者精神差,左下肢活动障碍无改善。患者今晨出现发热,体温 38.1℃,无咳嗽、咳痰。双肺呼吸音粗,未闻及干、湿啰音。尿常规白细胞高,尿失禁、尿频仍存在。两次血常规白细胞和中性粒细胞比值高。ESR、CRP、降钙素原无异常。激素减量至 30 mg p.o. q.d.,加用托特罗定缓释片 4 mg p.o. q.d. 改善尿失禁。

入院第 16 天:患者体温平,无咳嗽、咳痰,双肺呼吸音粗,未闻及干、湿啰音。加用头孢克洛缓释片 0.375 g p.o. b.i.d. 治疗尿路感染,用异烟肼片 0.3 g p.o. q.d.+利福平胶囊 0.45 g p.o. q.d. 预防结核复发,加用乙哌立松片 50 mg p.o. b.i.d. 改善麻木。

出院带药:托特罗定缓释片 4 mg p.o. q.d.;头孢克洛缓释片 0.375 g p.o. b.i.d.;异烟肼片 0.3 g p.o. q.d.;利福平胶囊 0.45 g p.o. q.d.;乙哌立松片 50 mg p.o. b.i.d.。

(二)案例分析

**【大剂量激素冲击无效的后续治疗】**

患者中年女性,患病 33 年,临床表现为双眼视物模糊和左下肢活动障碍。入院后给予甲泼尼龙 0.5 g 冲击治疗,同时给予补钾、补钙和护胃预防激素的不良反应。但冲击5 d后,患者症状无明显好转。

临床药师观点:该患者患病时间长,症状逐渐加重,为进展性多发性硬化,根据《多发性硬化诊断和治疗中国专家共识(2014版)》,急性期如对激素治疗无效者可于起病2～3周给予5～7 d的血浆置换作为二线治疗,或者静脉注射免疫球蛋白(IVIg)静脉滴注0.4 g/(kg·d),连用5 d,如效果不太满意,可每周用1 d,连用3～4周。而进展期患者可用米托蒽醌:8～12 mg/m$^2$,静脉注射,每3个月1次,终身总累积剂量限制在小于104 mg/m$^2$,疗程不宜超过2年。而环磷酰胺推荐每两周400 mg,静脉滴注,6～12次巩固治疗,总剂量不超过10 g。

**【应用免疫抑制剂后抗结核治疗】**

患者T-SPOT TB结果阳性,肺部CT检查示有陈旧性病灶,考虑患者目前使用激素进行免疫治疗,给予利福平和异烟肼预防性抗结核治疗。

临床药师观点:糖皮质激素为免疫抑制剂,使用后使患者机体免疫力下降。而患者入院后T-SPOT TB阳性,既往有结核病史,为结核复发的高危人群,需预防性抗结核治疗。常用药物为异烟肼和利福喷丁。异烟肼常用剂量为5 mg/kg q.d.,利福喷丁常用剂量为15 mg/kg 1周2次。

(三)药学监护要点

1. 疗效监护

(1)监护神经系统功能变化:左下肢活动障碍。

(2)视物模糊的变化。

(3)监护头晕症状。

(4)监护尿路刺激症状。

2. 不良反应监护

(1)监护激素相关的不良反应:胃部不适、骨质疏松、低血钾等。

(2)监护托特罗定引起的口干、消化不良等不良反应。

（3）监护抗结核药物的肝脏毒性。

## 案例五

### （一）案例回顾

患者基本情况：中年女性，51岁，身高160 cm，体重54 kg。

**【主诉】**

右侧肢体麻木2年，双下肢无力4月余。

**【现病史】**

2013年上半年患者无明显诱因出现右侧上下肢麻木，遂到当地医院按"脑梗死"治疗（具体不详）后好转，右侧上肢麻木感消失。2014年出现口角㖞斜，2015年2月患者出现双下肢软弱无力，伴右侧下肢麻木，反应迟钝，当地医院行头颅MRI示脑内白质脱髓鞘改变，颈胸椎MRI平扫＋增强示：颈胸髓呈节段性条片样异常信号影，未见强化，考虑多发性硬化，未治疗。后症状呈逐渐加重趋势，步态不稳，无头晕、头痛、恶心，为求诊治，遂入院，以"中枢神经系统多发脱髓鞘病变"收治。患病以来患者精神好，胃纳可，睡眠好，大小便正常，体重无明显下降。

**【既往史】**

否认结核、肝炎等传染病史；预防接种史不详；否认手术史；2014年11月曾摔跤造成"右脚扭伤"，予保守理疗，现无明显疼痛、肿胀。否认输血史；余无特殊。

**【社会史、家族史、过敏史】**

否认家族性遗传性疾病史。否认药物、食物过敏史。

**【体格检查】**

T: 36℃; P: 88次/min; R: 18次/min; BP: 127/70 mmHg。

神志清，精神可，言语尚清晰，答话切题。右侧鼻唇沟浅，伸舌右偏，双瞳孔等大等圆，直径3 mm，对光反射灵敏，右上肢肌力Ⅳ$^+$级，双下肢肌力Ⅳ$^-$级，右侧Hoffmann征（+），右侧掌颌反射（+），双侧Babinski征（+）。深浅感觉未查及异常。

**【实验室检查及其他辅助检查】**

1. 实验室检查

（1）血糖随机血糖5.5 mmol/L；FBG 4.7 mmol/L。

（2）脑脊液常规：无色澄清，RBC、WBC均正常。

（3）脑脊液生化：Cl⁻ 119 mmol/L（↓），GLU 3.40 mmol/L，Pro 504 mg/L（↑）。

（4）血常规：WBC $10.04 \times 10^9$/L（↑），RBC $4.98 \times 10^{12}$/L，NEUT% 80.90%（↑），PLT $230 \times 10^9$/L，Hb 114 g/L（↓）。

（5）肝功能：ALT 122 U/L，AST 18 U/L，TBIL 11.90 μmol/L，TP 73 g/L，ALB 42 g/L。

（6）电解质：K⁺ 4.0 mmol/L，Na⁺ 141 mmol/L（↓），Cl⁻ 99 mmol/L（↓），Ca²⁺ 2.22 mmol/L。

（7）肾功能：Scr 47 μmol/L（↓），BUN 4.7 mmol/L，UA 0.249 mmol/L。

（8）血脂全套：TC 4.84 mmol/L，TG 1.15 mmol/L，HDL-Ch 1.41 mmol/L，LDL-Ch 2.83 mmol/L。

（9）肌酶：CK 45U/L，CK-MB 20 U/L。

（10）凝血功能：PT 10.30 s，INR 0.95，APTT 26 s，FIB 2.834 g/L。

（11）风湿相关指标：ASO、RF、CRP正常。

（12）免疫相关指标：ANA、ANCA、dsDNA、ENA，nRNP/Sm阳性（++）、Sm阳性（++）。余阴性。

（13）ENA：nRNP/Sm弱阳性、Sm弱阳性。

（14）甲状腺功能：正常。

（15）血沉：ESR 32 mm/h（↑）。

（16）FSPOTTB：阴性。

（17）肿瘤指标：阴性。

（18）脑脊液、血液髓鞘相关蛋白抗体检测（2015年06月08日）：脑脊液GM1-IgG抗体P/N值略高（2.16，正常范围＜2.0）。

（19）脑脊液、血液IgG、蛋白检测：血脑屏障基本正常，脑脊液免疫参数分析结果均增高，并于患者脑脊液中可以见到数条明显异于血清中的IgG条带。

（20）甲状旁腺激素（PTH）：正常。

（21）FA、维生素$B_{12}$：FA 4.3 nol/L（↓），维生素$B_{12}$ 284 pmol/L。

（22）AQP4抗体：阴性。

2. 其他辅助检查

（1）头颅MRI：脑白质脱髓鞘改变，垂体偏大，局部结节样隆起。

（2）颈胸椎MRI平扫+增强：颈、胸脊髓信号异常，多发性硬化。

（3）腮腺摄取：左侧腮腺摄取及分泌功能正常；右侧腮腺摄取及分泌功能减低。

（4）胸部正位：两肺纹理增多；随访。

（5）心电图：① 窦性心律；② 轻度ST-T改变（Ⅱ、aVF、$V_3$、$V_4$、$V_5$、$V_6$ ST压低0.5～0.75 mm；Ⅰ、Ⅱ、Ⅲ、aVF、$V_3$、$V_4$、$V_5$、$V_6$ T波低直立＜R1/10）。

【诊断】

中枢神经系统多发脱髓鞘病变。

【用药记录】

1. 免疫干预　注射用甲泼尼龙0.5 g iv.gtt q.d.（d2-7）；注射用甲泼尼龙240 mg iv.gtt q.d.（d8-12）；注射用甲泼尼龙120 mg iv.gtt q.d.（d13-16）；静脉注射人免疫球蛋白22.5 g iv.gtt q.d.（d10-15）。

2. 预防激素不良反应

（1）补钾　氯化钾缓释片0.5 g p.o. t.i.d.（d2-5）；氯化钾缓释片0.5 g p.o. b.i.d.（d12-16）。

（2）补钙：碳酸钙$D_3$片 1片 p.o. q.d.（d2-5、d12-16）。

（3）抑酸护胃：注射用兰索拉唑30 mg iv.gtt q.d.（d2-16）。

3. 营养神经　注射用鼠神经生长因子30 μg i.m.（d2-16）；硫辛酸注射液0.6 g +10%果糖注射液 iv.gtt q.d.（d2-16）。

4. 保肝　甘草酸二铵肠溶胶囊150 mg p.o. t.i.d.（d6-16）。

5. 营养支持　注射用水溶性维生素1支＋注射用脂溶性维生素Ⅱ1支＋5%糖皮质激素250 mL iv.gtt q.d.（d6-16）；法舒地尔注射液60 mg＋0.9%氯化钠注射液250 mL iv.gtt（d6-16）。

【药师记录】

入院第2天：患者目前为反复发作的急性期，双下肢无力伴右下肢麻木，反应迟钝，步态不稳，采用甲泼尼龙0.5 g/d×5d，然后剂量减半。同时，给予补钙碳酸钙$D_3$片 1片 p.o. q.d.、补钾氯化钾缓释片0.5 g p.o. t.i.d.和抑酸护胃药物注射用兰索拉唑30 mg iv.gtt q.d.预防激素冲击的不良反应，注射用鼠神经生长因子30 μg i.m.和硫辛酸注射液0.6 g ＋10%果糖注射液iv.gtt q.d.营养神经，对症治疗。

入院第5天：患者病情稳定，双下肢无力症状未有变化，右上肢肌力Ⅳ$^+$级，双下肢肌力Ⅳ$^-$级，右侧Hoffmann征（+），右侧掌颌反射（+），双侧Babinski征（+）。患者血压、血糖、电解质正常。脑脊液示蛋白细胞分离。腮腺摄取示左侧腮腺摄取及分泌功能正常；右侧腮腺摄取及分泌功能减低。干燥综合征（SS）诊断尚不成立。停用氯化钾缓释片、碳酸钙片。

入院第7天：患者病情稳定，双下肢无力症状较前改善，行走较前平稳。调整方案为注射用甲泼尼龙剂量减半，为240 mg iv.gtt q.d.。加用人免疫球蛋白22.5 g iv.gtt q.d.。

入院第9天：患者病情稳定，双下肢无力症状较前改善，行走较前平稳。患者血糖、血压正常。Hb偏低，且较入院时下降明显（114 g/L vs 98 g/L）。入院后肝酶升高明显（ALT 22 U/L vs 184 U/L）。血钾偏低。

入院第13天：患者病情稳定，双下肢无力症状较前改善，行走较前平稳，饮食可，睡眠可，二便调。患者人免疫球蛋白治疗已用满5 d，予停用。患者甲泼尼龙240 mg治疗已5 d，今剂量减半为120 mg。查血钾偏低，因此予氯化钾补充钾，同时加用碳酸钙$D_3$补钙预防激素引起的骨质疏松。患者肝酶升高（184 U/L），予甘草酸二铵肠溶胶囊 150 mg p.o. t.i.d. 降酶保肝治疗。

入院第14天：患者病情稳定，双下肢无力症状较前改善。患者血压正常，未出现药物相关不良反应。

出院带药：醋酸泼尼松片 60 mg p.o. q.d., 每周减2片；氯化钾缓释片 0.5 g p.o. q.d.；奥美拉唑肠溶胶囊 20 mg p.o. q.d.；碳酸钙 $D_3$ 片 1 片 p.o. q.n.。

（二）案例分析

【激素冲击治疗】

该患者目前为反复发作的急性期，多发性硬化急性期治疗包括糖皮质激素、血浆置换（但不作为急性期首选）、静脉注射大剂量免疫球蛋白（IVIg总体疗效不明确，作为可选择的二线治疗）。糖皮质激素为多发性硬化急性发作期的首选治疗药物，可抑制炎症，有免疫调节作用，缩短急性期和复发期病程。糖皮质激素应用原则为大剂量、短疗程，不主张长时间应用，适用于多发性硬化的糖皮质激素主要是甲泼尼龙。常用方法为1 g/d iv.gtt（3～4 h）×3 d，然后剂量减半，一般3周内减完，轻症患者，每次1 g，静脉滴注3～5 d后直接停用。

本患者采用甲泼尼龙0.5 g/d×5d，然后剂量减半。同时予氯化钾缓释片0.5 g p.o. t.i.d.预防激素引起低血钾，碳酸钙 $D_3$ 片 1 片 p.o. q.d.预防激素引起的骨质疏松，注射用兰索拉唑30 mg iv.gtt q.d.预防激素对消化道的不良反应。

临床药师观点：除了电解质、血糖、血脂紊乱、股骨头坏死等常见的不良反应，大剂量激素治疗可引起心律失常，建议进行心电监护，应注意激素冲击速度要慢，每次静脉滴注应持续3～4 h，以免引起心脏副反应，一旦出现心律失常应及时处理，甚至停药。

【硫辛酸与果糖存在配伍禁忌】

患者主诉为右侧肢体麻木，无力，为大部分多发性硬化患者的临床表现形式，用硫辛酸注射液对症治疗：硫辛酸注射液0.6 g+10%果糖注射液 iv.gtt q.d.。

临床药师观点：硫辛酸说明书规定用法为 $300 \sim 600$ mg/d，加入 0.9% 氯化钠注射液静脉滴注或缓慢静脉注射，最大速度为 50 mg(2 mL)/min。硫辛酸注射液的活性成分含有二硫键，不能与葡萄糖溶液、林格溶液及所有可能与巯基或二硫键起反应的溶液配伍使用。果糖为葡萄糖的同分异构体，一项配伍研究表明，硫辛酸以果糖为溶媒时，颜色涂澄明度改变，4 h 含量下降至 89.89%，因此硫辛酸与果糖存在配伍禁忌。建议选择 0.9% 氯化钠注射液为溶媒。

（三）药学监护要点

1. 疗效监护

（1）监护大剂量激素＋人免疫球蛋白治疗后患者双下肢无力好转情况。

（2）监护患者使用保肝药后肝酶转归情况。

2. 不良反应监护

（1）监护激素相关不良反应，如血压、血糖、血脂、电解质、胃肠道、中枢神经系统(睡眠等)。

（2）监护兰索拉唑可能的不良反应：肝功能、血象(WBC、NEUT)等。

（3）监护甘草酸二铵的不良反应：类固醇样作用引起的高血压、水钠潴留等。

# 第二节 主要治疗药物

主要治疗药物见表5-1。

表5-1 主要治疗药物

| 名称 | 适应证 | 用法用量 | 禁忌证 | 注意事项 |
|---|---|---|---|---|
| 甲泼尼龙 | 1. 抗感染治疗<br>2. 免疫抑制治疗（主要用于多发性硬化多发性硬化急性期治疗） | 对于病情较轻者，从1 g/d开始，静脉滴注3～4 h，3～5 d后停药；对于病情较严重者，从1 g/d开始，静脉滴注3～4 h，共3 d，剂量阶梯依次减半，每个剂量使用2～3 d，直至停药，原则上总疗程不超过3周 | 1. 全身性真菌感染<br>2. 已知对甲泼尼龙片过敏者 | 1. 免疫抑制作用及感染易感性增高<br>2. 可能发生过敏反应<br>3. 长期给予糖皮质激素会抑制儿童生长脑垂体，隔日疗法可减少这一副作用<br>4. 糖尿病、高血压、精神病患者使用后病情可能加重 |

| 名称 | 适应证 | 用法用量 | 禁忌证 | 注意事项 |
|---|---|---|---|---|
| 甲泼尼龙 | | | 3. 儿童、糖尿病患者、高血压患者和有精神病史的患者，某些传染性疾病（如肺结核或某些病毒引发疾病的患者，使用此药时，需注意监护 | 5. 有结核或结核病史的患者，应给予预防性抗结核治疗<br>6. 长期大量使用糖皮质激素时应逐渐减量<br>7. 运动员慎用 |
| 重组人干扰素β-1b | 预防多发性硬化复发及抑制其进展 | 患者病情稳定，开始干扰素β-1b疾病修饰疗法治疗，方案为d1、d3、d5干扰素β-1b 62.5 μg（0.25 mL）s.c.，d7、d9、d11干扰素β-1b 125 μg（0.5 mL）s.c.，d13、d15、d17干扰素β-1b 187.5 μg（0.75 mL）s.c.，d19开始予250 μg（1 mL）s.c. q.o.d. | 1. 妊娠<br>2. 有天然或重组β干扰素过敏史的患者<br>3. 有严重抑郁症或自杀倾向的患者<br>4. 失代偿期肝病患者 | 1. 不推荐最近2年内复发少于2次的复发缓解型多发性硬化患者，或最近2年内无活动性病变的继发进展型患者使用<br>2. 常见的不良反应为流感样综合征，可口服用非甾体抗炎药预防<br>3. 治疗开始的1、3、6个月监测患者肝功能 |

（续表）

| 名称 | 适 应 证 | 用 法 用 量 | 禁 忌 证 | 注 意 事 项 |
|---|---|---|---|---|
| 重组人干扰素β-1a | 本品主要用于多发性硬化且任近过去2年至少有2次复发的患者；对不处于复发期的继发进展型患者有效性未得到证实 | 1～2周 8.8 μg s.c. 每周3次<br>3～4周 22 μg s.c. 每周3次<br>5周起 44 μg s.c. 每周3次 | 1. 妊娠<br>2. 有天然或重组干扰素过敏史的患者<br>3. 有严重抑郁病症或自杀倾向的患者<br>4. 失代偿期肝病患者 | 1. 不推荐最近2年内复发少于2次的复发缓解型多发性硬化患者，或最近2年内无活动性病变的继发进展型患者使用<br>2. 常见的不良反应为流感样综合征，可服用非甾体抗炎药预防<br>3. 治疗开始的1、3、6个月监测患者肝功能 |
| 米托蒽醌 | 本品主要用于多发性硬化继发进展，其他治疗无效的患者者，为三线治疗药物 | 8～12 mg/m²，静脉注射，每3个月1次，终身总积累剂量限制在小于104 mg/m²，疗程不宜超过2年 | 1. 对本品过敏者<br>2. 有骨髓抑制或肝功能不全者<br>3. 一般情况差，有并发症及心肺功能不全者 | 1. 用药期间应严格检查血象<br>2. 注意心脏毒性<br>3. 避免药液外溢<br>4. 不能与其他药物混合注射<br>5. 遇低温可能析出晶体，安瓿瓶置于温水中可溶解 |
| 环磷酰胺 | 本品主要用于<40岁的早期多发性硬化进展患者（进展时间<1年） | 400 mg/2周，静脉滴注，6～12次巩固治疗，总剂量不超过10 g | 1. 对本品过敏者<br>2. 有骨髓抑制者<br>3. 膀胱炎<br>4. 尿路梗阻<br>5. 急性感染<br>6. 妊娠期和哺乳期 | 1. 可导致骨髓抑制、免疫抑制、感染，需严密监测<br>2. 尿道和肾毒性，使用时注意水化<br>3. 心脏毒性 |

# 第四节 案例评述

## 一、临床药学服务要点

### (一)多发性硬化药物治疗

1. 方案的选择　多发性硬化的方案选择主要根据多发性硬化的临床特点及疾病所处阶段来选择。每个阶段主要治疗药物比较局限,可根据副作用大小、药物来源、价格来选择等。

2. 药物剂量和给药途径的确定　《多发性硬化诊断和治疗中国专家共识(2014版)》对于治疗药物的剂量有十分明确的规定,如对于急性期的多发性硬化治疗,选用大剂量甲泼尼龙冲击治疗,起始剂量为 1 g/d,但在实际用药过程中,由于人种基因的差别,在临床实际用药过程中,可酌情调整初始剂量。

3. 特殊人群治疗药物的选择

(1)儿童多发性硬化患者:多发性硬化多发生于青壮年,但近年来也有儿童患者的病例。目前,应用于儿童患者中一线免疫调节剂治疗整体安全性和耐受性良好。大约30%的儿童多发性硬化患者不能耐受一线的注射治疗;相比于注射治疗,儿童多发性硬化患者普遍倾向于口服药物治疗;对于干扰素β或醋酸格拉替雷治疗反应不足的患者新型作用机制的药物或许能有更好的疗效。

(2)女性多发性硬化患者:女性患者要充分考虑免疫抑制药物对其生理周期、妊娠及哺乳的影响。因此,生育期妇女进行药物治疗时需权衡利弊。

（3）老年多发性硬化患者：因多发性硬化治疗药物均为免疫抑制剂，且剂量疗程需个体化，尚无明确的老年患者药物治疗方案规定，但老年人基础疾病多，同时服用多种药物的可能性较大，要尽量注意监测药物间相互作用。

## （二）临床药学监护要点

治疗多发性硬化药物的药学监护要点主要包括有效性监测、安全性监测、依从性监测。

1. 有效性　治疗多发性硬化的药物的有效性主要监测急性期患者症状的缓解情况及再次复发的频率。

2. 安全性　多数药物存在不同程度的药物不良反应，这些不良反应出现的时间和症状因个体而异。

大剂量的糖皮质激素冲击为急性期治疗方案，治疗期间不仅需要监测电解质、血糖、血脂，还要注意骨质疏松等常见的不良反应的发生，大剂量激素治疗可引起心律失常，需要及时监护。

干扰素β最常见的不良反应为流感样症状，包括发热、寒战、关节痛、不适、出汗、头痛、肌肉痛，在治疗初期不良反应发生普遍，但通常会随着进一步治疗而减退。

3. 依从性　治疗多发性硬化的方案包括急性期的治疗和缓解期的治疗，急性期的治疗一般在医院进行，依从性好。缓解期的治疗可以从发作频率中看出。

## （三）治疗多发性硬化药物的不良反应及处理

1. 激素最常见的不良反应　包括电解质、血糖、血脂紊乱，股骨头坏死等，可以通过补钾、补钙、服用质子泵抑制剂等预防。

2. β干扰素最常见的不良反应　为流感样症状，通常会随着进一步治疗而减退，如不能耐受的患者可在开始治疗前预防用非甾体抗炎药。

3. 每种免疫抑制剂有各自不同的不良反应　需要通过药物特点预防不良反应的发生,如使用硫唑嘌呤须关注肝功能,使用环磷酰胺须充分水化以防肾损害,使用他克莫司注意监测血药浓度。

# 二、常见用药错误归纳与要点

未针对病程选择合适的药物,多发性硬化可分为急性期和缓解期,急性期的治疗主要为大剂量的糖皮质激素冲击治疗,缓解期的一线治疗药物为干扰素β,分清患者处于何种阶段对于正确选择治疗药物十分重要。

# 第五节 规范化药学监护路径

参照多发性硬化临床药学监护路径临床路径中的临床治疗模式与程序,建立多发性硬化治疗的药学监护路径(表5-2)。其意义在于规范临床药师对多发性硬化患者开展有序、适当的临床药学服务工作,并以其为导向为多发性硬化患者提供个体化的药学服务。临床药师参与到临床路径的制订和实施过程中,可以在提高多发性硬化治疗效果、确保患者合理用药方面发挥作用。

### 表5-2 多发性硬化临床药学监护路径

适用对象:第一诊断为多发性硬化(ICD-10: G40)

患者姓名:＿＿＿＿＿＿ 性别:＿＿＿＿＿＿ 年龄:＿＿＿＿＿＿

门诊号:＿＿＿＿＿＿ 住院号:＿＿＿＿＿＿

住院日期:＿＿＿年＿＿＿月＿＿＿日

出院日期:＿＿＿年＿＿＿月＿＿＿日

标准住院日:7～14 d

| 时间 | 住院第1天 | 住院第2天 | 住院第3～4天 | 住院第5～13天 | 住院第14天(出院日) |
|---|---|---|---|---|---|
| 主要诊疗工作 | □药学问诊(附录1)<br>□药物重整(附录2) | □药学评估(附录3)<br>□药历书写 | □多发性硬化治疗方案分析<br>□建立药历 | □药学查房<br>□医嘱审核<br>□疗效评价<br>□不良反应监测 | □药学查房<br>□完成药历书写<br>□出院用药教育 |

第五章 多发性硬化

| 时间 | 住院第1天 | 住院第2天 | 住院第3～4天 | 住院第5～13天 | 住院第14天（出院日） |
|---|---|---|---|---|---|
| 主要诊疗工作 | | □确定初始多发性硬化药物治疗方案 | □完善药学评估<br>□制订监护计划<br>□用药宣教 | □用药注意事项 | |
| 重点监护内容 | □确认一般患者信息<br>□确认患者用药史（包括重复用药等）<br>□评价药物治疗相关问题<br>□审查药物相互作用 | □既往病史评估<br>□多发性硬化发作情况评估<br>□多发性硬化诊疗方案的评估<br>□用药依从性评估<br>**治疗风险和矛盾**<br>□肝肾功能<br>□血常规<br>□过敏体质<br>□特殊患者<br>□其他 | □既往病史评估<br>□多发性硬化发作情况评估<br>□多发性硬化诊疗方案的评估<br>□用药依从性评估<br>**治疗风险和矛盾**<br>□肝肾功能<br>□血常规<br>□是否有过敏反应 | **病情观察**<br>□参加医生查房，注意病情变化<br>□药学独立查房，观察和询问患者药物反应，检查药物治疗相关问题，是否需要调整用药<br>□查看检查、检验报告指标变化<br>□检查患者服药情况<br>□药师记录<br>**监测指标**<br>□症状<br>□注意观察体温、血压、体重等<br>□血常规<br>□肝肾功能 | **治疗评估**<br>□治疗药物不良反应<br>□发作情况<br>□病因治疗<br>□合并疾病的治疗<br>**出院教育**<br>□正确用药<br>□患者自我管理<br>□定期门诊随访<br>□监测血常规、肝肾功能、电解质 |
| 疾病变异记录 | □无<br>□有,原因:<br>1.<br>2. | □无<br>□有,原因:<br>1.<br>2. | □无<br>□有,原因:<br>1.<br>2. | □无<br>□有,原因:<br>1.<br>2. | □无<br>□有,原因:<br>1.<br>2. |
| 药师签名 | | | | | |

张晓兰

第六章

视神经脊髓炎

# 第一节　疾病基础知识

## 【病因和发病机制】

视神经脊髓炎（neuromyelitis optica, NMO）又称 Devic 病，是一种免疫介导的以视神经和脊髓受累为主的中枢神经系统炎性脱髓鞘疾病。临床上亦存在一些发病机制与 NMO 类似的非特异性炎性脱髓鞘病，2007 年 Wingerchuk 归纳并提出视神经脊髓炎谱系病（nevromyelitis optica spectrum disorders, NMOSD）这一概念。2015 年国际 NMO 诊断小组制订了新的 NMOSD 诊断标准，将 NMO 与 NMOSD 统一命名为 NMOSD。NMOSD 的发病率在全球各地区均比较接近，为 $1 \sim 5/（10$ 万人・年），但在非白种（亚洲、非洲等）人人群中更为易感，其复发率及致残率高。

1. 病因　NMO 病因尚不明确，可能与 HIV、登革热、传染性单核细胞增多症、甲型肝炎等病毒感染，以及结核分枝杆菌、肺炎支原体感染有关。在中枢神经系统脱髓鞘病中，西方常见的多发性硬化患者以大脑、脑干损害为主，而东方国家常见的 NMO 患者以视神经和脊髓损害为主，提示疾病的发生与遗传素质及种族差异有关。

2. 发病机制　目前认为 NMO 可能的发病机制为水通道蛋白（aqunaporin-4, AQP4）抗体（AQP4-Ab）与血清 NMO-IgG（AQP4）特异性结合，改变了 AQP4 在星形胶质细胞中的急性分布，在补体参与下，AQP4 抗体激活补体依赖和抗体依赖的细胞毒途径，星形胶质细胞足突被抗 AQP4 自身抗体和补体沉积物降解，继而活化的巨噬细胞与嗜酸性粒细胞和中性粒细胞一起产生细胞因子、氧自由基等造成血管和实质的损伤,最终导致包括轴索和少突胶质细胞在内的白质和灰质的损伤。因此,目前多数学者认为NMO是以体液免疫为主的独立疾病。

**【诊断要点】**

1. 临床表现

(1)任何年龄均可发病,好发于青年,平均发病年龄接近40岁。

(2)男女均可罹患,女性多见,男女发病比例高达1:(9～12)。

(3)急性或亚急性起病,分别在数天内或1～2个月达到高峰,少数慢性起病者病情在数月内呈进行性加重。视神经和脊髓症状可同时或先后发生,两者的间隔期可为数天、数周、数月甚至数年。

(4)视神经损害多表现为视神经炎或球后视神经炎。双眼可同时或先后受累,开始时眼球胀痛,尤其在眼球活动时明显,随即出现视力减退、视觉模糊,严重者很快失明。视野改变主要表现为中心暗点及视野向心性缩小,也可出现偏盲或象限盲。视神经炎早期眼底改变见视盘水肿,球后视神经炎早期眼底正常。两者晚期出现视神经萎缩。视力一般在数天、数周或数月后恢复。

(5)脊髓损害典型表现为横贯性脊髓炎或上升性脊髓炎,累及胸段和颈段最为多见。在数小时至数天内双侧脊髓的运动、感觉和自主神经功能严重受损,运动障碍可迅速进展为截瘫或四肢瘫,偶可发生脊髓休克。此外,不少患者可出现Lhermitte's征和痛性痉挛。

(6)部分NMO患者常伴结缔组织疾病,如甲状腺异常、系统性红斑狼疮、干燥综合征等。

(7)NMO可分为单相型和复发型两种类型。经典的NMO为单相病程,表现为迅速相继出现的较严重的视神经炎和脊髓炎;复发型NMO占80%～90%,表现为反复发作病程,多数患者视神经炎和脊髓炎间隔期为5个月左右,约60%的患者在1年内复发,90%的患者在3年内复发。病情严重或多次复发可致失明和完全截瘫。

（8）除典型的视神经和脊髓损害症状外，很多NMO患者还会出现胃肠道症状，如反复恶心、呕吐及顽固性呃逆等，内分泌功能紊乱症状，脑病症状等。

2. 实验室检查及其他辅助检查

（1）实验室检查：

1）脑脊液：压力与外观一般正常。细胞数轻度增多，以淋巴细胞为主，通常不超过$100 \times 10^6$/L，30%患者急性期白细胞$> 50 \times 10^6$/L，且以中性粒细胞为主；蛋白含量正常或轻度升高，多在1 g/L以下，免疫球蛋白轻度增高，以IgA和IgG为主，寡克隆带阳性率较低，为20%～30%。

2）AQP4抗体：AQP4抗体可作为NMO的特异性生物学标志，其敏感性为50%～80%，特异性达85%～100%。部分血清NMO-IgG阴性患者，脑脊液中可检测到AQP4抗体。

3）血清自身抗体：部分NMO患者可伴ANA、ds-DNA、ENA等抗体阳性。

（2）其他辅助检查：

1）MRI检查：脊髓MRI最显著的特征是脊髓病灶大多超过3个椎体节段，病变主要位于脊髓中央，受累脊髓节段肿胀增粗，可强化。头颅MRI检查通常正常或出现一些非特异的白质病灶，部分患者在下丘脑、胼胝体、脑干和第3、4脑室周围等部位出现一些相对特异的病灶，无明显强化。

2）诱发电位：多数患者有视觉诱发电位异常，主要表现为$P_{100}$潜伏期延长、波幅降低或引不出。

【治疗】

1. 治疗原则　NMO治疗应该遵循在循证医学证据的基础上，结合患者的经济条件和意愿，进行早期、合理治疗。

2. 治疗方法

（1）急性期治疗：有客观神经功能缺损证据的发作或复发期患者应首先接受急性期治疗。首选甲泼尼龙冲击治疗，继以泼尼松口服,原则是大剂量冲击,缓慢阶梯减量,小剂量长期维持。若对甲泼尼龙冲击疗法反应不佳,特别是上升型脊髓炎累及呼吸的患者,可选用血浆置换、静脉注射大剂量免疫球蛋白(intravenous immunoglobulin, IVIg)或联用环磷酰胺治疗。

(2)免疫抑制治疗:为预防复发,减少神经功能障碍累积,对于复发型NMO,特别是血清NMO-IgG阳性者应早期预防治疗。一线药物包括硫唑嘌呤、吗替麦考酚酯、甲氨蝶呤、利妥昔单抗等;二线药物包括环磷酰胺、米托蒽醌、他克莫司等,定期IVIg治疗,也可用于NMO预防治疗,特别适用于不宜应用免疫抑制剂者,如儿童及妊娠期患者。

(3)对症治疗:NMO的有些症状是由疾病直接引起的,有些则是由于功能障碍导致的,常使患者异常痛苦,影响日常生活,故应特别重视NMO的对症处理。① 痛性痉挛可选用卡马西平、加巴喷丁、普瑞巴林、巴氯芬等药物。② 慢性疼痛、感觉异常等可应用阿米替林、普瑞巴林、选择性5-羟色胺再摄取抑制剂(SSRI)、去甲肾上腺素再摄取抑制剂(SNRI)及去甲肾上腺素能与特异性5-羟色胺能抗抑郁药物(NaSSA)。③ 顽固性呃逆可用巴氯芬。④ 抑郁焦虑可应用SSRI、SNRI、NaSSA类药物及心理治疗。⑤ 乏力、疲劳可用莫达非尼、金刚烷胺。⑥ 震颤可应用盐酸苯海索、盐酸阿罗洛尔等药物。⑦ 膀胱直肠功能障碍:尿失禁可选用丙咪嗪、奥昔布宁、哌唑嗪、盐酸坦索罗辛等;尿潴留应导尿,便秘可用缓泻药,重者可给予灌肠处理。⑧ 性功能障碍可应用改善性功能药物等。⑨ 认知障碍可应用胆碱酯酶抑制剂等。⑩ 下肢痉挛性肌张力增高可用巴氯芬口服,也可用肉毒毒素。

# 第二节 经典案例

## 案例一 视神经脊髓炎谱系病

（一）案例回顾

患者基本情况：青年女性，20岁，身高160 cm，体重49.6 kg。

【主诉】

反复视力下降10年，加重2周。

【现病史】

患者2006年11月受凉发热后突然出现左眼视力下降，视物模糊，诊为"左眼视神经炎"，经治疗视力好转。此后患者又多次复发，开始时基本每年复发1次，2013年4月之后约半年复发1次，症状由单眼视力下降、视物成双或模糊变为双眼均出现以上症状，复发时给予激素治疗后症状会好转。曾先后两次服用硫唑嘌呤50 mg b.i.d. 各半年。2016年2月自行停用硫唑嘌呤后，2016年11月再次出现左眼视力下降，入院急诊给予甲泼尼龙500 mg/d治疗3 d，为进一步诊治收入院。

【既往史】

10余年前曾受"颅骨手术"。否认肝炎、结核等病史。

【社会史、家族史、过敏史】

否认社会史、家族史、过敏史。

【体格检查】

T: 36.8℃；P: 84次/min；R: 19次/min；BP: 119/75 mmHg。

神志清楚,双侧瞳孔等大、等圆,对光反射灵敏。肌力正常,肌张力正常,生理反射正常,病理反射引出,Babinski征阳性

【实验室检查及其他辅助检查】

1. 实验室检查　无。

2. 其他辅助检查

(1) 胸部CT平扫:未见确切异常。

(2) 视力:左眼0.05,右眼0.20。

【诊断】

视神经脊髓炎谱系病。

【用药记录】

1. 免疫抑制　注射用甲泼尼龙0.5 g + 500 mL 0.9%氯化钠注射液iv.gtt q.d.(d1-3);注射用甲泼尼龙240 mg + 500 mL 0.9%氯化钠注射液 iv.gtt q.d.(d4-6);注射用甲泼尼龙120 mg + 500 mL 0.9%氯化钠注射液 iv.gtt q.d.(d7-9);甲泼尼龙片40 mg p.o. q.d.(d10-13);硫唑嘌呤片50 mg p.o. q.d.(d10-13)。

2. 预防激素不良反应

(1) 补钙:碳酸钙$D_3$片1片 p.o. q.d.(d1-13)。

(2) 补钾:氯化钾缓释片0.5 g p.o. b.i.d.(d1-9);氯化钾缓释片1 g p.o. b.i.d.(d10-13)。

(3) 护胃:注射用兰索拉唑30 mg + 100 mL 0.9%氯化钠注射液 iv.gtt q.d.(d1-9);奥美拉唑肠溶胶囊20 mg p.o. q.d.(d10-13)。

【药师记录】

入院第1天:患者儿童时期起病,多次复发,本次起病为停药后复发,表现为视力下降,入院后给予甲泼尼龙冲击治疗,从0.5 g/d开始,按3 d递减,剂量阶梯依次减半。同时,给予碳酸钙$D_3$片1片 p.o. q.d.、氯化钾缓释片0.5 g p.o. b.i.d.、注射用兰索拉唑30 mg iv.gtt q.d.预防激素不良反应。完善相关检查,如查NMO相关抗体等。

入院第4天:患者左眼视力较前有所好转,减少甲泼尼龙剂

量,更改用药方案,甲泼尼龙更改为240 mg iv.gtt q.d.。

入院第7天:患者左眼视力较前好转,继续减少甲泼尼龙剂量,更改用药方案,甲泼尼龙更改为120 mg iv.gtt q.d.。

入院第10天:患者诉右眼视力改善明显,查AQP4 IgG 1:10(阳性),头颅MR平扫+增强检查示小脑轻度萎缩,加用硫唑嘌呤50 mg p.o. q.d.预防疾病复发。甲泼尼龙静脉滴注冲击治疗逐渐减量,改为小剂量口服长期维持,更改用药方案,甲泼尼龙改为40 mg p.o. q.d.。同时,增加氯化钾缓释片至1 g p.o. b.i.d.,注射用兰索拉唑静脉滴注改为奥美拉唑肠溶胶囊20 mg p.o. q.d.。

入院第13天:患者双眼视力均明显改善,一般情况可,予以出院。

出院带药:硫唑嘌呤片 50 mg p.o. q.d.;甲泼尼龙片 40 mg p.o. q.d.(早餐前1次性顿服);奥美拉唑肠溶胶囊 20 mg p.o. q.d.(早餐前服用);氯化钾缓释片 1 g p.o. b.i.d.(餐后服用);碳酸钙D₃片 1片 p.o. q.d.。

## (二)案例分析

### 【激素治疗】

患者青年女性,儿童时期起病,多次复发,本次起病为停药后复发,表现为视力下降,诊断为NMOSD。患者入院时处于发作的急性期,NMOSD的急性期治疗以减轻急性期症状、缩短病程、改善残疾程度和防治并发症为目标。《中国视神经脊髓炎谱系疾病诊断与治疗指南》(2016年)推荐,糖皮质激素治疗短期内能促进NMOSD急性期患者神经功能恢复(A类推荐),延长激素用药对预防NMOSD的神经功能障碍加重或复发有一定作用。推荐方法:从1 g/d开始,静脉滴注3～4 h,一般是按3 d递减,剂量依次阶梯式减半,后改为泼尼松1 mg/(kg·d)口服,逐渐减量,依据免疫抑制剂作用时效快慢与之相衔接,减至维持量(10～15 mg),长期维持。该患者入院后从0.5 g/d开始甲泼尼龙冲击治疗,按3 d递减,剂量依次阶梯式减半,后改为甲泼尼龙片40 mg p.o. q.d.治疗,出院1个月后门诊随访,制订维持给药剂量方案。治疗期间,患者双眼视力明显改善。

临床药师观点:该患者急性期选用甲泼尼龙冲击治疗符合指南推荐。该患者对甲泼尼龙冲击疗法反应较好,但易复发,须制订长期的预防复发的给药方案。激素常见不良反应有电解质紊乱、血糖、血压、血脂异常,上消化道出血,骨质疏松、股骨头坏死等。因此,激素治疗中应注意补钾、补钙,应用质子泵抑制剂预防上消化道出血。

**【免疫抑制治疗】**

该患者为AQP4 IgG阳性的NMOSD,根据《中国视神经脊髓炎谱系疾病诊断与治疗指南》(2016年)推荐,对于AQP4 IgG阳性的NMOSD应早期预防治疗。硫唑嘌呤常作为NMOSD免疫抑制治疗的首选,能减少NMOSD的复发和减缓神经功能障碍进展。推荐用法:按照体重$2\sim3$ mg/(kg·d)或联合口服泼尼松[按照体重0.75 mg/(kg·d)],通常在硫唑嘌呤起效以后($4\sim5$个月)将泼尼松渐减量至小剂量长期维持。

临床药师观点:该患者体重49.6 kg,根据上述指南推荐,给予硫唑嘌呤50 mg p.o. q.d.剂量偏低。硫唑嘌呤可引起白细胞降低、肝功能损害、恶心呕吐等胃肠道副反应,应注意定期监测血常规和肝功能。若服药期间血常规、肝功能无明显异常,可将硫唑嘌呤剂量加至50 mg p.o. b.i.d.,以确保疗效。该患者为青年女性,有妊娠需求,指南推荐硫唑嘌呤可用于妊娠各个时期[剂量需≤2 mg/(kg·d)]。但考虑患者年龄尚小,建议先控制好病情后再妊娠。

(三)药学监护要点

1.*疗效监护* 双眼视力的改善。

2.*不良反应监护*

(1)骨髓抑制:硫唑嘌呤较严重的不良反应为骨髓抑制,如贫血、白细胞减少及血小板减少,其中白细胞减少最常见,应注意定期监测血常规。最初4周每周复查1次,以后每月复查1次,6个月后,每3个月复查1次。

(2)肝功能损害:少数人使用硫唑嘌呤可能会导致肝功能损伤,尤其是长期大剂量使用时,建议定期复查肝肾功能。最初4周每周复查1次,以后每月复查1次,6个月后,每3个月复查1次。

(3)骨质疏松或股骨头坏死:应用激素有导致骨质疏松或股骨头坏死的风险,应注意补钙,应用维生素D,长期应用激素可加用二膦酸盐,如感觉不适及时告知医生。

(4)胃肠道不良反应:上消化道出血是激素常见不良反应,可应用质子泵抑制剂预防;少数患者在首次服用硫唑嘌呤后出现恶心、呕吐等胃肠道反应,餐后服药可以缓解。

(5)电解质紊乱:激素可引起水钠潴留,导致低钾血症,需限钠、补钾,建议每月复查血电解质。

(6)精神症状:激素可引起欣快、失眠、情绪波动等精神紊乱症状,大多数在减量或停药后恢复。

## 案例二

(一)案例回顾

患者基本情况:女性,34岁,身高160 cm,体重50 kg。

【主诉】

双下肢乏力伴麻木1周。

【现病史】

患者半个月前有感冒病史,咳嗽、流涕自行好转,但仍有头痛,就近医院行针灸治疗。1周前针灸结束后,患者行走时觉双下肢无力,但能独立行走,第2天出现双侧脚底麻木,未及时诊治。病情逐渐进展,2016年4月18日患者已不能行走,双下肢麻木,稍有头昏,伴尿便潴留。2016年4月21日至上海市闵行区中心医院就诊,行头、胸部CT检查,未见明显异常,胸椎MRI检查示中央管稍显扩张,信号不均匀。建议入院就诊,当天下午至急诊,给予甲泼尼龙80 mg静脉滴注,未见明显好转,为进一步诊治收入院。

**【既往史】**

否认肝炎、伤寒、结核等病史。

**【社会史、家族史、过敏史】**

否认社会史、家族史、过敏史。

**【体格检查】**

T：38℃；P：66次/min；R：19次/min；BP：90/60 mmHg。

神志清楚，轮椅推入病房。对光反射灵敏，视力正常。双下肢肌力减退，左右髋关节Ⅱ级、膝Ⅱ级、踝Ⅱ级、趾Ⅱ级。双下肢肌张力减退。双下肢触觉、皮层感觉减退。指鼻试验左不能完成，右准确。生理反射异常，病理反射引出，双侧Hoffmann征阳性。

**【实验室检查及其他辅助检查】**

1. 实验室检查　无。

2. 其他辅助检查

（1）腰椎MRI：脊髓中央沟稍扩张，信号欠均匀。

（2）头、胸部CT：未见明显异常。

**【诊断】**

视神经脊髓炎谱系病可能。

**【用药记录】**

1. 免疫抑制　注射用甲泼尼龙0.5 g + 500 mL 0.9%氯化钠注射液 iv.gtt q.d.（d1-5）；注射用甲泼尼龙240 mg + 500 mL 0.9%氯化钠注射液 iv.gtt q.d.（d6-10）；注射用甲泼尼龙120 mg + 500 mL 0.9%氯化钠注射液 iv.gtt q.d.（d11-15）；注射用甲泼尼龙80 mg + 250 mL 0.9%氯化钠注射液 iv.gtt q.d.（d16-19）；硫唑嘌呤片50 mg p.o. b.i.d.（d15-19）。

2. 预防激素不良反应

（1）补钙：碳酸钙$D_3$片 1片 p.o. q.d.（d1-19）。

（2）补钾：氯化钾缓释片0.5 g p.o. t.i.d.（d1-12）；氯化钾缓释片1 g p.o. t.i.d.（d13-19）。

（3）护胃：注射用兰索拉唑30 mg + 100 mL 0.9%氯化钠注射

液 iv.gtt q.d.（d1–19）。

4. 改善痛性痉挛　巴氯芬片 5 mg p.o. t.i.d.（d4–6）；巴氯芬片早上、中午各 5 mg p.o.，晚上 10 mg p.o.（d7–19）；加巴喷丁胶囊 0.2 g p.o. q.n.（d13–19）。

5. 改善睡眠　佐匹克隆片 7.5 mg p.o. q.n.（d15–19）。

6. 护肝　多烯磷脂酰胆碱胶囊 456 mg p.o. t.i.d.（d18–19）。

【药师记录】

入院第 1 天：患者急性起病，表现为双下肢麻木乏力，大小便障碍。脑脊液常规：无色，清，潘氏试验（−）、RBC $8 \times 10^6$/L，WBC $32 \times 10^6$/L（↑）。脑脊液生化：GLU 3.40 mmol/L，Cl⁻ 119 mmol/L（↓），Pro 369 mg/L。给予甲泼尼龙冲击治疗，从 0.5 g/d 开始，按 5 d 递减，剂量阶梯依次减半。同时给予碳酸钙 $D_3$ 片 1 片 p.o. q.d.、氯化钾缓释片 0.5 g p.o. t.i.d.、注射用兰索拉唑 30 mg iv.gtt q.d. 预防激素不良反应。完善相关检查，如头、颈、胸、腰椎 MRI 及 AQP4 抗体等。

入院第 4 天：患者四肢疼痛，双下肢乏力较前稍改善，进食偶有呛咳，自诉远视力较前下降，保留导尿通畅在位，大便无明显感觉。体查：左侧上肢指鼻试验阳性，双下肢肌力 Ⅲ 级，双侧 Babinski 征阳性，踝阵挛阳性。颈椎 MR 平扫：脑干、延髓及颈胸髓多发异常信号，符合炎症改变。胸腰椎 MR 平扫：胸腰椎脊内信号异常，符合脊髓炎改变。患者视力下降，可能为疾病进展所致，从临床表现上看，有视神经和脊髓受累，符合 NMOSD 特征，查 AQP4 IgG，进一步明确诊断。加用巴氯芬 5 mg p.o. t.i.d. 改善痛性痉挛。

入院第 7 天：患者诉双下肢乏力较前改善，仍有四肢阵发性抽痛，夜间为甚，且睡眠差。AQP4 抗体：阴性。视觉诱发电位：$P_{100}$ 潜伏期正常。头、颈椎 MR 增强：脑干、延髓及颈胸髓多发异常信号，符合炎性脱髓鞘病变。不排除 NMOSD 可能。增加巴氯芬剂量，更改用药方案：巴氯芬 早上、中午各 5 mg p.o.，晚上 10 mg p.o.。

入院第 13 天：患者夜间仍有肢体抽搐，双下肢乏力较前改善，可在家属搀扶下行走,夜间睡眠差。ANA 阳性(+)。电解质:K$^+$ 3.3 mmol/L(↓)。加用加巴喷丁0.2 g p.o. q.n.改善痛性痉挛,增加氯化钾缓释片至1 g p.o. t.i.d.。

入院第15天:患者夜间肢体抽搐减少,双下肢乏力较前改善,夜间睡眠差。肝功能:ALT 103 U/L(↑)。抗NMO抗体IgG阳性(1:10),NMOSD诊断明确。加用硫唑嘌呤50 mg p.o. b.i.d.预防疾病复发,佐匹克隆7.5 mg p.o. q.n.改善睡眠。

入院第18天:患者无夜间肢体抽搐,双下肢乏力较前改善,可独自下床行走,进食无呛咳,大小便无明显异常,夜间睡眠改善。电解质:K$^+$ 4 mmol/L,血钾恢复正常。肝功能:ALT 103 U/L(↑),加用多烯磷脂酰胆碱456 mg p.o. t.i.d.改善肝功能。患者一般情况可,予明日出院。

出院带药:醋酸泼尼松片50 mg p.o. q.d.(早餐前1次性顿服,每周减5 mg);硫唑嘌呤片50 mg p.o. b.i.d.;碳酸钙D$_3$片1片 p.o. q.d.;氯化钾缓释片0.5 g p.o. t.i.d.(餐后服用);多烯磷脂酰胆碱胶囊456 mg p.o. t.i.d.(随餐服用)。

(二)案例分析

**【激素治疗】**

该患者急性起病,表现为双下肢麻木乏力,大小便障碍,考虑NMOSD。患者入院时处于发作的急性期,NMOSD的急性期治疗以减轻急性期症状、缩短病程、改善残疾程度和防治并发症为目标。《中国视神经脊髓炎谱系疾病诊断与治疗指南》(2016年)推荐,糖皮质激素治疗短期内能促进NMOSD急性期患者神经功能恢复(A类推荐),延长激素用药对预防NMOSD的神经功能障碍加重或复发有一定作用。推荐方法:从1 g/d开始,静脉滴注3～4 h,一般是按3 d递减,剂量依次阶梯式减半,后改为泼尼松1 mg/(kg·d)口服,逐渐减量,依据免疫抑制剂作用时效快慢与之相衔接,减至维持量(10～15 mg),长期维持。该患者从0.5 g/d开始甲泼尼龙冲击治疗,按5 d递减,剂量依次阶梯式减半,出院时改为醋酸泼尼松片50 mg p.o. q.d.，每周减5 mg。治疗期间，患者双下肢乏力较前改善。

临床药师观点：该患者急性期选用甲泼尼龙冲击治疗符合指南推荐。激素常见不良反应有电解质紊乱，血糖、血压、血脂异常，上消化道出血，骨质疏松、股骨头坏死等。因此，激素治疗中应注意补钾、补钙，应用质子泵抑制剂预防上消化道出血。

【免疫抑制治疗】

根据《中国视神经脊髓炎谱系疾病诊断与治疗指南》（2016年）推荐，对于AQP4 IgG阳性的NMOSD应早期预防治疗。硫唑嘌呤常作为NMOSD免疫抑制治疗的首选，能减少NMOSD的复发和减缓神经功能障碍进展。推荐用法：按照体重2～3 mg/（kg·d）或联合口服泼尼松［按照体重0.75 mg（kg·d）］，通常在硫唑嘌呤起效以后（4～5个月）将泼尼松渐减量至小剂量长期维持。该患者给予硫唑嘌呤50 mg p.o. b.i.d.。

临床药师观点：该患者选用硫唑嘌呤免疫抑制治疗及其用法用量均符合指南推荐。硫唑嘌呤可引起白细胞降低、肝功能损害、恶心呕吐等胃肠道副反应，应注意定期监测血常规和肝功能。该患者首次应用硫唑嘌呤，建议在应用前测定TPMT活性或相关基因检测，避免发生严重不良反应。

【改善痛性痉挛】

该患者四肢抽痛，夜间为甚，考虑为脊髓损伤后的神经痛。《中国视神经脊髓炎谱系疾病诊断与治疗指南》（2016年）推荐，NMOSD痛性痉挛可选用卡马西平、加巴喷丁、普瑞巴林、巴氯芬等药物。① 巴氯芬使用时应从小剂量开始，初始剂量为5 mg t.i.d.，根据患者反应，单次剂量可逐渐增加，每次增加5 mg，间隔3 d。日剂量平均为30～75 mg，严密监测下最高可达100 mg。② 加巴喷丁起始剂量为每日300 mg，逐渐加量，常用有效剂量为每日900～3 600 mg，肾功能不全时应减量。

临床药师观点：患者初始给予巴氯芬5 mg p.o. t.i.d.，之后仍四肢抽痛,夜间为甚,根据患者情况,巴氯芬夜晚服用剂量加倍,该方案调整是适宜的。但患者夜间四肢抽痛仍未见明显改善,故加用加巴喷丁,起始剂量为0.2 g,剂量偏低。应观察患者痛性痉挛改善情况及眩晕、嗜睡等不良反应,若患者能耐受,疗效不显著时建议逐渐加量。两药在逐渐加量过程中,均应关注不良反应的发生。另外,根据患者情况,巴氯芬可继续加量,采用足量单一药物治疗或许更加适宜。

(三)药学监护要点

1. 疗效监护

(1)双下肢肌力的改善。

(2)痛性痉挛的改善。

(3)睡眠的改善。

2. 不良反应监护

(1)骨髓抑制:硫唑嘌呤较严重的不良反应为骨髓抑制,如贫血、白细胞减少及血小板减少,其中白细胞减少最常见,应注意定期监测血常规。最初4周每周复查1次,以后每月复查1次,6个月后,每3个月复查1次。

(2)肝功能损害:少数人使用硫唑嘌呤可能会导致肝功能损伤,尤其是长期大剂量使用时,建议定期复查肝肾功能。该患者住院期间已发现ALT轻度升高,复查无好转,建议每周复查1次,ALT恢复正常后,每月复查1次,6个月后,每3个月复查1次。

(3)骨质疏松或股骨头坏死:应用激素有导致骨质疏松或股骨头坏死的风险,应注意补钙,应用维生素D,长期应用激素可加用二膦酸盐,如感觉不适及时告知医生。

(4)胃肠道不良反应:上消化道出血是激素常见不良反应,可应用质子泵抑制剂预防;少数患者在首次服用硫唑嘌呤后出现恶心、呕吐等胃肠道反应,餐后服药可以缓解。

(5)电解质紊乱:激素可引起水钠潴留,导致低钾血症,需限钠、补钾,建议每月复查血电解质。

（6）神经系统不良反应：激素可引起欣快、失眠、情绪波动等精神紊乱症状，大多数在减量或停药后恢复；巴氯芬最常见不良反应是镇静和嗜睡，多为暂时的，可通过降低剂量而减轻或消失；应用加巴喷丁可引起眩晕、嗜睡等不良反应，从小剂量开始，缓慢增加剂量，多数人都能耐受。

## 案例三

（一）案例回顾

患者基本情况：中年女性，41岁，身高162 cm，体重63 kg。

【主诉】

双下肢麻木、无力2月余。

【现病史】

患者2个月前因背部瘙痒、酸胀不适、双下肢麻木住院治疗，诊断为NMOSD，予激素等治疗后症状好转，2016年5月5日出院后继续口服泼尼松60 mg/d（每周减5 mg）治疗。1个月后复诊仍有肢体麻木，加用硫唑嘌呤50 mg b.i.d.治疗。2016年6月24日患者出现呕吐、上腹痛、全身乏力，血常规示WBC $0.62 \times 10^9$/L，停用硫唑嘌呤，予补液、预防感染、升高白细胞、对症支持等治疗，患者上腹痛、全身乏力症状好转，但仍有双下肢麻木，为求进一步诊治收入院。

【既往史】

带状疱疹病史2个多月，否认肝炎、结核等病史。

【社会史、家族史、过敏史】

否认社会史、家族史、过敏史。

【体格检查】

T：36.8℃；P：78次/min；R：20次/min；BP：94/61 mmHg。

神志清楚，对光反射灵敏。双肺呼吸音清晰，未闻及干、湿啰音。肌力正常，肌张力正常，生理反射正常，病理反射未引出。

【实验室检查及其他辅助检查】

1. 实验室检查　无。

2. 其他辅助检查　无。

【诊断】

视神经脊髓炎谱系病,药物性粒细胞缺乏。

【用药记录】

1. 抑制免疫　醋酸泼尼松片 25 mg p.o. q.d.(d1-16)。

2. 升高白细胞　重组人粒细胞刺激因子 300 μg s.c. q.d.(d1-4);重组人粒细胞刺激因子 100 μg s.c. q.d.(d5-10);鲨肝醇片 20 mg p.o. q.d.(d11-16);利可君片 20 mg p.o. q.d.(d11-16)。

3. 改善痛性痉挛　加巴喷丁胶囊 0.2 g p.o. t.i.d.(d1-4);加巴喷丁胶囊 0.3 g p.o. t.i.d.(d5-16);阿米替林片 12.5 mg p.o. q.n.(d3-16);巴氯芬片 10 mg p.o. b.i.d.(d5-16)。

4. 预防感染　注射用美罗培南 1 g + 100 mL 0.9%氯化钠注射液 iv.gtt q12h.(d1-9)。

5. 预防激素不良反应

(1)补钙:碳酸钙 $D_3$ 片 1 片 p.o. q.d.(d1-16)。

(2)补钾:氯化钾缓释片 0.5 g p.o. t.i.d.(d1-16)。

(3)护胃:注射用兰索拉唑 30 mg + 100 mL 0.9%氯化钠注射液 iv.gtt q.d.(d1-9)。奥美拉唑肠溶胶囊 20 mg p.o. q.d.(d10-16)。

【药师记录】

入院第 1 天:患者 NMOSD 诊断明确,口服硫唑嘌呤和醋酸泼尼松治疗,症状好转。但患者出现呕吐、上腹痛、全身乏力,急诊查 WBC $0.62 \times 10^9$/L(↓),考虑药物性粒细胞缺乏,停用硫唑嘌呤,予补液、预防感染、提高白细胞数量、对症支持等治疗,患者上腹痛、全身乏力症状好转,但仍有双下肢麻木。入院查血常规:WBC $1.05 \times 10^9$/L(↓),NEUT% 12.4%(↓)。继续给予醋酸泼尼松片 25 mg p.o. q.d.治疗 NMOSD,辅以碳酸钙 $D_3$ 片 1 片 p.o. q.d.、氯化钾缓释片 0.5 g p.o. b.i.d.、注射用兰索拉唑 30 mg iv.gtt q.d.预防激素不良反应。同时,给予加巴喷丁胶囊 0.2 g p.o. t.i.d.改善痛性痉挛,注射用美罗培南 1 g iv.gtt q12h.预防感染,重组人粒细胞刺激因子(rhG–CSF)300 μg s.c. q.d.升高白细胞。完善相关检查,如血常规等。

入院第3天:患者诉双下肢麻木明显,右腹部束带感,无发热,睡眠差。体查:四肢肌力Ⅴ级,双侧腹股沟以下浅感觉稍减退。查血常规:WBC $2.21 \times 10^9$/L(↓),NEUT% 25%(↓)。加用阿米替林片12.5 mg p.o. q.n.改善痛性痉挛。白细胞逐渐回升,继续提高白细胞数量治疗。

入院第5天:患者诉双下肢麻木明显,右腹部束带感,无发热,睡眠差。查血常规:WBC $3.49 \times 10^9$/L(↓),NEUT% 42.1%。增加加巴喷丁剂量至0.3 g p.o. t.i.d.,同时加用巴氯芬片10 mg p.o. b.i.d.改善痛性痉挛。白细胞逐渐回升接近正常,更改用药方案,重组人粒细胞刺激因子更改为100 μg s.c. q.d.。

入院第10天:患者诉双下肢麻木较前稍好转,右腹部束带感较前好转,无发热,睡眠差。查血常规:WBC $4.41 \times 10^9$/L,NEUT% 52.1%,白细胞恢复正常。注射用兰索拉唑静脉滴注改为奥美拉唑肠溶胶囊20 mg p.o. q.d.。

入院第11天:患者诉双下肢麻木好转,麻木呈间断性,间隔时间较前延长。白细胞恢复正常,更改用药方案,停用重组人粒细胞刺激因子,更改为鲨肝醇片20 mg p.o. t.i.d.、利可君片20 mg p.o. t.i.d.。

入院第16天:患者间断有双下肢麻木、右腹部束带感明显好转,无发热,睡眠可。查血常规:WBC $6.30 \times 10^9$/L,NEUT% 50%。患者病情稳定好转,一般情况可,予以出院。

出院带药:醋酸泼尼松片25 mg p.o. q.d.(早餐前1次性顿服);加巴喷丁胶囊0.3 g p.o. t.i.d.;巴氯芬片10 mg p.o. b.i.d.;鲨肝醇片20 mg p.o. t.i.d.;利可君片20 mg p.o. t.i.d.。

## (二)案例分析

### 【激素治疗】

根据《中国视神经脊髓炎谱系疾病诊断与治疗指南》(2016年)

推荐,糖皮质激素治疗短期内能促进NMOSD急性期患者神经功能恢复(A类推荐),延长激素用药对预防NMOSD的神经功能障碍加重或复发有一定作用。推荐方法:从1 g/d开始,静脉滴注3～4 h,一般是按3 d递减,剂量依次阶梯式减半,后改为口服泼尼松1 mg/(kg·d),逐渐减量,依据免疫抑制剂作用时效快慢与之相衔接,减至维持量(10～15 mg),长期维持。

临床药师观点:该患者2个月前诊断为NMOSD,予激素冲击治疗后症状好转,改为口服泼尼松60 mg/d,每周减5 mg。患者目前处于激素减量维持阶段,继续维持原治疗方案。激素常见不良反应有电解质紊乱、血糖、血压、血脂异常,上消化道出血,骨质疏松、股骨头坏死等。因此,激素治疗中应注意补钾、补钙,应用质子泵抑制剂预防上消化道出血。

**【升高白细胞治疗】**

患者外周血中性粒细胞绝对值(ANC) $< 0.5 \times 10^9/L$ 或预计48 h后ANC $< 0.5 \times 10^9/L$ 称为中性粒细胞缺乏。重组人粒细胞刺激因子主要用于化疗等原因导致的中性粒细胞减少症。治疗时首选皮下给药,成年患者给药剂量为2～5 μg/kg,每日1次,根据中性粒细胞数回升情况减量或停药。鲨肝醇用于治疗各种原因引起的白细胞减少,成人剂量为每日50～150 mg,分3次服用,临床疗效与剂量相关。利可君片用于治疗肿瘤放、化疗引起的白细胞、血小板减少症,常规剂量为20 mg t.i.d.,或遵医嘱。

临床药师观点:该患者入院后ANC经计算为 $0.13 \times 10^9/L$ ,属于中性粒细胞缺乏。患者是在使用硫唑嘌呤约3周后出现呕吐、上腹痛、全身乏力,查WBC $0.62 \times 10^9/L(\downarrow)$,且骨髓抑制是硫唑嘌呤较严重的不良反应,因此考虑是使用硫唑嘌呤引起的中性粒细胞缺乏。患者体重63 kg,初始给予重组人粒细胞刺激因子300 μg s.c. q.d.,白细胞逐渐回升,减少重组人粒细胞刺激因子剂量至100 μg s.c. q.d.,白细胞恢复正常后,停用重组人粒细胞刺激因子,改为口服提高白细胞数量细胞药物鲨肝醇和利可君,用药方案的调整是适宜的。建议在使用重组人粒细胞刺激因子治疗粒细胞缺乏时,谨防患者原有的NMOSD加重。建议在应用硫唑嘌呤前测定TPMT活性或相关基因检测,避免发生严重不良反应;发生严重不良反应时,立即停用。

**【改善痛性痉挛治疗】**

根据《带状疱疹后神经痛诊疗中国专家共识》(2016年)推荐,治疗带状疱疹后神经痛(PHN)的一线药物包括普瑞巴林、加巴喷丁、阿米替林等。《中国视神经脊髓炎谱系疾病诊断与治疗指南》(2016年)推荐,NMOSD痛性痉挛可选用卡马西平、加巴喷丁、普瑞巴林、巴氯芬等药物。① 巴氯芬使用时应从小剂量开始,初始剂量为5 mg t.i.d.,根据患者反应,单次剂量可逐渐增加,每次增加5 mg,间隔3 d。日剂量平均为30～75 mg,严密监测下最高可达100 mg。② 加巴喷丁起始剂量为每日300 mg,逐渐加量,常用有效剂量为每日900～3 600 mg,肾功能不全时应减量。③ 阿米替林首剂应睡前服用,每次12.5～25 mg,根据患者反应可逐渐增加剂量,每日最大剂量150 mg。

临床药师观点:患者因NMOSD和带状疱疹产生神经病理性疼痛,初始给予加巴喷丁0.2 g p.o. t.i.d.,疼痛控制不佳,故增加加巴喷丁剂量至0.3 g p.o. t.i.d.。同时,为避免患者不能耐受药物的副作用,采用2种或3种不同作用机制的药物低剂量联合用药,加用阿米替林12.5 mg p.o. q.n.、巴氯芬片10 mg p.o. b.i.d.。建议这3种药物在使用时,从小剂量开始,根据患者反应逐渐增加剂量,同时关注不良反应的发生。另外,根据患者反应,加巴喷丁还可继续加量,若能耐受,采用足量单一药物治疗或许更加适宜。

**【预防感染治疗】**

根据《中国中性粒细胞缺乏伴发热患者抗菌药物临床应用指南(2016年版)》推荐,对严重中性粒细胞缺乏(<0.1×10⁹/L)或预计中性粒细胞缺乏持续>7 d的高危患者,可选择氟喹诺酮类药物、磺胺甲噁唑/甲氧苄啶预防性用药;对预计中性粒细胞缺乏在7 d内消失的低危患者,不推荐预防性应用抗菌药物。

临床药师观点:该患者预计中性粒细胞减少>7 d,有预防性应用抗菌药物的指征,但选择美罗培南预防感染级别过高,不适宜。

(三)药学监护要点

1. 疗效监护

(1)白细胞、中性粒细胞变化。

(2)呕吐、上腹痛的改善。

(3)双下肢麻木的改善。

(4)右腹部束带感的改善。

(5)NMOSD是否加重。

(6)体温情况。

(7)睡眠的改善。

2. 不良反应监护

(1)骨质疏松或股骨头坏死:应用激素有导致骨质疏松或股骨头坏死的风险,应注意补钙,应用维生素D,长期应用激素可加用二膦酸盐,如感觉不适及时告知医生。

(2)电解质紊乱:激素可引起水钠潴留,导致低钾血症,须限钠、补钾,建议每月复查血电解质。

(3)神经系统不良反应:激素可引起欣快、失眠、情绪波动等精神紊乱症状,大多数在减量或停药后恢复;巴氯芬最常见不良反应是镇静和嗜睡,多为暂时的,可通过降低剂量而减轻或消失;应用加巴喷丁可引起眩晕、嗜睡等不良反应,从小剂量开始,缓慢增加剂量,多数人都能耐受;应用阿米替林也可出现嗜睡、震颤、眩晕等神经系统不良反应。

(4)骨骼、肌肉疼痛:应用重组人粒细胞刺激因子可能会引起骨痛、腰痛等,可给予非麻醉性镇痛剂等适当处置;应与带状疱疹和NMOSD产生的神经病理性疼痛鉴别。

(5)抗胆碱能反应:阿米替林治疗初期可能出现多汗、口干、视物模糊等不良反应,睡前服用可减轻。

## 案例四

（一）案例回顾

患者基本情况：青年女性，21岁，身高155 cm，体重54.7 kg。

【主诉】

间断视物模糊伴呃逆、头晕2年。

【现病史】

患者2年前因"呕吐呃逆2个月，眩晕伴视物模糊1个月"住院治疗。查头颅及颈胸段MRI：脑桥、延髓及上颈髓异常信号；AQP4抗体：阴性；脑脊液未见异常。予激素冲击治疗，出院后激素逐渐减停，患者症状无发作。半年前患者再次出现头晕，查头颅MRI：延髓背侧异常信号，予激素冲击治疗后症状好转，出院后激素逐渐减量至甲泼尼龙4 mg/d口服长期维持。12 d前患者再次出现双眼视物模糊，伴上下眼震，头晕，右面部麻木，查听觉诱发电位：下脑干轻度受累，视觉诱发电位：双视路受累（左侧著），AQP4抗体：阴性，头颅MRI：延髓背侧异常信号，予甲泼尼龙1 g×5 d冲击治疗，患者症状显著好转。现为进一步诊治收入院。

【既往史】

否认肝炎、结核等病史。

【社会史、家族史、过敏史】

否认社会史、家族史、过敏史。

【体格检查】

T：36.6℃；P：86次/min；R：20次/min；BP：98/60 mmHg。

神志清楚，双侧眼球运动未见明显受限，垂直眼震可引出，水平眼震未引出。额部感觉双侧对称，右侧颞部感觉减退，右侧耳前区感觉明显减退。患者四肢肌力Ⅴ级，肌张力未见明显异常，双上肢生理反射存在，病理反射未引出。双下肢膝反射亢进，踝阵挛未引出，左侧Babinski征可疑，右侧Babinski征阴性。

**【实验室检查及其他辅助检查】**

1. 实验室检查　AQP4 抗体：阴性。

2. 其他辅助检查

（1）听觉诱发电位：下脑干轻度受累。

（2）视觉诱发电位：双视路受累（左侧著）。

（3）头颅MRI：延髓背侧异常信号。

**【诊断】**

视神经脊髓炎谱系病。

**【用药记录】**

1. 免疫抑制　注射用甲泼尼龙0.5 g + 500 mL 0.9%氯化钠注射液 iv.gtt q.d.（d1-3）；注射用甲泼尼龙240 mg + 250 mL 0.9%氯化钠注射液 iv.gtt q.d.（d4-6）；注射用甲泼尼龙120 mg + 250 mL 0.9%氯化钠注射液 iv.gtt q.d.（d7-9）；注射用甲泼尼龙80 mg + 100 mL 0.9%氯化钠注射液 iv.gtt q.d.（d10-12）；甲泼尼龙片60 mg p.o. q.d.（d13-15）；利妥昔单抗100 mg + 100 mL 0.9%氯化钠注射液 iv.gtt stat.（d13）；利妥昔单抗500 mg + 500 mL 0.9%氯化钠注射液 iv.gtt stat.（d14）。

2. 预防激素不良反应

（1）补钙：碳酸钙$D_3$片 1 片 p.o. q.d.（d1-15）。

（2）护胃：雷贝拉唑钠肠溶片10 mg p.o. q.d.（d1-15）。

3. 改善痛性痉挛　加巴喷丁片0.15 g p.o. b.i.d.（d6-7）；加巴喷丁片0.15 g p.o. t.i.d.（d8-10）；加巴喷丁片0.3 g p.o. t.i.d.（d11-15）。

**【药师记录】**

入院第1天：患者呈多次发作病程，此次发病再次出现双眼视物模糊，伴上下眼震，头晕，右面部麻木，激素冲击治疗有效，入院后继续给予激素治疗，按3 d递减，剂量阶梯依次减半。同时，给予碳酸钙$D_3$片 1 片 p.o. q.d.、雷贝拉唑钠肠溶片10 mg p.o. q.d.预防激素不良反应。完善相关检查，如颈椎MRI、脑脊液检查等。

入院第4天：患者诉面部无麻木感，仍有舌麻。查体：双侧眼球运动无明显受限，双侧眼震仍可引出，但较为微弱。脑脊液常规：无色，清，潘氏试验（±），红细胞 $4 \times 10^6$/L，白细胞 $1 \times 10^6$/L。脑脊液生化：Cl⁻ 117 mmol/L（↓），GLU 3.9 mmol/L，Pro 356 mg/L。颈椎MRI检查：颈椎6～7水平脊髓、脑桥及延髓多发异常信号，可符合NMOSD。减少甲泼尼龙剂量，更改用药方案，甲泼尼龙更改为240 mg iv.gtt q.d.。

入院第6天：患者视物模糊及头晕较前明显缓解，仍有舌麻。加用加巴喷丁片0.15 g p.o. b.i.d.改善痛性痉挛。明日甲泼尼龙继续减量，改为120 mg iv.gtt q.d.。

入院第8天：患者仍有舌麻。体查：双侧眼球运动无明显受限，双侧眼震未引出。增加加巴喷丁剂量至0.15 g p.o. t.i.d.。

入院第11天：患者仍有舌麻，无视物模糊等不适主诉。增加加巴喷丁剂量至0.3 g p.o. t.i.d.。昨日甲泼尼龙改为80 mg iv.gtt q.d.。

入院第13天：患者舌麻较前减轻。查乙肝（−），T-SPOT（−）。甲泼尼龙静脉滴注冲击治疗逐渐减量，改为小剂量口服长期维持，更改用药方案，甲泼尼龙改为60 mg p.o. q.d.。加用利妥昔单抗100 mg iv.gtt stat.预防疾病复发。

入院第14天：患者昨日静脉滴注利妥昔单抗过程中面部出现皮疹，调慢滴速后皮疹逐渐消退，考虑患者虽有轻微过敏但可耐受，今日继续利妥昔单抗500 mg iv.gtt stat.治疗，严格控制滴速在50 mL/h。患者病情稳定，一般情况可，予明日出院。

出院带药：甲泼尼龙片 60 mg p.o. q.d.（早餐前一次性顿服，每周减5 mg）；碳酸钙$D_3$片 1片 p.o. q.d.；泮托拉唑钠肠溶胶囊40 mg p.o. q.d.（早餐前服用）。

（二）案例分析

【激素治疗】

该患者呈多次发作病程，AQP4抗体阴性，症状及影像学检查支持视神经受累及脊髓、延髓背侧受累，且激素冲击治疗有效，考虑应为炎性脱髓鞘性病变，AQP4 IgG 阴性NMOSD。根据《中国视神经脊髓炎谱系疾病诊断与治疗指南》(2016年)推荐,糖皮质激素治疗短期内能促进NMOSD急性期患者神经功能恢复(A类推荐),延长激素用药对预防NMOSD的神经功能障碍加重或复发有一定作用。推荐方法:从1 g/d开始,静脉滴注3～4 h,一般是按3 d递减,剂量依次阶梯式减半,后改为泼尼松1 mg/(kg·d)口服,逐渐减量,依据免疫抑制剂作用时效快慢与之相衔接,减至维持量(10～15 mg),长期维持。该患者从1 g/d开始甲泼尼龙冲击治疗,按3 d递减,剂量依次阶梯式减半,后改为甲泼尼龙片60 mg p.o. q.d.治疗,每周减5 mg。治疗期间,患者视物模糊、头晕及面舌麻木明显改善。

临床药师观点:该患者急性期选用甲泼尼龙冲击治疗符合指南推荐。激素常见不良反应有电解质紊乱,血糖、血压、血脂异常,上消化道出血,骨质疏松、股骨头坏死等。因此,激素治疗中应注意补钾、补钙,应用质子泵抑制剂预防上消化道出血。该患者住院期间血钾水平正常,未给予补钾治疗。建议定期复查血电解质,血钾低时应给予补钾治疗。雷贝拉唑抑酸作用强,价格较高,患者预防用药级别过高。

## 【免疫抑制治疗】

根据《中国视神经脊髓炎谱系疾病诊断与治疗指南》(2016年)推荐,对于AQP4抗体阳性的NMOSD及AQP4抗体阴性的复发型NMOSD应早期预防治疗。利妥昔单抗是一种针对B细胞表面CD20的单克隆抗体,临床试验结果显示B细胞消减治疗能减少NMOSD的复发和减缓神经功能障碍进展,具有显著疗效。推荐用法:按体表面积375 mg/$m^2$静脉滴注,每周1次,连用4周;或1 000 mg静脉滴注,共用2次(间隔2周)。国内治疗经验表明,中等或小剂量应用对预防NMOSD仍有效,且副反应小,花费相对较少。用法:单次500 mg静脉点滴,6～12个月后重复应用;或100 mg静脉点滴,1次/周,连用4周,6～12个月后重复应用。

临床药师观点：该患者为AQP4抗体阴性的NMOSD，且多次复发，应给予早期预防治疗。考虑患者为育龄期未婚女性，今后有生育计划，应选择对生育影响较小的免疫抑制剂。利妥昔单抗起效快，作用强而完全，靶向选择性强，对生殖器官无直接毒性；但胎儿的安全性文献不足，理论上存在风险，并可导致新生儿B淋巴细胞减少，妊娠前期、妊娠和哺乳期不建议使用利妥昔单抗（D级推荐）。目前，指南推荐硫唑嘌呤可用于妊娠各个时期[剂量需≤2 mg/（kg·d）]（B级推荐），建议患者合理规划妊娠期和用药计划，将免疫抑制剂对生育的风险降至最低。

利妥昔单抗输注时可能出现皮疹、发热、寒战、胸闷、呼吸困难等不良反应。该患者在利妥昔单抗静脉滴注前给予异丙嗪和地塞米松抗过敏，但静脉滴注过程中面部出现皮疹，调慢滴速后皮疹逐渐消退。建议用药前需排除感染风险，使用前30～60 min给予止痛剂（对乙酰氨基酚）、抗组胺药（苯海拉明）、糖皮质激素预防静脉滴注的不良反应；静脉滴注速度要慢，并进行监测。

大部分患者经利妥昔单抗治疗后可维持B淋巴细胞消减6个月，可根据CD19/CD20阳性细胞或CD27$^+$记忆细胞监测B淋巴细胞，若B淋巴细胞再募集可进行第2个疗程治疗。该患者可每月复查TB细胞亚群。

## 【改善痛性痉挛治疗】

根据《中国视神经脊髓炎谱系疾病诊断与治疗指南》（2016年）推荐，NMOSD痛性痉挛可选用卡马西平、加巴喷丁、普瑞巴林、巴氯芬等药物。加巴喷丁起始剂量为每日300 mg，逐渐加量，常用有效剂量为每日900～3 600 mg，肾功能不全时应减量。

临床药师观点：该患者应用加巴喷丁起始剂量为300 mg/d，未出现头晕嗜睡等不良反应，但舌麻改善不明显，考虑未达到有效剂量，逐渐增加剂量至900 mg/d，舌麻减轻。建议在使用过程中关注不良反应的发生，尤其在加量时。

（三）药学监护要点

1. 疗效监护

（1）视物模糊的改善。

（2）头晕的改善。

（3）面舌麻木的改善。

（4）T、B细胞亚群的变化。

2. 不良反应监护

（1）骨质疏松或股骨头坏死：应用激素有导致骨质疏松或股骨头坏死的风险，应注意补钙，应用维生素D，长期应用激素可加用二膦酸盐，如感觉不适及时告知医生。

（2）电解质紊乱：激素可引起水钠潴留，导致低钾血症，需限钠、补钾，建议每月复查血电解质。

（3）神经系统不良反应：激素可引起欣快、失眠、情绪波动等精神紊乱症状，大多数在减量或停药后恢复；应用加巴喷丁可引起眩晕、嗜睡等不良反应，从小剂量开始，缓慢增加剂量，多数人都能耐受。

（4）输注相关不良反应：利妥昔单抗输注时可能出现低血压、皮疹、发热、寒战、支气管痉挛、喉头水肿和低氧血症等，应严密监护血压、心电图。

（5）诱发感染：利妥昔单抗可能增加感染的风险，可诱发细菌、病毒等感染，应注意预防感染。

## 案例五

（一）案例回顾

患者基本情况：中年女性，42岁，身高160 cm，体重58 kg。

【主诉】

反复视物模糊1年余，左眼视物不清半月余。

【现病史】

患者1年余前无明显诱因下出现右眼视物模糊，当时无明显头痛头晕、恶心呕吐等不适,后视物模糊逐渐加重,发病1周后右眼视力基本消失,无光感。诊断"视神经炎",予激素治疗3 d后改为口服,患者视力逐渐好转。2014年6月患者出现左侧肢体不适,麻痛感,后左侧肢体不适感加重,逐渐出现呕吐,食入即吐,住院期间出现右侧下肢麻木无力,麻木进展至双侧乳头以下,并出现大小便潴留。考虑"多发性硬化",予激素治疗后好转,大小便功能逐渐恢复,患者可独立行走。2015年5月患者出现左眼发红,后视物模糊,逐渐加重至无光感,胸部以下麻木无力。予甲泼尼龙500 mg冲击治疗6 d,出院改为口服激素治疗,患者视物模糊改善不明显。3 d前予IVIg治疗,患者左眼视物模糊仍无明显改善。为求进一步诊治收入院。

**【既往史】**

否认肝炎、结核等病史。

**【社会史、家族史、过敏史】**

否认社会史、家族史、过敏史。

**【体格检查】**

T:36℃;P:68次/min;R:18次/min;BP:113/73 mmHg。

神志清楚,左眼视力下降,对光反射无,右眼正常,眼球运动正常。脑神经未见异常。双侧下肢近端肌力Ⅳ级,以右下肢减退明显,远端肌力可。双侧上肢肌力正常。双侧乳头(胸4左右平面)以下痛觉减退。双侧病理征阳性。

**【实验室检查及其他辅助检查】**

1. 实验室检查

(1)脑脊液常规:无色、清,潘氏试验(-),RBC $13 \times 10^6$/L,WBC $6 \times 10^6$/L。

(2)脑脊液生化:GLU4.2 mmol/L,CL⁻119 mmol/L(↓),Pro 100 mg/L(↓)。

(3)抗核抗体谱:ANA(+)(1:320,颗粒型),Ro-52(+)SS-A(+)。

(4)AQP4抗体:阴性。

（5）T-SPOT：阴性。

（6）乙肝、丙肝：阴性。

2. 其他辅助检查

（1）腮腺 SPET：双侧腮腺摄取及分泌功能低下。

（2）激发电位：双侧视觉激发电位 P100 波未引出，下肢体感觉激发电位 P100 波未引出，下肢体感觉激发电位 P40 未引出。

（3）唇腺活检：腺体间见 7 灶慢性炎细胞浸润灶（>50 个/灶）。

【诊断】

视神经脊髓炎。

【用药记录】

1. 免疫干预　注射用甲泼尼龙 1 g + 500 mL 0.9%氯化钠注射液 iv.gtt q.d.（d1-5）；注射用甲泼尼龙 500 mg + 500 mL 0.9%氯化钠注射液 iv.gtt q.d.（d6-10）；注射用甲泼尼龙 240 mg + 250 mL 0.9%氯化钠注射液 iv.gtt q.d.（d11-15）；注射用甲泼尼龙 120 mg + 250 mL 0.9%氯化钠注射液 iv.gtt q.d.（d16-20）；注射用甲泼尼龙 80 mg + 250 mL 0.9%氯化钠注射液 iv.gtt q.d.（d21-23）；醋酸泼尼松片 60 mg p.o. q.d.（d24-25）；静脉注射用人免疫球蛋白 25 g iv.gtt q.d.（d1-2）。

2. 免疫抑制　注射用环磷酰胺（安道生）0.8 g + 500 mL 0.9%氯化钠注射液 iv.gtt stat.（d23）。

3. 调节免疫　白芍总苷胶囊 0.3 g p.o. t.i.d.（d23-25）。

4. 预防激素不良反应

（1）补钙：碳酸钙 $D_3$ 片 1 片 p.o. q.d.（d1-25）。

（2）补钾：氯化钾缓释片 0.5 g p.o. t.i.d.（d1-25）。

（3）护胃：注射用兰索拉唑 30 mg + 100 mL 0.9%氯化钠注射液 iv.gtt q.d.（d1-25）。

5. 改善痛性痉挛　普瑞巴林胶囊 75 mg p.o. q.n.（d9-15）；卡马西平片 0.2 g p.o. t.i.d.（d16-25）。

【药师记录】

入院第 1 天：患者呈反复发作病程，此次发病表现为左眼视物模糊,无光感,胸部以下麻木无力,入院前已给予激素、IVIg治疗,症状无明显改善,入院后继续甲泼尼龙冲击治疗,从 1 g/d 开始,按 5 d 递减,剂量依次阶梯式减半;继续 IVIg 治疗至足疗程(5 d)。同时给予碳酸钙 $D_3$ 片 1 片 p.o. q.d.、氯化钾缓释片 0.5 g p.o. t.i.d.、注射用兰索拉唑 30 mg iv.gtt q.d. 预防激素不良反应。完善相关检查,如脑脊液检查、AQP4 抗体等。

入院第 2 天:患者左眼视力无明显改善。主诉有口干、眼干、龋齿伴牙齿脱落,考虑干燥综合征可能。完善相关检查,如血清自身抗体、腮腺同位素、唇腺活检等。

入院第 3 天:患者左眼视力较前好转,已有光感。

入院第 5 天:患者左眼视力较前好转,诉双下肢麻木不适。明日减少甲泼尼龙剂量,更改用药方案,甲泼尼龙更改为 500 mg iv.gtt q.d.。

入院第 9 天:患者双下肢仍有麻木疼痛感。加用普瑞巴林胶囊 75 mg p.o. q.n. 改善痛性痉挛。完善结核、肝炎病毒筛查,排除禁忌前提下启动免疫抑制治疗。

入院第 11 天:患者双下肢麻木疼痛较前好转。继续减少甲泼尼龙剂量,更改用药方案,甲泼尼龙更改为 240 mg iv.gtt q.d.。临床药师建议启用免疫抑制治疗。

入院第 16 天:患者诉下肢有电刺激样感觉。停用普瑞巴林,加用卡马西平片 0.2 g p.o. t.i.d. 改善痛性痉挛。甲泼尼龙继续减量,减至 120 mg iv.gtt q.d.。

入院第 21 天:患者病情平稳,查体示左眼有光感,视力 < 0.1,右眼视力 0.4,四肢肌力、肌张力正常,双侧病理征(+)。甲泼尼龙继续减量,减至 80 mg iv.gtt q.d.。

入院第 23 天:风湿科会诊同意以上诊断和治疗,建议予环磷酰胺免疫抑制治疗,注意肝功能。给药方案:每次 0.8 g,若无禁忌每月 1 次,累积剂量约 10 g。同时,加用白芍总苷胶囊 0.3 g p.o. t.i.d. 调节免疫。

入院第24天：患者病情平稳，甲泼尼龙静脉滴注冲击治疗逐渐减量，改为小剂量口服长期维持，改为醋酸泼尼松片60 mg p.o. q.d.，每周减5 mg。患者一般情况可予明日出院。

出院带药：醋酸泼尼松片 60 mg p.o. q.d.（早晨餐后1次性顿服，每周减5 mg）；卡马西平片 0.2 g p.o. t.i.d.；碳酸钙$D_3$片 1片 p.o. q.d.；氯化钾缓释片 0.5 g p.o. b.i.d.（餐后服用）；奥美拉唑肠溶胶囊 20 mg p.o. q.d.（早餐前服用）；白芍总苷胶囊 0.3 g p.o. t.i.d.。

（二）案例分析

【激素治疗】

该患者急性起病，多次发作，表现为反复视物模糊，双下肢麻木、无力伴痛觉减退，大小便失禁。根据患者视神经和脊髓相继受累的复发缓解病程，及对激素治疗的反应，考虑NMO。根据《中国视神经脊髓炎谱系疾病诊断与治疗指南》（2016年）推荐，糖皮质激素治疗短期内能促进NMOSD急性期患者神经功能恢复（A类推荐），延长激素用药对预防NMOSD的神经功能障碍加重或复发有一定作用。推荐方法：从1 g/d开始，静脉滴注3～4 h，一般是按3 d递减，剂量依次阶梯式减半，后改为泼尼松1 mg/(kg·d)口服，逐渐减量，依据免疫抑制剂作用时效快慢与之相衔接，减至维持量（10～15 mg），长期维持。该患者从1 g/d开始甲泼尼龙冲击治疗，按5 d递减，剂量依次阶梯式减半，后改为醋酸泼尼松片60 mg p.o. q.d.治疗，每周减5 mg。治疗期间，患者左眼视力较前好转，有光感，但改善不明显。

临床药师观点：该患者急性期选用甲泼尼龙冲击治疗符合指南推荐。但患者此次发病激素治疗视物模糊改善不明显，可调整治疗方案，选用血浆置换、IVIg或联用环磷酰胺治疗。激素常见不良反应有电解质紊乱，血糖、血压、血脂异常，上消化道出血，骨质疏松、股骨头坏死等。因此，激素治疗中应注意补钾、补钙，应用质子泵抑制剂预防上消化道出血。

【IVIg治疗】

根据《中国视神经脊髓炎谱系疾病诊断与治疗指南》(2016年)推荐,NMOSD急性期对甲泼尼龙冲击疗法反应差的患者,可选用IVIg治疗。免疫球蛋白用量为0.4 g/(kg·d),静脉滴注,连续5 d为1个疗程。

临床药师观点:该患者此次发病对甲泼尼龙冲击疗法反应不佳,因此选用IVIg治疗。患者体重58 kg,免疫球蛋白用量为25 g/d,连续静脉滴注5 d,符合指南推荐。

【免疫抑制治疗】

根据《中国视神经脊髓炎谱系疾病诊断与治疗指南》(2016年)推荐,对于AQP4 IgG阳性的NMOSD及AQP4 IgG阴性的复发型NMOSD应早期预防治疗。环磷酰胺是NMOSD免疫抑制治疗的二线药物,可用于其他治疗无效者。推荐用法:600 mg iv. ggt. 1次/2周,连续5个月;600 mg iv. ggt每月1次,共12个月。年总负荷剂量不超过10～15 g。根据《干燥综合征诊断及治疗指南》(2010年)推荐,对合并有重要脏器损害者,宜在应用糖皮质激素的同时加用免疫抑制剂,常用的免疫抑制剂包括甲氨蝶呤、硫唑嘌呤、环孢素、环磷酰胺,其中环磷酰胺最常用,推荐用法:1～2 mg/(kg·d)或0.5～1 g/(m²·4周)。

临床药师观点:该患者干燥综合征合并NMO诊断明确,激素治疗20余天,视物模糊改善不明显,应加用免疫抑制剂。患者体表面积为1.622 m²,环磷酰胺每次0.8 g,每月1次是适宜的。但应注意监测血常规、尿常规、肝功能等,治疗前后嘱患者多饮水。若患者不能耐受,建议调整治疗方案,如硫唑嘌呤等。

【免疫调节】

白芍总苷为抗炎免疫调节药,具有多途径抑制自身免疫反应及抗炎、镇痛、保肝、抗病毒等作用,主要应用于类风湿关节炎、干燥综合征和系统性红斑狼疮等自身免疫性疾病的治疗。

临床药师观点:该患者干燥综合征诊断明确,可加用白芍总苷调节免疫,且不良反应少,长期服用耐受性好。

**【改善痛性痉挛】**

根据《中国视神经脊髓炎谱系疾病诊断与治疗指南》(2016年)推荐,NMOSD痛性痉挛可选用卡马西平、加巴喷丁、普瑞巴林、巴氯芬等药物。① 卡马西平起始剂量为100～200 mg/d,分2～3次口服,再缓慢加至600～800 mg/d。② 普瑞巴林起始剂量可为150 mg/d,分2～3次口服,根据疗效和耐受性,可逐渐加至300～600 mg/d。肾功能不全时应减量。

临床药师观点:该患者双下肢有麻木疼痛感,故加用普瑞巴林75 mg p.o. q.n.,可耐受,但症状改善不明显。考虑普瑞巴林起始剂量偏低,可逐渐增加剂量。患者诉既往服用卡马西平有效,故调整给药方案,换用卡马西平0.2 g p.o. t.i.d.。但卡马西平起始剂量过高,应关注有无头晕、嗜睡、皮疹等不良反应。建议使用以上两种药物时,应从小剂量开始,根据患者反应逐渐增加剂量,同时关注不良反应的发生。

(三)药学监护要点

1. 疗效监护

(1)左眼视力的改善。

(2)双下肢麻木疼痛的改善。

2. 不良反应监护

(1)骨髓抑制:应用环磷酰胺可引起骨髓抑制,如白细胞、血小板减少及贫血等,应注意定期监测血常规。治疗开始时每周监测1次;接受长期治疗的患者,建议每2周监测1次。卡马西平亦有增加骨髓毒性的可能。

(2)肝功能损害:应用环磷酰胺可能会导致肝功能损伤,需定期监测肝功能。建议治疗开始时每周复查1次;接受长期治疗的患者,建议每2周监测1次。卡马西平亦可引起肝功能异常。

(3)胃肠道不良反应:上消化道出血是激素常见不良反应,可应用质子泵抑制剂预防；应用环磷酰胺的50%患者有程度不同的中到重度胃肠道反应,恶心、呕吐可适当应用止吐药缓解。

（4）出血性膀胱炎：应用环磷酰胺有导致出血性膀胱炎的风险,如镜下血尿和肉眼血尿,可预防性应用美司钠,或嘱患者治疗前后多饮水,注意监测尿常规。

（5）骨质疏松或股骨头坏死：应用激素有导致骨质疏松或股骨头坏死的风险,应注意补钙,应用维生素D,长期应用激素可加用二膦酸盐,如感觉不适及时告知医生。

（6）电解质紊乱：激素可引起水钠潴留,导致低钾血症,须限钠、补钾,建议每月复查血常规和电解质；应用卡马西平后,易产生低钠血症,须每3个月监测血常规和电解质。

（7）神经系统不良反应：激素可引起欣快、失眠、情绪波动等精神紊乱症状,大多数在减量或停药后恢复；普瑞巴林可引起头晕、嗜睡,是导致停药的最常见不良反应；应用卡马西平后可能会出现头晕、嗜睡等中枢神经系统不良反应,多可耐受,并逐渐消失。

（8）皮肤过敏反应：卡马西平可引起皮疹或严重皮肤反应,如中毒性表皮坏死松懈症和Stevens-Johnson综合征,若有严重的皮肤症状或体征出现,应立刻停药。

# 第三节 主要治疗药物

主要治疗药物见表6-1

## 表6-1 主要治疗药物

| 名称 | 适应证 | 用法用量 | 禁忌证 | 注意事项 |
|---|---|---|---|---|
| 糖皮质激素（甲泼尼龙/泼尼松） | 1. 抗感染治疗 2. 免疫抑制治疗（主要用于NMO急性期治疗） | 1. 从1 g/d开始甲泼尼龙静脉冲击治疗，静脉滴注3~4 h，一般是按3 d递减，剂量阶梯依次减半，后改为口服泼尼松1 mg/（kg·d），逐渐 | 1. 全身性霉菌感染者 2. 已知对肾上腺皮质激素或者配方中的任何成分过敏者 3. 鞘内注射连给各途给药 4. 硬脑膜外连给各途给药的使用 | 1. 大剂量激素治疗可引起心律失常，应注意激素冲击速度要慢，一旦出现心律失常应及时处理，甚至停药 2. 应用质子泵抑制剂预防上消化道出血，对于年龄较大或有脑卒中危险因素的患者应进行脑卒中预防 |

| 名称 | 适 应 证 | 用 法 用 量 | 禁 忌 证 | 注 意 事 项 |
| --- | --- | --- | --- | --- |
| 糖皮质激素（甲泼尼龙泼尼松） | | 减量，依据免疫抑制剂作用时效快慢与之相衔接，减至维持量（10～15 mg），长期维持<br>2. 对激素依赖性NMO患者，激素减量过程要慢，可每1～2周减5～10 mg，至维持量（5～15 mg/d）与免疫抑制剂长期联合使用 | 5. 禁止对正在接受皮质类固醇治疗的患者使用活疫苗或减毒活疫苗<br>6. 儿童、糖尿病患者、高血压患者、有精神病病史者、有明显症状的某些感染性疾病（如结核病）或有明显疱疹及眼部的某些病毒性疾病（如疱疹及眼部的某些病毒性疱疹）者，使用该类药物时，应密切监护 | 3. 激素治疗中应注意补钾、补钙，应用维生素D，较长时间应用激素可加用二膦酸盐。尽量控制激素用量和疗程，以预防激素引起的骨质疏松、股骨头坏死等并发症<br>4. 长期口服此类药物，停药前应逐渐减量 |
| 静脉注射人免疫球蛋白 | 本品主要用于NMO急性期治疗；也可用于NMO预防治疗，特别适用于免疫抑制剂不宜用者。如儿童及妊娠期患者 | 免疫球蛋白用量为0.4 g/(kg·d)，静脉点滴，连续5 d为1疗程 | 1. 对人免疫球蛋白过敏或有其他严重过敏史者<br>2. 抗IgA抗体的选择性IgA缺乏者 | 1. 本品只能静脉注射<br>2. 如需要，可以用5%葡萄糖注射液稀释本品，但糖尿病患者应慎用<br>3. 本品开启后，应1次滴注完毕，不得分次或多给第2人滴注<br>4. 有严重酸碱代谢紊乱的患者应慎用<br>5. 滴注过程中若出现寒战、发热，应暂停或减缓滴注速度 |

（续表）

| 名称 | 适应证 | 用法用量 | 禁忌证 | 注意事项 |
|---|---|---|---|---|
| 硫唑嘌呤 | 预防 NMO 复发，一线药物 | 按体重 2～3 mg/(kg·d) 单用或联合口服泼尼松 [按体重 0.75 mg/(kg·d)]，通常在硫唑嘌呤全起效以后（4～5 个月）将泼尼松逐渐减量至小剂量长期维持 | 1. 对硫唑嘌呤或其他任何成分有过敏史者禁用 2. 对 6-硫唑嘌呤（6-MP）过敏者也可能对本品过敏 | 1. 治疗前 8 周内，应至少每周检查 1 次血常规；如果大剂量给药或患者肝肾功能不全时，应增加检查频率。此后，建议每月检查 1 次，或至少每 3 个月检查 1 次 2. 应用硫唑嘌呤前建议患者测定 TPMT 活性或相关基因检测，避免发生严重不良反应 3. 使用本品治疗的配偶需采取充分的避孕措施 |
| 吗替麦考酚酯 | 预防 NMO 复发，一线药物 | 1～1.5 g/d p.o. | 禁用于对吗替麦考酚酯、麦考酚酸或该药物中的其他成分有超敏反应的患者 | 1. 可增加对感染的易感性 2. 如果出现 ANC $< 1.3 \times 10^3/\mu L$，应停药或减低剂量，完成适宜的诊断性检验，同时给予患者适当治疗 3. 慎用于有活动性严重消化系统疾病的患者 4. 不推荐吗替麦考酚酯和硫唑嘌呤联合使用 |

| 名称 | 适应证 | 用法用量 | 禁忌证 | 注意事项 |
|---|---|---|---|---|
| 吗替麦考酚酯 | | | | 5. 在开始接受本品前4周内，育龄妇女必须采取高效避孕措施（同时采取两种措施）。当本品停止治疗后6周内，还必须继续采取避孕措施。计划妊娠患者不应接受本品治疗，除非采用其他免疫抑制剂不能成功治疗<br>6. 治疗的前4周，应每周检查1次血常规；治疗的第2个月和第3个月内，应每2周检查1次；然后至1年时每月检查1次 |
| 利妥昔单抗 | 预防NMO复发，一线药物 | 1. 推荐用法：按体表面积375 mg/m²静脉滴注，每周1次，连用4周；或1 000 mg静脉滴注，共用2次（间隔2周）<br>2. 国内治疗经验：单次500 mg静脉滴注，6~12个月后重复应用；或100 mg静脉滴注，1次/周，连用4周，6~12个月后重复应用 | 1. 对处方中活性成分或任何辅料过敏者禁用<br>2. 严重活动性感染或免疫应答重度损害（如低γ球蛋白血症、CD4或CD8细胞计数严重下降）的患者禁用<br>3. 严重心力功衰竭（NYHA分类IV）患者禁用<br>4. 妊娠期间禁止利妥昔单抗与甲氨蝶呤联合用药 | 1. 滴注前30~60 min应预先使用止痛剂（如对乙酰氨基酚）、抗组胺药（如苯海拉明）和糖皮质激素预防静脉滴注副反应。静脉点滴速度要慢，并进行监测<br>2. 对出现严重反应的患者，特别是有严重呼吸困难、支气管痉挛和低血压的患者应立即停止滴注<br>3. 可能增加感染风险 |

（续表）

| 名称 | 适应证 | 用法用量 | 禁忌证 | 注意事项 |
|------|--------|----------|--------|----------|
| 环磷酰胺 | 预防NMO复发，二线药物 | 600 mg静脉滴注，1次/2周，连续5个月；600 mg静脉滴注，每月1次，共12个月。年总负荷剂量不超过10～15 g | 1. 对环磷酰胺过敏<br>2. 严重的骨髓功能损害[特别是已使用细胞毒性药物治疗和（或）放射治疗的患者]<br>3. 膀胱炎症（膀胱炎）<br>4. 尿路阻塞<br>5. 急性感染 | 1. 治疗时需定期监测WBC：治疗开始时间隔为5～7 d，如WBC＜3×10⁹/L，应每2 d监测；在某些情况下需每日监测。接受长期治疗的患者，建议每2周监测，当有任何骨髓抑制现象出现时，建议监测红细胞和血小板<br>2. 白细胞减少应及时减量或停用<br>3. 治疗前后需嘱患者多饮水<br>4. 可应用美司钠、强化补液促进利尿，预防出血性膀胱炎；若出现膀胱炎伴镜下血尿或肉眼血尿，则应立即停药，直到恢复正常<br>5. 恶心、呕吐可适当用止吐药对抗<br>6. 慎用于已知有心脏毒性风险和心脏病既往史的患者<br>7. 育龄期的男性和女性患者在治疗期间和治疗后至少6个月内应采取适当的避孕措施 |

第六章 视神经脊髓炎

| 名称 | 适应证 | 用法用量 | 禁忌证 | 注意事项 |
|---|---|---|---|---|
| 米托蒽醌 | 预防NMO复发，二线药物 | 按体表面积10～12 mg/m²静脉滴注，每月1次，共3个月，后每3个月1次，再用3次，总量不超过100 mg/m² | 1. 对本品过敏者禁用<br>2. 妊娠及哺乳期妇女禁用<br>3. 有骨髓抑制或肝功能不全者禁用<br>4. 呈恶液体质，伴有心、肺功能不全的患者禁用 | 1. 用药期间应密切随访血象、肝肾功能、心电图，必要时还需测定左心室排血量、超声心动图等，当白细胞＜1.5×10⁹/L应停药<br>2. 使用时应注意监测其心脏毒性，每次注射前应检测左室射血分数（LVEF），若LVEF＜50或较前明显下降，应停用<br>3. 不宜作鞘内注射，可能会引起截瘫<br>4. 本品由尿排出，可使尿呈蓝色，不须处理 |
| 甲氨蝶呤 | 预防NMO复发，二线药物 | 15 mg/周单用，或与小剂量泼尼松松合用 | 1. 已知对本品高度过敏的患者禁用<br>2. 全身极度衰竭、恶病质或并发感染及心、肺、肝、肾功能不全时禁用 | 1. 长期服用有潜在的导致继发性肿瘤的危险<br>2. 可导致闭经和精子减少或缺乏，尤其是在长期应用较大剂量后，但一般多严重，有时呈不可逆性<br>3. 周围血象如WBC＜3.5×10⁹/L或PLT＜50×10⁹/L时不宜用 |

# 第四节 案例评述

## 一、临床药学服务要点

### （一）NMO 药物治疗

1. NMO治疗方案的选择　NMO治疗药物的选择依据患者的病情、药物副作用大小、来源、价格等。主要治疗药物如表6-2所示。

表 6-2　主要治疗药物

| | 药　物 | 推　荐　级　别 |
|---|---|---|
| 急性期治疗 | 糖皮质激素 | A级 |
| | 血浆置换 | B级，可用于激素冲击治疗反应差者 |
| | IVIg | B级，可用于激素冲击治疗反应差者 |
| | 激素联合免疫抑制剂（如环磷酰胺） | 用于激素冲击治疗收效不佳时，因经济情况不能行IVIg或血浆置换治疗者，或合并自身免疫疾病者 |
| 免疫抑制治疗 | 硫唑嘌呤 | 一线药物 |
| | 吗替麦考酚酯 | |
| | 利妥昔单抗 | |
| | 甲氨蝶呤 | 一线药物，适用于不能耐受硫唑嘌呤的副作用及经济条件不能承担其他免疫抑制剂的患者 |

| 药　物 | 推 荐 级 别 |
|---|---|
| 免疫抑<br>制治疗 | 环磷酰胺 | 二线药物,可用于其他治疗无效者 |
| | 米托蒽醌 | 二线药物,对于反复发作而其他方法治疗效果<br>不佳者可选用 |
| | 他克莫司 | 二线药物 |

2. 药物剂量和给药途径的确定　NMO治疗药物的给药剂量和给药途径一般根据指南推荐用法确定,同时也要结合患者病情。如激素治疗的原则是大剂量冲击,缓慢阶梯减量,小剂量长期维持。激素冲击治疗时,从1 g/d开始,静脉滴注,一般按3～5 d阶梯减量,减至120 mg/d以下时,改为口服激素治疗,逐步缓慢减量,减至小剂量长期维持。

3. 特殊人群免疫抑制剂的选择

NMO患者妊娠期和哺乳期需要坚持免疫抑制治疗。免疫抑制剂选择如表6-3所示。

表6-3　妊娠和哺乳期NMO患者免疫抑制剂的选择

| 药　物 | 推 荐 级 别 |
|---|---|
| 妊娠和哺<br>乳期药物<br>使用建议 | 泼尼松龙 | 可用于妊娠各个时期(A级),哺乳期 |
| | 甲泼尼龙 | 妊娠期、哺乳期可用 |
| | IVIg | 可用于妊娠期(A级),哺乳期(D级) |
| | 硫唑嘌呤 | 可用于整个妊娠期,但剂量需≤2 mg/(kg·d)<br>(B级);哺乳期(D级) |
| | 环孢素A | 整个妊娠期可使用最低有效剂量环孢素(B级);<br>不应阻止服用环孢素的母亲进行哺乳(D级) |
| | 他克莫司 | 同环孢素 |

(续表)

| 药 物 | | 推 荐 级 别 |
|---|---|---|
| 妊娠前期、妊娠和哺乳期不建议使用的药物 | 环磷酰胺 | 只有在孕妇具有生命危险或器官功能衰竭风险时才考虑使用(C级) |
| | 吗替麦考酚酯 | 妊娠期间禁忌使用(D级);在计划妊娠前至少6周,应停用(D级);不建议哺乳期间使用(D级) |
| | 甲氨蝶呤 | 妊娠期应避免使用,并在妊娠前3个月停用(D级);妊娠前3个月内接受低剂量甲氨蝶呤治疗的女性,应在妊娠之前至整个妊娠期补充叶酸(5 mg/d)(B级);使用低剂量甲氨蝶呤期间意外妊娠的病例,应立即停用甲氨蝶呤,继续补充叶酸(5mg/d),由当地专家仔细评估胎儿的风险(D级);哺乳期不推荐使用(D级) |
| | 利妥昔单抗 | 妊娠前期、妊娠和哺乳期不建议使用利妥昔单抗(D级) |

## (二)临床药学监护要点

NMO药物治疗的药学监护要点主要包括有效性、安全性、依从性监测。

1. 有效性 NMO药物治疗的有效性主要监测神经功能缺损症状的改善。在药学监护中,药物疗效的评价要记录并根据患者情况而定,这对药物治疗方案的调整至关重要。

2. 安全性 由于免疫抑制剂存在不同程度的药物不良反应。这些不良反应的发生和轻重程度因个体有差异。因此,在开具免疫抑制剂时,应告知患者该药的不良反应和如何自我监测。如出现骨髓抑制如白细胞减少,应立即停药。在患者用药前和用药期间要注意监测血常规、肝肾功能、电解质等变化,注意预防感染,用药期间一般每月监测血常规,每季度检查肝肾功能和电解质变化,发现问题及时就医。如果出现的严重且危及生命的药物不良反应,需立即停用可疑药物,换用其他免疫抑制剂,并及时对出现的药物不良反应给予干预和救治。某些药物如硫唑嘌呤，在应用前可建议患者测定TPMT活性或相关基因检测，避免发生严重不良反应。

3. 依从性　通过神经功能缺损症状的改善、自我监测指标、续配药和复发的频率，评估患者依从性。建议患者规律按剂量服药，出院后定期门诊随访并监测相关指标，从而提高病情控制效果。

## （三）免疫抑制剂的不良反应及处理

常见的不良反应包括对消化系统的影响（恶心、呕吐、上消化道出血等）、对血液系统（骨髓抑制）、中枢神经系统的影响，诱发感染、肝肾毒性、电解质紊乱、骨质疏松、生育问题等。免疫抑制剂的不良反应有以下几种类型

1. 剂量相关的不良反应　中枢神经系统的不良反应如激素引起的精神紊乱，是剂量相关的不良反应，减量或停药后可减轻这类不良反应。

2. 特异体质的不良反应　与剂量无关，如过敏反应及血液系统损害。该类不良反应需要立即停药。

3. 长期的不良反应　与累积剂量有关，如大量和长期应用激素会导致和加重骨质疏松。能够以最低剂量维持治疗，逐渐停药后可减少这种不良反应对人体的影响。

4. 致畸的不良反应　如吗替麦考酚酯可能导致胎儿畸形。更换对胎儿影响较小的免疫抑制剂如硫唑嘌呤可以减少畸形率。

# 二、常见用药错误归纳与要点

1. 免疫抑制剂选择不当　不仅无效，也可能导致不良反应的发生。例如，泼尼松须在肝脏转化为泼尼松龙才能发挥作用；对于肝功能障碍的患者，应直接使用无须代谢转化即具药理作用的

泼尼松龙。此外,如硫唑嘌呤须在体内转化为6-巯基嘌呤,吗替麦考酚酯须转化为麦考酚酸,之后才能产生药理活性,选用这些药物时须注意药物对脏器功能的影响。

2. 药物用法用量错误　免疫抑制剂的用法用量要注意各个药物的药动学和药效学性质,也要结合患者病情,如长期口服激素的患者,推荐1日1次清晨顿服,或隔日1次清晨顿服,此种给药方式可减少对肾上腺-下丘脑-皮质轴的抑制。环磷酰胺要结合患者的耐受情况,确定适宜的给药剂量,制订合理的治疗疗程。

3. 药物相互作用　免疫抑制剂与很多药物都可能发生相互作用,如环孢素A、他克莫司均经肝脏P450酶系代谢,很多经此酶系代谢的药物均可与之发生相互作用;环磷酰胺可使血清尿酸水平增高,在与抗痛风药别嘌呤醇同用时,应调整抗痛风药剂量;别嘌呤醇可加重硫唑嘌呤的骨髓抑制作用,两药合用时应谨慎。

4. 免疫抑制剂的联合使用　不推荐吗替麦考酚酯和硫唑嘌呤联合使用;妊娠期间禁止利妥昔单抗与甲氨蝶呤联合用药。

# 第五节 规范化药学监护路径

参照NMO临床路径中的临床治疗模式与程序,建立NMO治疗的药学监护路径(表6-4)。其意义在于规范临床药师对NMO患者开展有序、适当的临床药学服务工作,并以其为导向为NMO患者提供个体化的药学服务。临床药师参与到临床路径的制订和实施过程中,可以在提高NMO治疗效果、确保患者合理用药方面发挥作用。

## 表6-4 NMO临床药学监护路径适用对象

第一诊断为NMO(ICD-10:G36)

患者姓名:_____ 性别:_____ 年龄:_____

门诊号:_____ 住院号:_____

住院日期:____年____月____日

出院日期:____年____月____日

标准住院日:10~20 d

| 时间 | 住院第1天 | 住院第2天 | 住院第3~4天 | 住院第5~19天 | 住院第20天(出院日) |
|------|-----------|-----------|--------------|---------------|---------------------|
| 主要诊疗工作 | □药学问诊(附录1)<br>□药物重整(附录2) | □学评估(附录3)<br>□药历书写 | □NMO治疗方案分析<br>□建立药历<br>□完善药学评估 | □药学查房<br>□医嘱审核<br>□疗效评价<br>□不良反应监测 | □药学查房<br>□完成药历书写<br>□出院用药教育 |

| 时间 | 住院第1天 | 住院第2天 | 住院第3~4天 | 住院第5~19天 | 住院第20天（出院日） |
|---|---|---|---|---|---|
| 主要诊疗工作 | | □确定初始NMO药物治疗方案 | □制订监护计划<br>□用药宣教 | □用药注意事项 | |
| 重点监护内容 | □确认一般患者信息<br>□确认患者用药史（包括重复用药等）<br>□评价药物治疗相关问题<br>□审查药物相互作用 | □既往病史评估<br>□神经功能缺损情况评估<br>□NMO诊疗方案的评估<br>□用药依从性评估<br>**治疗风险和矛盾**<br>□肝肾功能<br>□血常规<br>□过敏体质<br>□其他 | □既往病史评估<br>□神经功能缺损情况评估<br>□NMO诊疗方案的评估<br>□用药依从性评估<br>**治疗风险和矛盾**<br>□肝肾功能<br>□血常规<br>□是否有过敏反应 | **病情观察**<br>□参加医生查房，注意病情变化<br>□药学独立查房，观察和询问患者药物反应，检查药物治疗相关问题，是否需要调整用药<br>□查看检查、检验报告指标变化<br>□检查患者服药情况<br>□药师记录<br>**监测指标**<br>□症状<br>□注意观察体温、血压等<br>□血常规<br>□肝肾功能 | **治疗评估**<br>□免疫抑制剂不良反应<br>□神经功能缺损情况<br>□病因治疗<br>□合并疾病的治疗<br>**出院教育**<br>□正确用药<br>□患者自我管理<br>□定期门诊随访<br>□监测血常规、肝肾功能、电解质 |
| 疾病变异记录 | □无<br>□有，原因：<br>1.<br>2. | □无<br>□有，原因：<br>1.<br>2. | □无<br>□有，原因：<br>1.<br>2. | □无<br>□有，原因：<br>1.<br>2. | □无<br>□有，原因：<br>1.<br>2. |
| 药师签名 | | | | | |

焦文温

第七章

帕金森病

# 第一节　疾病基础知识

## 【病因和发病机制】

帕金森病（Parkinson's disease, PD），又名震颤麻痹，是一种常见于中老年人的神经变性疾病，以静止性震颤、运动迟缓、肌肉强直和姿势步态为主要临床特征。

1. 病因　目前认为，帕金森病并非单一因素所致，而是多因素交互作用，提及最多的是遗传因素、环境因素和神经系统老化。常见的病因如下。

（1）遗传因素：自20世纪90年代后期，欧洲学者发现α-突触核蛋白基因突变，呈染色体显性遗传，表达产物是路易小体的主要成分，直至今日已陆续有近20种帕金森病基因被报道。目前，约10%的患者有家族史，绝大多数患者为散发性。

（2）环境因素：20世纪80年代发现，一种嗜神经毒1-甲基-4-苯基-1，2，3，6-四氢吡啶（MPTP）在脑内抑制线粒体活性，促进自由基生成和氧化应激反应，导致多巴胺神经元变性、丢失，诱发不可逆的帕金森病表现。MPTP化学结构上和某些杀虫剂、除草剂相似，这些环境中的物质可能也与帕金森病的发生有关。

（3）神经系统老化：帕金森病主要发生于老年人，40岁以前较少见，提示衰老与发病有关。资料显示，30岁以后，随着年龄的增长，黑质多巴胺神经元开始退行性变，多巴胺能神经元渐进性减少，但不足以导致发病。衰老只是帕金森病的促发因素。

2. 发病机制　帕金森病的发病机制仍不完全清楚，常见的机制是多巴胺和乙酰胆碱递质平衡打破。由于帕金森病患者黑质多巴胺能神经元显著变性丢失,黑质-纹状体多巴胺能通路变性,纹状体多巴胺递质浓度显著降低,造成乙酰胆碱系统功能相对亢进。这种递质失衡与皮质-基底核-丘脑-皮质环路活动紊乱和肌张力增高、动作减少等运动症状密切相关,中脑-边缘系统和中脑-皮质系统的多巴胺浓度显著降低可能是智能减退、情感障碍等高级神经活动异常的基础。

【诊断要点】

1. 临床表现

(1)帕金森综合征的诊断:帕金森综合征诊断的确立是诊断帕金森综合征的先决条件。诊断帕金森综合征基于3个核心运动症状,即必备运动迟缓和至少存在静止性震颤或肌强直2项症状的1项。对所有核心运动症状的检查必须按照帕金森病综合评分量表(UPDRS)中所描述的方法进行。

(2)帕金森病的诊断:

1)确诊的帕金森病:① 不存在绝对排除标准;② 至少存在2条支持标准;③ 没有警示征象。

2)临床很可能的帕金森病:① 不符合绝对排除标准。② 如果出现警示征象则需要通过支持标准来抵消:如果出现1条警示征象,必须需要至少1条支持标准抵消;如果出现2条警示征象,必须需要至少2条支持标准抵消;如果出现2条以上警示征象,则诊断不能成立。

3)支持标准:① 对多巴胺能药物的治疗,明确且显著有效;② 出现左旋多巴诱导的异动症;③ 临床体检观察到单个肢体的静止性震颤;④ 存在嗅觉减退或丧失,或头颅超声显示黑质异常高回声(>20 mm),或心脏间碘苄胍闪烁显像法显示心脏去交感神经支配。

4)绝对排除标准:① 不存在明确的小脑性共济失调,或者小脑性眼动异常;② 出现向下的垂直性核上性凝视麻痹,或者向下的垂直性扫视选择性减慢;③ 在发病后5年内,患者被诊断为高度怀疑的行为变异型额颞叶痴呆或原发性进行性失语；④ 发病3年后仍局限于下肢的帕金森样症状等。

5）警示征象：① 发病后5年内出现快速进展的步态障碍，以至于需要经常使用轮椅；② 运动症状或体征在发病后5年内或5年以上完全不进展，除非这种病情的稳定是与治疗相关；③ 发病后5年内出现延髓性麻痹症状，表现为严重的发音困难、构音障碍或吞咽困难；④ 发病后5年内出现吸气性呼吸功能障碍，即在白天或夜间出现吸气性喘鸣或者频繁的吸气性叹息等。

2. 其他辅助检查　功能性脑影像PET或SPECT检查有辅助诊断价值。

【治疗】

1. 治疗原则　综合治疗：帕金森病患者可以先后或同时表现出运动症状和非运动症状。不仅运动症状影响了患者的工作和日常生活能力，非运动症状也明显干扰了患者的生活质量。因此，对帕金森病的运动症状和非运动症状应采取全面综合的治疗。

2. 治疗方法

（1）药物治疗：根据Hoehn-Yahr分级标准将1～2级定义为早期，3～5级定义为中晚期表7-1。

表 7-1　Hoehn-Yahr 分级

| 分级 | 临 床 表 现 |
|------|------------|
| 1级 | 单侧肢体+躯干症状 |
| 2级 | 双侧肢体症状，无平衡障碍，仍可维持正常姿势；日常生活、工作多少有些障碍 |
| 3级 | 轻至中度双侧肢体症状，平衡障碍，保留独立能力，可见直立反射障碍 |
| 4级 | 严重障碍，在无协助的情况下仍可行走、站立 |
| 5级 | 患者限制在轮椅或床上，不能站立，需人照料 |

1）早期帕金森病的治疗：应尽早开始治疗，争取掌握疾病的修饰时机，疾病修饰治疗的目的是延缓疾病的进展。目前，临床上可能有疾病修饰作用的药物主要包括单胺氧化酶B（MAO-B）抑制剂和多巴胺受体（dopamine receptor, DR）激动剂等。一般疾病初期多予单药治疗，但也可采用优化的小剂量多种药物（体现多靶点）的联合应用，力求达到疗效最佳，维持时间更长而运动并发症发生率最低的目标。

2）中晚期帕金森病的治疗：在中晚期帕金森病患者中，其症状有疾病本身的进展，也有药物副作用或运动并发症的表现参与其中。对中晚期帕金森病患者的治疗，一方面要继续力求改善患者的运动症状；另一方面要妥善处理一些运动并发症和非运动症状。

（2）手术治疗：可以明显改善运动症状，但不能根治疾病，术后仍需应用药物治疗，但可相应减少剂量。手术需严格掌握其适应证，非原发性帕金森病的帕金森叠加综合征患者是手术的禁忌证。手术对肢体震颤和（或）肌强直有较好的疗效，但对躯体性中轴症状如姿势平衡障碍则无明显疗效。

（3）康复与运动治疗：帕金森病患者多存在步态障碍、姿势平衡障碍、语言和（或）吞咽障碍等，可以根据不同的行动障碍进行相应的康复或运动训练，如健身操、太极拳、慢跑等运动；进行语言障碍训练、步态训练、姿势平衡训练等。若能每日坚持，则有助于提高患者的生活自理能力，改善运动功能，并能延长药物的有效期。

（4）心理疏导及护理：

1）帕金森病患者多伴有抑郁等心理障碍，是影响患者生活质量的主要危险因素之一，同时也会影响抗帕金森病药物治疗的有效性。因此，对帕金森病的治疗不仅需要关注改善患者的运动症状，而且要重视改善患者的抑郁等心理障碍，予以有效的心理疏导和抗抑郁药物治疗并重，从而达到更满意的治疗效果。

2）科学的护理往往对于有效控制病情、改善症状起到一定的辅助治疗作用；同时也能够有效地防止误吸或跌倒等可能意外事件的发生。

# 第二节 经典案例

## 案例一

（一）案例回顾

患者基本情况：老年男性，78岁，身高175 cm，体重60 kg。

【主诉】

确诊帕金森病15年余，嗜睡伴动作减少加重半年。

【现病史】

患者确诊帕金森病15余年，起病初累及右上肢，5年后进展至右下肢，后逐渐累及左上肢和左下肢，门诊予多巴丝肼、普拉克索逐渐加量治疗，症状有所好转。半年前家属发现患者运动启动困难、速度减慢、嗜睡、流涎等症状较前发生频率增加，且持续时间变长（每日起床后行动困难，早餐后嗜睡明显，下午3点后上述不适改善，有晨重暮轻趋势），尚能站立行走，无意识不清。1个多月前家属发现患者言语较前减少明显，且诉全身乏力头晕不适（BP100～120/70 mmHg），吞咽速度减慢，喝水有呛咳，无幻觉、自语，遂来查头颅CT，见双侧脑室旁缺血腔隙灶、脑萎缩。血常规、肝肾功能、电解质、血糖、血氨检查无殊，为求进一步诊治，拟帕金森病收住入院。患病以来患者精神欠佳，胃纳不可，睡眠好，便秘（使用比沙可啶肠溶片10 mg q.d.促排便，平均每日解大便1次），无体重明显下降。

【既往史】

手术史：40余年前曾因"胰腺炎"行"开腹手术"(具体不详)。否认高血压、糖尿病、肝炎、结核等病史。

【社会史、家族史、过敏史】

否认社会史、家族史、过敏史。

【体格检查】

T：36.5℃；P：70次/min；R：18次/min；BP：125/82 mmHg。

患者"面具脸"面容，表情缺乏，瞬目减少，神志清楚，发育正常，营养好，回答能听懂但不能言语，自动体位，查体合作，平车推入病房，全身皮肤黏膜未见异常，无肝掌，全身浅表淋巴结无肿大。未见皮下出血点，未见皮疹。头颅无畸形，眼睑正常，睑结膜未见异常，巩膜无黄染。对光反射灵敏，耳郭无畸形，外耳道无异常分泌物，无乳突压痛。外鼻无畸形，鼻通气良好，鼻中隔无偏曲，鼻翼无扇动，两侧鼻旁窦区无压痛，口唇无发绀。双腮腺区无肿大，颈软，无抵抗，颈静脉无怒张，气管居中，甲状腺无肿大。胸廓对称无畸形，胸骨无压痛。双肺呼吸音偏低，未闻及干、湿啰音。肌力正常，肌张力增强，生理反射正常，病理反射未引出。

【实验室检查及其他辅助检查】

1. 实验室检查

(1) 血常规：Hb 117.00 g/L，ANC $3.31 \times 10^9$/L($\downarrow$)，PLT $134 \times 10^9$/L，WBC $5.6 \times 10^9$/L。

(2) 凝血功能：APTT 26.6 s($\uparrow$)，FIB 3.13 g/L($\downarrow$)，INR 0.99，D-dimer 4.3 mg/L($\uparrow$)。

(3) 血糖：GLU 4.50 mmol/L。

(4) 电解质，肝功能，肾功能，心肌酶谱：ALB 40.00 g/L，ALT 9.00 U/L，AST 24.00 U/L，$Ca^{2+}$ 2.24 mmol/L，Scr 103.00 μmol/L，$K^+$ 4.10 mmol/L，$Mg^{2+}$ 0.75 mmol/L，$Na^+$ 139.00 mmol/L，PA 271.00 mg/L，UA 0.419 mmol/L。

2. 其他辅助检查　头颅CT见双侧脑室旁缺血腔隙灶，脑萎缩。

【诊断】

帕金森病。

【用药记录】

1. 抗帕金森病　多巴丝肼片 250 mg p.o. q.i.d.(d1-12)；普拉克索片 0.25 mg p.o. t.i.d.(d1-2)；普拉克索片 0.25 mg p.o. t.i.d.(d3-8)；金刚烷胺片 100 mg p.o. b.i.d.(d5-8)；司来吉兰片 5 mg p.o. q.d.(d8-12)。

2. 升血压　米多君片 2.5 mg p.o. b.i.d.(d5-12)。

3. 通便　比沙可啶肠溶片 5 mg p.o. q.d.(d1-12)。

【药师记录】

入院第1天：患者帕金森病史15年，予以多巴丝肼0.125 g t.i.d.、普拉克索0.75 mg t.i.d.治疗，予比沙可啶肠溶片 10 mg q.d.通便，近期出现头晕、嗜睡、行动缓慢加重。完善相关检查，如血常规、血糖、电解质和肝肾功能。

入院第3天：各项实验室检查指标正常。考虑嗜睡是由普拉克索引起，药师计算患者肌酐清除率发现，患者中度肾功能不全，建议逐步减少普拉克索剂量，改用其他抗帕金森病药物治疗。医生采纳，更改用药方案：普拉克索片减量改为 0.25 mg p.o. t.i.d.。

入院第5天：患者嗜睡略好转，仍诉有头晕、晨起时明显，动作缓慢加重。血压97/59 mmHg，考虑体位性低血压，建议患者缓慢下床，并穿弹力袜。加用药物：米多君片 2.5 mg p.o. b.i.d.；金刚烷胺片100 mg b.i.d.。

入院第8天：患者行动缓慢与头晕症状有所好转，血压110/82 mmHg，昨夜间出现幻觉。停用普拉克索片、金刚烷胺片，加用司来吉兰片 5 mg q.d.。

入院第10天：患者昨夜未诉明显幻视，精神异常症状较前好转，行动缓慢较前好转。

入院第12天：症状好转，出院。

出院带药：多巴丝肼片 250 g p.o. q.i.d.；司来吉兰片 5 mg p.o.

q.d.；米多君片 2.5 mg p.o. b.i.d.；比沙可啶肠溶片 5 mg p.o. q.d.。

（二）案例分析

**【抗帕金森病治疗】**

患者具有"面具脸"、肌张力增高、行动缓慢的疾病特点，被诊断为帕金森病 15 年，经过多次药物调整后，入院时服用复方左旋多巴制剂多巴丝肼 0.125 g t.i.d. 及非麦角类多巴胺受体激动剂普拉克索 0.75 mg t.i.d. 治疗。

患者长期服用抗帕金森病药物，近日出现行动缓慢加重、嗜睡、头晕等症状。药师考虑嗜睡的是普拉克索的常见不良反应，尤其多见于服用普拉克索日剂量超过 1.5 mg 的患者中。而且普拉克索的使用剂量与患者的肾功能密切相关，患者为 78 岁的老年男性，尽管之前未出现肾功能不全的既往史，各项肝肾功能指标也在正常范围内，但根据公式，结合患者的年龄、体重、血肌酐值计算出的患者肌酐清除率为 44 mL/min，因而逐渐减少了普拉克索的使用剂量。

根据血压结果及患者的头晕症状在起床时更明显，头晕的症状考虑是体位性低血压引起，这也是普拉克索的常见不良反应。予以米多君片升压治疗，并停用了普拉克索片，叮嘱患者缓慢下床并在下床后穿弹力袜。通过加用金刚烷胺片改善患者行动缓慢的帕金森病症状。

患者在第 8 天出现了幻觉，首先应评估幻觉是否与药物相关，还是疾病本身的原因。患者在加用金刚烷胺后出现了幻觉症状，考虑金刚烷胺导致的幻觉不良反应可能性大，遂停用金刚烷胺，改用司来吉兰控制帕金森病症状。

临床药师观点：抗帕金森病药物在使用过程中有多种不良反应，需要药师进行密切监测。尤其对于老年患者应根据其肝肾功能对必要的药物进行调整。多巴胺受体激动剂普拉克索常有体位性低血压、嗜睡的不良反应，主要通过肾排泄，需要根据肾功能调整用药剂量；金刚烷胺常见诱发癫痫、幻觉等不良反应。对于该类患者因每日监测其血压情况,予以穿弹力袜、服用升压药等对症处理,避免使用引起不良反应的可疑药物。

**【对症治疗】**

帕金森病的非运动症状涉及许多类型,主要包括感觉障碍、精神障碍、自主神经功能障碍和睡眠障碍,须予以积极治疗。

普拉克索引起的体位性低血压,予以米多君片进行升压治疗。

临床药师观点:该患者患帕金森病15年,既往长期便秘,予以比沙可啶肠溶片通便合理,应注意整片吞服,不得碾碎或溶解后服用,服药前后2 h避免服牛奶或抗酸药。在服用米多君片升压时,应当在白天、患者需要起立进行日常活动时服用,不应在晚餐后或就寝前4 h服用米多君片,以防卧位高血压。

### (三)药学监护要点

1. 疗效监护

(1)症状:行动缓慢是否改善;嗜睡是否改善。

(2)体征:肌张力。

(3)血压。

2. 不良反应监护

(1)神经系统不良反应:应用多巴丝肼、普拉克索后可能会出现头晕、嗜睡等中枢神经系统不良反应,多可耐受,并逐渐消失。

(2)体位性低血压:应用多巴丝肼、普拉克索后可能会出现体位性低血压,需要注意患者是否有头晕症状,并每日监测患者血压,最好监测其卧立位血压,必要时可穿弹力袜、加用米多君升压改善症状。

(3)胃肠道不良反应:应用多巴丝肼等左旋多巴制剂容易引起胃肠道不适,初次使用时可与食物同服(避免高蛋白质食物)。

(4)精神障碍:应用多巴丝肼、金刚烷胺等抗帕金森病药物时,应注意患者是否出现精神症状,并分析是由药物引起的还是患者本身疾病的原因。若由药物引起,应避免使用可疑药品;若由

249

疾病本身引起,可加用氯氮平等非典型抗精神药物。

## 案例二

（一）案例回顾

患者基本情况：男性，55岁，身高175 cm，体重70 kg。

**【主诉】**

颈部僵硬和右手震颤伴运动迟缓1年,小便困难。

**【现病史】**

患者1年前无明显诱因下出现颈部僵硬,右手微微颤抖,伴运动迟缓,坐着及跑步时无僵硬不适感,放松散步时较明显。数月前出现右震颤加重,右侧肢体连带动作减少。无行走跌倒,无吞咽困难。曾至当地医院就诊,考虑帕金森病,服用苯海索2 mg q.d.,司来吉兰5 mg q.d.,2周后苯海索加至2 mg b.i.d.,司来吉兰加至5 mg b.i.d.。运动症状有所好转,无大小便失禁,无阳痿,无嗅觉减退,无快动眼睡眠行为障碍。患病以来患者胃纳可,精神越来越差,入睡困难,小便排便不畅,无便秘,无体重明显下降。

**【既往史】**

高血压史4年,血压最高达180/90 mmHg,平日服用氨氯地平片5 mg q.d.降压,血压控制良好。

**【社会史、家族史、过敏史】**

否认社会史、家族史、过敏史。

**【体格检查】**

T: 36.5℃; P: 64次/min; R: 16次/min; BP: 145/90 mmHg。

神志清楚,发育正常,营养好,回答切题,自动体位,查体合作,步入病房,行走缓慢,全身皮肤黏膜未见异常,无肝掌,全身浅表淋巴结无肿大。未见皮下出血点,未见皮疹。头颅无畸形,眼睑正常,睑结膜未见异常,巩膜无黄染。对光反射灵敏,耳郭无畸形,外耳道无异常分泌物,无乳突压痛。外鼻无畸形,鼻通气良好,鼻中隔无偏曲,鼻翼无扇动,两侧鼻旁窦区无压痛,口唇无发绀。双腮腺区无肿大,颈软,无抵抗,颈静脉无怒张,气管居中,甲状腺无肿大。胸廓对称无畸形,胸骨无压痛;双肺呼吸音清晰,未闻及干、湿啰音。肌力正常,右侧上下肢肌张力增高,右手静止性震颤,生理反射正常,病理反射未引出。

**【实验室检查及其他辅助检查】**

1. 实验室检查

(1)血常规:Hb 143 g/L,NEUT% 50.40%,PLT 214.00 × $10^9$/L,RBC 5.03 × $10^{12}$/L,WBC 4.27 × $10^9$/L。

(2)血糖:FBG 5.50 mmol/L;PBG 7.10 mmol/L;HbA1c:6.00%。

(3)电解质:$Na^+$ 146.00 mmol/L,$Ca^{2+}$ 2.07 mmol/L,$K^+$ 4.10 mmol/L,$Cl^-$ 108.00 mmol/L。

(4)肝功能:ALB 38.00 g/L(↓),ALT 17.00 U/L,AST 12.00 U/L,TBIL 8.90 μmol/L,总蛋白 64.00 g/L。

(5)肾功能:BUN 6.30 mmol/L,CK 207.00 U/L,Scr 97.00 μmol/L,UA 0.42 mmol/L。

(6)血脂全套:HDL 0.84 mmol/L,LDL-Ch 3.28 mmol/L,TC 4.52 mmol/L,TG 1.30 mmol/L。

2. 其他辅助检查

(1)头颅MRI:轻度脑腔隙梗死(血管周围间隙扩大为主),轻度脑萎缩;部分副鼻窦炎。

(2)前列腺B超:示前列腺增大,内部回声增多,伴尿潴留。

**【诊断】**

(1)帕金森病。

(2)原发性高血压。

**【用药记录】**

1. 抗帕金森病　苯海索片2 mg p.o. b.i.d.(d1-2);苯海索片2 mg p.o. b.i.d.(d2-5);吡贝地尔缓释片50 mg p.o. t.i.d.(d2-8);吡

贝地尔缓释片 50 mg p.o. q.i.d.(d8-10);司来吉兰片 5 mg p.o. b.i.d.（6 a.m.～6 p.m.)(d1-5);司来吉兰片 5 mg p.o. b.i.d.（6 a.m.～12 a.m.)(d5-10)。

2. 降压　氨氯地平片 5 mg p.o. q.d.（d1-10）。

3. 对症　盐酸坦索罗辛缓释胶囊 0.2 mg p.o. q.d.（d2-10）。

【药师记录】

入院第 1 天：患者帕金森病史 1 年，高血压史 4 年，血压 145/90 mmHg。予以苯海索片 2 mg b.i.d.，司来吉兰片 5 mg b.i.d. 治疗，氨氯地平片 5 mg q.d. 降压，近期出现失眠，小便困难。完善相关检查及辅助检查，如血常规、血糖、电解质和肝肾功能、前列腺B超、头颅MRI等。

入院第 2 天：各项实验室检查指标正常。前列腺B超：示前列腺增大，内部回声增多，伴尿潴留。药师建议逐步停用苯海索片，改用其他抗帕金森病药物治疗，避免加重患者排尿不畅，可加用坦索罗辛改善患者症状。医生采纳，更改用药方案：苯海索片减量为 1 mg p.o. b.i.d.，加用盐酸坦索罗辛缓释胶囊 0.2 mg p.o. q.d.，吡贝地尔缓释片 50 mg p.o. t.i.d.。

入院第 5 天：患者小便排便有所好转，右手震颤好转，血压 135/85 mmHg，仍诉有夜间难以入睡。药师详细询问患者各种药物的服药时间与方法，发现患者服用司来吉兰 5 mg b.i.d. 时，是 6：00 和 18：00 服用，立即与主管医师进行沟通，并最终调整患者的服药时间，晚上的司来吉兰放在 12：00 服用，同时加用吡贝地尔缓释片剂量至 50 mg p.o. q.i.d.，停用苯海索片。

入院第 8 天：患者夜间入睡困难症状有所好转，右手震颤好转，行走缓慢较前有明显改善。

入院第 10 天：患者出院。

出院带药：吡贝地尔缓释片 50 mg p.o. q.i.d.；司来吉兰片 5 mg p.o. b.i.d.（6 a.m.～12 a.m.）；氨氯地平片 5 mg p.o. q.d.；盐酸坦索罗辛缓释胶囊 0.2 mg p.o. q.d.。

## (二)案例分析

### 【抗帕金森病治疗】

患者具有肌张力增高、行动缓慢、右手静止性震颤的疾病特点,被诊断为帕金森病1年,经过苯海索片、司来吉兰治疗后,出现排尿困难、夜间入睡困难的症状,入院进一步治疗。

患者长期服用苯海索片、司来吉兰治疗帕金森病,近期出现行排尿困难、夜间入睡困难等症状。药师考虑苯海索片作为胆碱能M受体拮抗剂,有引起口干、尿潴留、瞳孔散大等抗胆碱反应可能,尤其多见于老年患者。患者前列腺B超显示其有前列腺增生,苯海索片应禁止在该类患者中使用,避免其排尿困难加重,遂建议停用苯海索片。患者将苯海索片逐渐改为吡贝地尔缓释片后,震颤有所好转,但睡眠障碍始终未能缓解。药师通过详细询问患者的所有药物服用时间与方法时,发现司来吉兰片服用时间为6:00和18:00,因为司来吉兰片有引起睡眠障碍的可能,因此,药师与医师沟通后,建议将18:00的司来吉兰放在中午12:00服用,同时为了确保抗帕金森的治疗效果,将吡贝地尔缓释片再增加50 mg在晚上服用,最终获得了很好的治疗效果,也减少了药物的不良反应。

临床药师观点:抗帕金森病药物在使用过程中有多种不良反应,需要药师进行密切监测。苯海索片由于其较强的胆碱能拮抗作用,已经较少在帕金森治疗中被使用,尤其对于老年患者、有青光眼、前列腺肥大等危险的人群中,更应禁止使用,仅适用于以震颤为主的青年帕金森病患者,在使用过程中也需密切监测其不良反应。

司来吉兰与金刚烷胺均可引起睡眠障碍的不良反应,因此根据《中国帕金森病治疗指南(第三版)》,金刚烷胺每日最后1剂不应晚于16:00,司来吉兰1日2次,应在早晨和中午服用,以避免失眠的不良反应。

吡贝地尔为缓释制剂,服用时不要咬碎,应整粒吞服;由于含有蔗糖成分,在服用前应询问患者是否有果糖不耐受史。

【降压及对症治疗】

本患者有高血压史4年,平素服氨氯地平片5 mg q.d.降压。由于在使用MAO-B抑制剂司来吉兰治疗帕金森病,因此选用降压药时应避免使用会引起多巴胺能耗竭的中枢性降压药利血平。患者入院时血压为145/90 mmHg,略高于正常值,在经过第2天的药物调整后,入院第5天患者血压135/85 mmHg,回到正常范围。

临床药师观点:该患者入院时血压略微偏高,同时患者前列腺B超示前列腺增大。因此,药师建议加用盐酸坦索罗辛,作为α受体阻断剂,其主要作用机制是阻断前列腺中的α肾上腺素受体,松弛前列腺平滑肌,从而改善良性前列腺增生症所致的排尿困难等症状,同时由于其α受体阻断作用,也会影响到血压,产生降压的副作用,而这也是本患者所需要的。

(三)药学监护要点

1. 疗效监护

(1)症状:行动缓慢是否改善,右手震颤是否改善。

(2)血压。

2. 不良反应监护

(1)神经系统不良反应:司来吉兰易引起睡眠障碍的中枢神经系统不良反应,可通过调整服药时间避免它的产生。

(2)抗胆碱能不良反应:应用苯海索片易出现口干、尿潴留、瞳孔散大等抗胆碱反应,应严格限制使用人群,密切监测不良反应。

## 案例三

(一)案例回顾

患者基本情况:男性,85岁,身高170 cm,体重80 kg。

【主诉】

四肢不自主抖动2年余,行动迟缓1年。

【现病史】

患者于2年前出现左侧手指不自主抖动,无肉跳、无力、萎缩,无疼痛、麻木等感觉异常，无便秘，无行为异常，症状逐渐发展，表现为双侧上肢抖动，静止时震颤明显，活动时好转，情绪激动、紧张时明显，可有全身抖动，但不影响日常活动。1年前自觉行动迟缓，主要表现为吃饭、走路等日常活动缓慢，转身及改变体位时无停滞及困难。遂于门诊就诊，考虑"帕金森综合征"，予多巴丝肼片、普拉克索片治疗后患者自觉症状好转。近1个月来药物效果较前稍差，症状加重，在下一次服用多巴丝肼前出现较明显的肌张力增高。为进一步调整药物、完善检查入院。患病以来患者精神好，胃纳可，睡眠好，大小便正常，无体重明显下降。

【既往史】

否认结核、肝炎等传染病史；预防接种史不详；3年前曾因汽车撞护栏出现短暂意识丧失，持续5～10 s，右侧肩胛骨裂伤，后未再出现意识丧失、肢体抽搐、头痛头晕等不适，目前恢复可；否认手术史；否认输血史。各系统回顾无特殊。无嗅觉减退，无便秘，无快动眼睡眠行为障碍，无抑郁，无二便失禁，无性功能障碍，无环境毒物接触史，无致帕金森病的药物使用史。

【社会史、家族史、过敏史】

否认社会史、家族史、过敏史。

【体格检查】

T：37.2℃；P：76次/min；R：16次/min；BP：128/78 mmHg。

神志清楚，发育正常，营养好，回答切题，自动体位，查体合作，步入病房，行动缓慢，步态正常。体查：记忆力可，脑神经未及异常，四肢肌力Ⅴ级，可见双上肢静止性震颤，四肢肌张力稍高，指鼻及跟膝胫准确，双下肢病理征阳性，脑膜刺激征阴性。感觉检查未及异常。

【实验室检查及其他辅助检查】

1. 实验室检查

（1）血常规：WBC $6.9 \times 10^9$/L，RBC $5.6 \times 10^{12}$/L，Hb169 g/L，NEUT% 64.90%，PLT $236 \times 10^9$/L。

（2）肝功能：ALT 45 U/L，AST 21 U/L，TBIL 13 μmol/L，TP 78 g/L，ALB 48 g/L；Scr 72 μmol/L，BUN 7.5 mmol/L（↑），UA 0.27 mmol/L。

（3）电解质：$K^+$ 4.8 mmol/L，$Na^+$ 142 mmol/L，$Cl^-$ 103 mmol/L，$Ca^{2+}$ 2.33 mmol/L。

（4）血脂全套：TC 4.48 mmol/L，TG 1.3 mmol/L，HDL 1.32 mmol/L，LDL 2.75 mmol/L。

（5）心肌酶谱：CK 122 U/L，CK-MB 17 U/L。

（6）凝血功能：INR 0.91，PT 9.9 s，APTT 23.30 s，FIB 1.787 g/L。

2. 其他辅助检查

（1）心电图：正常范围内。

（2）头颅MRI：未见明显异常。

【诊断】

帕金森病。

【用药记录】

1. 抗帕金森病　多巴丝肼片 250 mg p.o. t.i.d.（d1-2）；普拉克索片 0.25 mg p.o. t.i.d.（d1-9）；卡左双多巴控释片 250 mg/200 mg p.o. q12h.（d2-9）。

2. 提高左旋多巴疗效　维生素$B_6$片（吡多辛）10 mg p.o. b.i.d.（d2-9）。

3. 护胃　多潘立酮片 10 mg p.o. t.i.d.（d5-9）。

【药师记录】

入院第1天：患者为老年男性，帕金森病病史2年。目前，予以多巴丝肼片 0.125 g p.o. t.i.d.，普拉克索片 0.25 mg p.o. t.i.d. 治疗，近期出现在服用下1剂多巴丝肼前症状明显加重、肌张力增高情况。完善相关检查及辅助检查，如血常规、血糖、电解质和肝肾功能、头颅MRI等检查。

入院第2天：各项实验室检查指标正常。药师建议将多巴丝肼片改为卡左双多巴控释片。医生采纳，更改用药方案：停用多巴丝肼片，加用卡左双多巴控释片 50 mg/200 mg p.o. q12h.，维生素 B$_6$ 片 10 mg p.o. b.i.d.。

入院第5天：患者肌张力增高有所好转，双上肢震颤有所好，仍腹胀，胃部不适。药师建议可加用多潘立酮，改善患者胃肠道不良反应。医师采纳，加用多潘立酮片 10 mg p.o. t.i.d.。

入院第8天：患者胃肠道症状有所好转，右手震颤好转，行走缓慢较前有明显改善。

入院第9天：患者出院。

出院带药：卡左双多巴控释片 250 mg/200 mg p.o. q12h.；普拉克索片 250 mg p.o. t.i.d.；维生素 B$_6$ 片 10 mg p.o. b.i.d.；多潘立酮片 10 mg p.o. t.i.d.。

### （二）案例分析

**【抗帕金森病治疗】**

患者四肢不自主抖动2年余、行动缓慢1年、双上肢静止性震颤，因此诊断为帕金森综合征，经过多巴丝肼和普拉克索治疗后，症状有所好转，近期药效下降，症状加重，尤其在下一次服用多巴丝肼前出现较明显的肌张力增高，遂入院进一步治疗。

患者长期服用多巴丝肼片、普拉克索片治疗帕金森综合征，近期出现药效下降的症状。帕金森综合征患者由于因外伤、药物或多系统萎缩等原因导致帕金森样症状，对于左旋多巴制剂的敏感性会出现迅速下降，导致疗效不佳。该患者有车祸外伤史，但未在颅MRI上发现多系统萎缩常见的"十字征"，使用左旋多巴制剂1年后才逐渐出现药效减退，不能排除是原发性的帕金森病可能。而且，目前对于帕金森综合征无特别有效的治疗方法，因此药师希望通过调整患者目前的抗帕金森用药，来改善患者的症状。

患者在服用下1剂多巴丝肼前症状明显加重，肌张力增高情况，考虑是运动并发症，剂末恶化。患者目前服用多巴丝肼片 0.125 g t.i.d.，即每日摄入左旋多巴 300 mg，再将给药次数增加，将不利于药片的分割，因而药师考虑将多巴丝肼改为卡左双多巴控释片，剂量为 50 mg/200 mg q12h. 即每日摄入左旋多巴 400 mg。

临床药师观点：帕金森综合征患者的左旋多巴药效会较快下降，帕金森病的中晚期患者也容易出现各种运动并发症，如剂末恶化、开-关现象等。剂末恶化，如果不增加左旋多巴每日总剂量，可以适当增加每日服药次数或改用缓控释剂型，并增加20%～30%剂量或增加多巴胺受体激动剂、儿茶酚-O-甲基转移酶（COMT）抑制剂、MAO-B抑制剂等来改善。根据患者目前用药情况，最终选择改用卡左双多巴控释片。出现运动并发症的患者应尽可能地通过药物调整来控制患者的症状，对于帕金森病患者在药物调整难以再改善症状时，最后可通过脑深部电刺激术（DBS）手术配合药物进行治疗；而DBS手术不适用于帕金森病患者，因为手术无法达到预期的疗效。

【辅助及对症治疗】

本患者在使用左旋多巴制剂治疗帕金森病时，同时加用了维生素$B_6$片，以增加左旋多巴在脑内的脱羧速度，增加抗帕金森病的疗效。

入院第5天，患者在改用卡左双多巴控释片后出现腹胀、胃部不适，考虑左旋多巴的不良反应，遂加用外周多巴胺受体阻滞剂多潘立酮片改善胃肠道症状。

临床药师观点：小剂量的维生素$B_6$和左旋多巴合用，会降低左旋多巴对帕金森病的疗效。但若同时使用维生素$B_6$、左旋多巴和脱羧酶抑制剂，则可以加强对帕金森病的疗效。左旋多巴只有在脱羧酶的作用下"脱羧"，成为多巴胺，具有治疗效果。但多巴胺无法通过人的血脑屏障进入人脑，而左旋多巴却可以通过血脑屏障进入脑组织。如果多巴胺没有进入脑组织，而在外周多了会使人出现不同程度的不良反应，就像患者在第5天出现的胃肠道不良反应，因为胃部也有外周的多巴胺受体。左旋多巴以原形进入脑组织的剂量越大，起到的治疗作用就越强，副作用也越小。反之，左旋多巴在未进入人脑之前"脱羧"越多，其治疗作用就越弱，副作用也越大。苄丝肼是脱羧酶抑制剂，可以阻止左旋多巴在未进入血脑屏障之前脱羧，从而可减少左旋多巴的副作用。维生素$B_6$具有加快左旋多巴脱羧速度的作用，并可通过血脑屏障进入脑组织。因此，维生素$B_6$可在脑内增强左旋多巴的疗效。而多潘立酮片难以透过血脑屏障，是很好的外周多巴胺受体阻滞剂，可改善外周多巴胺增加导致的胃肠道不良反应。

（三）药学监护要点

**1. 疗效监护**

（1）症状：行动缓慢是否改善。

（2）双上肢震颤是否改善。

（3）肌张力。

（4）血压。

**2. 不良反应监护** 胃肠道不良反应，应用左旋多巴制剂，易引起胃肠道不良反应，可通过与食物同服或加用外周多巴胺受体阻滞剂多潘立酮改善症状。

## 案例四

（一）案例回顾

患者基本情况：女性，60岁，身高155 cm，体重48 kg。

【主诉】

四肢僵硬伴抖动，动作迟缓12年余。

【现病史】

12年前，患者无明显诱因下出现右上肢抖动，静止时存在，做削苹果等动作时加重，同时患者出现右足拇趾上翘。病情进行性加重，1年后出现动作迟缓，肢体僵硬感。当地医院就诊，考虑帕金森病，予多巴丝肼等治疗后症状有所好转。7年前，患者出现步态不稳，易摔倒。5年前患者出现左侧肢体僵硬、动作迟缓加重等表现。患者目前服用多巴丝肼、卡左双多巴控释片、恩他卡朋等药物，服药半小时后常出现四肢不自主运动情况。为求进一步完善检查及治疗,今收治入院,行DBS术前评估。

**【既往史】**

有乙肝病史,无伤寒、结核等传染病史;预防接种史不详;无手术史、输血史。

**【社会史、家族史、过敏史】**

否认社会史、家族史、过敏史。

**【体格检查】**

T:36.5℃;P:80次/min;R:18次/min;BP:123/65 mmHg。

一般检查:正常。生理反射正常,病理征(−)。四肢肌张力升高,呈齿轮样;不自主运动:右侧肢体明显静止性震颤;感觉、音叉震动及位置觉、皮层感觉:未见异常。

**【实验室检查及其他辅助检查】**

1. 实验室检查

(1)血常规:WBC $5.01 \times 10^9$/L,RBC $4.04 \times 10^{12}$/L,Hb 121 g/L,NEUT% 73.3%,PLT $219 \times 10^9$/L。

(2)电解质:$K^+$ 4.0 mmol/L,$Na^+$ 141 mmol/L,$Ca^{2+}$ 2.23 mmol/L,$Cl^-$ 104 mmol/L。

(3)肝功能:ALT 10 U/L,AST 13 U/L,ALB 41 g/L,TBIL 7.4 μmol/L,TP 67 g/L。

(4)肾功能:BUN 4.3 mmol/L,Scr 56 μmol/L,UA 0.185 mmol/L,

(5)肝炎标志物:乙型肝炎病毒表面抗原0.43(−),乙型肝炎病毒表面抗体98.94(↑),乙型肝炎病毒e抗原0.07(−),乙型肝炎病毒e抗体0.69(+),乙型肝炎病毒核心抗体0(+),甲型肝炎病毒IgM抗体0.21(−),乙型肝炎病毒核心抗体IgM0.10(−),丙型肝炎病毒抗体0.04(−)。

(6)尿常规:未见异常。

2. 其他辅助检查

(1)外院肝豆状核变性筛查(−);外院头颅MRI检查示腔梗。

(2)心脏超声:未见明显异常。

【诊断】

帕金森病。

【用药记录】

抗帕金森治疗 多巴丝肼片 250 mg p.o. t.i.d.（d1-2）；多巴丝肼片 250 mg p.o. q.i.d.（d2-9）；司来吉兰片 5 mg p.o. b.i.d.（d1-9）；卡左双多巴控释片 250 mg/200 mg p.o. q12h.（d1-2）；恩他卡朋片 200 mg p.o. t.i.d.（d1-9）。

【药师记录】

入院第1天：患者为女性，帕金森病史12年。目前，予以多巴丝肼片 0.125 g p.o. t.i.d.，卡左双多巴控释片 50 mg/200 mg p.o. q12h.，司来吉兰片 5 mg p.o. b.i.d.，恩他卡朋片 0.1 g p.o. t.i.d. 治疗，近期出现服用多巴丝肼半小时后出现四肢不自主运动情况。完善相关检查及辅助检查，如血常规、血糖、电解质和肝肾功能、头颅MRI等。

入院第2天：各项实验室检查指标正常。患者服药后出现四肢不自主运动，考虑是剂峰异动引起，药师建议停用卡左双多巴控释片，提高多巴丝肼片的每日服药频次。医生采纳，更改用药方案：停用卡左双多巴控释片，多巴丝肼片改为 0.125 g p.o. q.i.d.。

入院第5天：患者异动症状略有好转，诉排尿时发现血尿。急查尿常规。

入院第6天：尿常规无异常。药师考虑患者并非血尿，而是尿色变深，可能由与长期服用恩他卡朋引起，与医师沟通后，医师也赞同这一判断。药师对患者进行的恩他卡朋的药物宣教，告知其可能有引起尿色变深的不良反应，但对人体无害，患者表示理解。

入院第8天：患者异动略有好转，但未能完全改善，转入神经外科行DBS术。

转科带药：多巴丝肼片 0.125 g p.o. t.i.d.；司来吉兰片 5 mg p.o. b.i.d.（6 a.m.～12 a.m.）；恩他卡朋片 0.1 g p.o. t.i.d.。

（二）案例分析

抗帕金森治疗 患者四肢僵硬伴抖动，动作迟缓12年余，被诊断为帕金森病,经过多巴丝肼、卡左双多巴控释片、司来吉兰、恩他卡朋治疗后,症状有所好转。近期,出现服用多巴丝肼片半小时后,四肢不自主运动,考虑异动症,入院进一步治疗,评估DBS术可能性。

患者长期服用多巴丝肼、卡左双多巴控释片、司来吉兰、恩他卡朋治疗帕金森病,近期出现剂峰异动症。考虑到患者正服用卡左双多巴控释片,长效制剂持续释放左旋多巴,极易引起多巴胺含量过高,引起异动。因此,药师建议停用卡左双多巴控释片,改为多巴丝肼片,并略微降低左旋多巴的日总剂量,之后患者的异动症状有所好转。

患者有乙肝史,在选用COMT抑制剂时,应避免选择会引起肝损的托卡朋,而选择较为安全的恩他卡朋。恩他卡朋不能单独使用,需要与左旋多巴制剂联合使用,可使左旋多巴的日剂量减少10%～30%。恩他卡朋可以与选择性MAO-B抑制剂司来吉兰合用,但司来吉兰的日剂量不能超过10 mg。患者在使用恩他卡朋的过程中出现尿色变棕红,一度以为是血尿。药师通过尿常规检查结果排除其他可能后,认为这是恩他卡朋常见的药物不良反应,对于人体无害,并向患者进行了用药宣教,防止患者对此过于焦虑。

**临床药师观点**:异动症是帕金森病中晚期患者的常见的运动障碍,包括剂峰异动症、双相异动症(剂初和剂末)和肌张力障碍(常见于晨起时)。患者每次服用多巴丝肼片半小时后,多巴胺浓度达到一定阈值时出现了异动症,考虑是剂峰异动症。一般剂峰异动症的处理方式有:① 减少每次复方左旋多巴的剂量;② 减少左旋多巴剂量同时加用多巴胺受体激动剂或加用COMT抑制剂;③ 加用金刚烷胺;④ 加用非典型抗精神病药如氯氮平;⑤ 若使用复方左旋多巴控释剂,则应换用常释剂,避免控释剂的累积效应。因此,药师建议将患者的卡左双多巴控释片换为多巴丝肼片,并降低了左旋多巴的日总剂量。

恩他卡朋片常见尿色变深的不良反应,但对人体无害,对于患者应给予适当的用药宣教，避免其对此过于焦虑。

（三）药学监护要点

1. 疗效监护

（1）症状：行动缓慢、四肢抖动是否改善。

（2）异动症是否改善。

2. 不良反应监护

（1）神经系统不良反应：长期应用卡左双多巴控释片等左旋多巴制剂时，引起异动症、运动障碍等不良反应，可通过调整抗帕金森病药物或者DBS术来改善异动症状。

（2）尿色变深的不良反应：应用恩他卡朋常见尿色变棕红的不良反应，这些反应对人体无害；应对患者进行适当的用药教育，减轻其焦虑。

# 第三节 主要治疗药物

主要治疗药物见表7-2。

表7-2 主要治疗药物

| 名称 | 适应证 | 用法用量 | 禁忌证 | 注意事项 |
|---|---|---|---|---|
| 金刚烷胺 | 1. 帕金森病、药物诱发的锥体外系疾患 2. 一氧化碳中毒后帕金森病及老年人合并有脑动脉硬化的帕金森病 | 帕金森病,一次100 mg(1片),1日1~2次,1日最大剂量为400 mg(4片) | 对本品过敏者 | 有癫痫史、精神错乱、幻觉、充血性心力衰竭、肾功能不全、外周血管性水肿或直立性低血压的患者。治疗帕金森病时不应突然停药。用药期间不宜驾驶车辆、操纵机械和高空作业。每日最后一次服药时间应在16:00前,以避免失眠 |

| 名称 | 适应证 | 用法用量 | 禁忌证 | 注意事项 |
|---|---|---|---|---|
| 金刚烷胺 | 3. 防治A型流感病毒所引起的呼吸道感染 | 抗病毒：① 成人：1次 200 mg（2片），1日1次 或1次100 mg（1片），每12 h 1次。② 1～9岁小儿：按体重1次1.5～3 mg/kg，8 h 1次，或1次1.5～3 mg/kg，12 h 1次。③ 9～12岁小儿：每12 h 口服100 mg（1片）；12岁及12岁以上，用量同成人 | | |
| 抗胆碱能药 | | | | |
| 苯海索 | 1. 帕金森病 2. 药物引起的锥体外系疾患 | 口服 帕金森病，开始1日1～2 mg，以后每3～5日增加2 mg（1片），至疗效最好而又不出现副反应为止，一般1日不超过10 mg（5片），分3～4次服用，须长期服用。极量1日20 mg（10片） | 青光眼，尿潴留，前列腺肥大患者 | 1. 老年人长期应用容易促发青光眼 2. 伴有动脉硬化者，对常用量的抗帕金森病药容易出现精神错乱、定向障碍、焦虑、幻觉及精神病样症状，应慎用 |

（续表）

| 名称 | 适应证 | 用法用量 | 禁忌证 | 注意事项 |
| --- | --- | --- | --- | --- |
| 苯海索 | | 药物诱发的锥体外系疾患，第1天2～4 mg（1～2片），分2～3次服用，以后视需要及耐受情况逐渐增加至5～10 mg（2.5～5片） | | |

**多巴胺替代药**

| 名称 | 适应证 | 用法用量 | 禁忌证 | 注意事项 |
| --- | --- | --- | --- | --- |
| 卡比多巴-左旋多巴 | 1. 原发性帕金森病 2. 脑炎后帕金森病 3. 症状性帕金森病（一氧化碳或锰中毒） 4. 服用含维生素B$_6$维生素制剂的帕金森或帕金森病的患者 | 1. 本品25 mg/100 mg是特别为从未接受过左旋多巴治疗的早期患者而设计的，也可用来辅助服用本品50 mg/200 mg的患者进行剂量调整 2. 本品25 mg/100 mg的推荐起始剂量为每日2次，每次1片 3. 对需要较多左旋多巴的患者，本品25 mg/100 mg每日1～4片，分两次服用，一般耐受良好 | 1. 非选择性单胺氧化酶（MAO）抑制剂类药物不能与本品同时服用在使用本品开始治疗前至少2周，必须停止使用这些抑制剂 2. 本品可与选择性B型单胺氧化酶抑制剂（如盐酸司来吉兰）按厂家推荐的剂量联合使用 3. 本品禁用于已知对此药的任何成分过敏者和闭角型青光眼的患者 | 1. 正在接受左旋多巴单一治疗的患者，必须在停用左旋多巴至少8 h后，才可开始服用本品治疗如果服用缓释剂的左旋多巴，至少应停药达12 h 2. 以前使用单一左旋多巴治疗的患者可能会出现运动障碍，因为卡比多巴使更多的左旋多巴进入脑内，因而生成更多的多巴胺。出现运动障碍时，应减少剂量 3. 本品可能导致不自主运动和精神障碍 |

| 名称 | 适应证 | 用法用量 | 禁忌证 | 注意事项 |
|---|---|---|---|---|
| 卡比多巴-左旋多巴 | 5. 对以前用过左旋多巴（脱羧酶抑制剂复方制剂或单用左旋多巴治疗有利末恶化（"渐弱"现象），峰剂量运动障碍，运动不能等特征性的运动失调，或者类似短时间运动障碍现象的患者，可减少"关"的时间 | 4. 本品50 mg/200 mg在适当时亦可作起始治疗使用<br>5. 本品50 mg/200 mg的推荐起始剂量为每日2至3次，每次1片<br>6. 左旋多巴的起始剂量每日不可高于600 mg或服药间隔时间不短于6 h | 4. 因为左旋多巴可能会激活恶性黑色素瘤，所以疑有皮肤损伤或有黑色素瘤史的患者禁用本品 | 4. 慢性开角型青光眼患者应慎用本品，治疗期间应很好地控制眼内压及注意眼内压的变化<br>5. 突然停用抗帕金森病药物时，可出现抗精神病药恶性综合征的症候群如肌肉强直，体温升高，精神变化和血清肌酸激酶水平升高等。因此，突然减少或停用剂时应对患者进行严密监护，尤其是接受抗精神病药物治疗的患者。本品不适用于治疗药源性锥体外系症状<br>6. 长期治疗时，应对肝、造血系统、心血管系统及肾功能进行定期检查<br>7. 黑色素瘤，流行病学研究显示，帕金森病患者患黑色素瘤的风险高于一般人群（2～6倍）。帕金森病患者患黑色素瘤的风险是否与疾病本身或其他因素如治疗药物有关目前尚不清楚 |

（续表）

| 名称 | 适 应 证 | 用 法 用 量 | 禁 忌 证 | 注 意 事 项 |
|---|---|---|---|---|
| 多巴丝肼 | 本品用于治疗帕金森病，症状性帕金森病（脑炎后、动脉硬化或中毒性），但不包括药物引起的帕金森病 | 首次推荐量是多巴丝肼每次0.5片，每日3次。以后每周的日服量增加0.5片，直至达到适合该患者的治疗量为止。如果患者定期就诊，则用量可增加得更快，每周剂量每周增加0.5片，每周增加多巴丝肼0.5片，这样就能较快达到有效剂量，有效剂量通常每日2～4片，每日分为3～4次服用。每日的服用量很少需要超过5片多巴丝肼 | 1. 禁用于已知对左旋多巴、苄丝肼或其赋型剂过敏的患者<br>2. 禁止与非选择性单胺氧化酶种制剂合用，但选择性MAO-B制剂（如可来吉兰和雷沙吉兰）和选择性单胺氧化酶A（MAO-A）抑制剂（如吗氯贝胺）则不在禁止合用之列。合用MAO-A与MAO-B制剂相当于非选择性单胺氧化酶抑制剂，因而不应与多巴丝肼联合应用<br>3. 禁用于内分泌、肾（透析除外）、肝功能代偿失调或心脏病、精神病、闭角型青光眼患者<br>4. 禁用于25岁以下的患者（必须是骨骼发育完全的患者） | 1. 对有心肌梗死、冠状动脉供血不足或心律不齐的患者，应定期进行心血管系统检查（特别应包括心电图检查）<br>2. 定期测量血压。在抗高血压药物中，利血平和α-甲基多巴可干扰多巴胺的代谢，因而可抗多巴丝肼的作用。对吩噻嗪、丁酰苯的衍生物则不这是如此<br>3. 服用维生素 $B_6$ 是允许的<br>4. 对开角型青光眼患者应定期测量眼压，因为理论上左旋多巴能升高眼压<br>5. 服用多巴丝肼可引起嗜睡和突然睡眠发作。虽然有很小报道表明，患者可能在任何活动情况下在日常活动中突然发生睡眠，但应告知接受多巴丝肼治疗的患者，该药物可能具有此方面的副作用，应在驾驶或操作机械的过程中予以注意。对于出现过嗜睡或突然睡眠发作的患者， |

| 名称 | 适应证 | 用法用量 | 禁忌证 | 注意事项 |
|---|---|---|---|---|
| 多巴丝肼 | | | 5. 禁用于妊娠期及未采用有效避孕措施的有潜在妊娠可能的妇女（如妊娠或者哺乳期妇女）。如患者在用药期间妊娠，应停止用药 | 5. 应避免驾驶和操作机械，并且应考虑降低服用剂量或终止治疗（参见"驾驶车辆和操作机器的能力"） |
| **非麦角类多巴胺受体激动剂** | | | | |
| 普拉克索 | 本品用来治疗特发性帕金森病的体征和症状，单独（无左旋多巴）或与左旋多巴联用。例如，在疾病后期左旋多巴的疗效逐渐减弱或者出现变化和波动时（剂末现象或"开-关"波动），需要应用本品 | 起始剂量为每日0.375 mg，然后每5~7 d增加一次剂量。如果患者可以耐受，应增加剂量以达到最大疗效 | 对本品活性成分或任何辅料过敏 | 1. 肾功能不全时应减少剂量<br>2. 可能会发生幻觉（多为视觉上的）<br>3. 可能发生嗜睡和突然睡眠发作。避免驾驶或操作机器<br>4. 由于多巴胺能治疗与体位性低血压发生有关，建议监测血压，尤其在治疗初期<br>5. 突然终止多巴胺能治疗时会发生神经阻滞性恶性综合征的症状 |

| 名称 | 适 应 证 | 用 法 用 量 | 禁 忌 证 | 注 意 事 项 |
|---|---|---|---|---|
| 吡贝地尔 | 1. 用于老年患者的慢性脑病理性认知和感觉神经障碍的辅助症状性治疗（除阿尔茨海默病和其他类型的痴呆）<br>2. 用于下肢慢性阻塞性动脉病（2期）所致间歇性跛行的辅助性治疗。注释：这一适应证是鉴于行走距离的改善来确定的<br>3. 建议用于眼科的缺血性症状<br>4. 用于帕金森病的治疗：可作为单一用药（治疗震颤明显的类型），或在最初或嗣后与多巴治疗联合用药，尤其是对伴有震颤的类型 | 1. 作为单一用药，150 mg到250 mg，即每日3～5片，分3～5次服用<br>2. 作为多巴治疗的补充：每日1～3片（每250 mg左旋多巴地尔）。药片应于吡贝地尔。药片应于进餐结束时用半杯水吞服，不要咀嚼。剂量必须逐渐增加，每3 d增加1片，或遵遗医嘱 | 1. 该药物在下列情况下禁忌使用：对本品中任何成分过过敏者、心血管性虚脱、心肌梗死急性期<br>2. 联合应用：止吐类精神安定药、安定类精神安定药（不包括氯氮平）（帕金森病患者除外） | 1. 可能发生嗜睡和突然睡眠发作。避免驾驶或操作机器<br>2. 由于包含蔗糖成分，果糖不耐受、葡萄糖或半乳糖吸收不良成者蔗糖酶-异麦芽糖酶不足的患者不宜使用本品<br>3. 在使用多巴胺能激动剂时特别是本品进行治疗的帕金森病患者中已有病态嗜赌（强迫性赌博）、性欲亢进及性欲增加病例的报道 |

| 名称 | 适应证 | 用法用量 | 禁忌证 | 注意事项 |
|---|---|---|---|---|
| **MAO-B抑制剂** | | | | |
| 司来吉兰 | 单用治疗早期帕金森病或与左旋多巴或左旋多巴及外周脱羧酶抑制剂合用。司来吉兰与左旋多巴合用特别适用于治疗运动波动，例如，由大剂量左旋多巴治疗引起的剂末波动 | 单独服用适用于治疗早期帕金森病或与左旋多巴或左旋多巴（外周多巴脱羧酶抑制剂合用。两者开始剂量为早晨5 mg。司来吉兰剂量可增至每日10 mg（早晨1次服用成分2次服用）。若患者在合用左旋多巴制剂时显示类似左旋多巴的副反应，左旋多巴剂量应减低 | 对司来吉兰过敏者禁用 | 有胃及十二指肠溃疡、不稳定高血压、心律失常，严重心绞痛、严重甲亢或肾衰竭或精神病患者服用司来吉兰需特别注意。若服用大剂量（超过每日30 mg），会消失一些抑制MAO-B的选择性，抑制MAO-A开始显著增加。所以，同时服用大剂量司来吉兰及含高酪胺食品可能引发增高血压症危险。有报告在司来吉兰治疗期中有短暂性肝转复酶增高 |
| **COMT抑制剂** | | | | |
| 恩他卡朋 | 本品可作为标准药物左旋多巴/苄丝肼或左旋多巴/卡比多巴以上药物不能控制的帕金森病及剂末现象（症状波动）以上药物治疗的辅助用药 | 与左旋多巴/苄丝肼或左旋多巴/卡比多巴同时服用，每次服用左旋多巴脱羧酶抑制剂时给予本品0.2 g（1片），最大推荐剂量是0.2 g（1片）每日10次，即2 g本品 | 1. 已知对本品或本品其他组成成分过敏<br>2. 肝功能不全者<br>3. 本品不适用于嗜铬细胞瘤的患者，因其有增加高血压危象的危险 | 1. 偶可发生继发于严重的运动障碍的横纹肌溶解症或恶性神经阻滞剂综合征<br>2. 本品总是作为左旋多巴治疗的辅助治疗。因此，左旋多巴治疗时的注意事项在本品治疗时亦应考虑在内 |

（续表）

| 名称 | 适应证 | 用法用量 | 禁忌证 | 注意事项 |
|---|---|---|---|---|
| 恩他卡朋 | | | 4. 与本品同时使用非选择性MAO（MAO-A和MAO-B）抑制剂（如苯乙肼、反苯环丙胺）<br>5. 本品可以与司来吉兰（选择性的MAO-B抑制剂）联合使用，但是后者的日剂量不能超过10 mg<br>6. 既往有恶性神经阻滞剂综合征（NMS）和（或）非创伤性横纹肌溶解症病史的患者禁用 | 3. 不得用于果糖不耐受、葡萄糖-半乳糖吸收障碍或蔗糖酶-异麦芽糖酶缺乏的极少数遗传病患者<br>4. 可能发生嗜睡和突然睡眠发作，避免驾驶或操作机器<br>5. 本品可使尿液变成红棕色，但这种现象无害 |
| 托卡朋 | 本品用于接受左旋多巴和卡比多巴联合治疗的原发性帕金森病的辅助治疗 | 推荐剂量为100 mg，1日3次。作为左旋多巴/卡比多巴治疗的添加用药。托卡朋片口服1日3次。白天的第一剂应与左旋多巴制剂白天的第一剂同时服用，此后约间隔6 h和12 h再服 | 1. 患肝脏疾病的患者及目前谷丙转氨酶或谷草转氨酶超过正常值上限的患者禁用本品<br>2. 严重肾功能损害的患者禁用本品 | 1. 肝功能，有导致患者严重、致命、急性的肝细胞损害的情况，因此，在选择给予托卡朋片治疗的患者时，应极为慎重<br>2. 低血压/晕厥，托卡朋可增加左旋多巴的生物利用度，因而可增加直立性低血压的发生率，需注意 |

| 名称 | 适应证 | 用法用量 | 禁忌证 | 注意事项 |
|---|---|---|---|---|
| 托卡朋 | | | 3. 对托卡朋及本品中任何其他成分过敏者禁用本品<br>4. 具有非创伤性横纹肌溶解病史的患者禁用本品<br>5. 在某些疾病状态下曾出现过高热和意识模糊的患者禁用本品<br>6. 服用托卡朋时，不应与选择性单胺氧化酶抑制剂（如苯乙肼及反苯环丙胺）合用<br>7. 服用托卡朋片时，不应同时加用MAO-A抑制剂和MAO-B抑制剂 | 3. 腹泻，服用托卡朋后可能会出现不同程度的腹泻，通常在服药后6~12周出现或延迟。服药中至重度的腹泻患者，需停药<br>4. 幻觉，在服用托卡朋的患者中可能出现幻觉。一旦发生幻觉，可通过减少左旋多巴的用量达到改善，如仍无明显好转，则需停药<br>5. 服用托卡朋时，患者会感觉与左旋多巴有关的不良反应加重。减少左旋多巴的剂量时，这些不良反应往往会减轻<br>6. 若停用托卡朋片，医生应考虑增加患者每日左旋多巴的剂量，防止发生神经抑制恶性综合征<br>7. 尿液变色，托卡朋片可引起患者尿色无害性加深黄色<br>8. 在服用托卡朋片期间，可能出现反应力下降，不要驾车或操作复杂机器 |

# 第四节 案例评述

# 一、临床药学服务要点

## （一）抗帕金森病药物治疗

1. 抗帕金森病初始治疗方案的选择　抗癫痫药物的选择依据帕金森病的分期、患者的年龄、智能情况、经济情况等。Hoehn-Yahr 分级标准见表 7-1，分级越高，疾病越严重，1～2 级定义为早期，3～5 级定义为中晚期。

（1）早发型患者，在不伴有智能减退的情况下，可有如下选择：① 非麦角类多巴胺受体激动剂；② B 型单氨氧化酶（MAO-B）抑制剂；③ 金刚烷胺；④ 复方左旋多巴；⑤ 复方左旋多巴＋儿茶酚-O-甲基转移酶（COMT）抑制剂。

首选药物需根据不同患者的具体情况而选择不同方案：根据美国、欧洲的治疗指南应首选方案①、②或⑤；若患者由于经济原因不能承受高价格的药物，则可首选方案③；若因特殊工作之需，力求显著改善运动症状，或出现认知功能减退，则可首选方案④或⑤，也可在小剂量应用方案①、②或③时，同时小剂量联合应用方案④；对于震颤明显而其他抗帕金森病药物疗效欠佳的情况下，可选用抗胆碱能药，如苯海索。

（2）晚发型或有伴智能减退的患者，一般首选复方左旋多巴治疗。随着症状的加重，疗效减退时可添加多巴胺受体激动剂、

MAO-B抑制剂或COMT抑制剂治疗。尽量不应用抗胆碱能药物，尤其针对老年男性患者，因其具有较多的副作用。

2. 药物剂量的确定　应坚持"剂量滴定"以避免产生药物的急性副作用，力求实现"尽可能以小剂量达到满意临床效果"的用药原则，避免或降低运动并发症尤其是异动症的发生率，事实证明我国帕金森病患者的异动症发生率明显低于国外的帕金森病患者。

## （二）临床药学监护要点

抗帕金森病药物的药学监护要点主要包括有效性监测、安全性监测和依从性监测。

1. 有效性

（1）抗帕金森病药物的有效性主要通过帕金森综合评分量表评估患者的生活质量的改善程度。根据患者用药前后的量表得分及其症状判断。在药学监护中，对疗效的评价要通过观察患者的主要症状情况并记录，这对药物治疗方案的调整至关重要。

（2）对于左旋多巴制剂，应避免饮食（蛋白质）对其产生的影响，宜在餐前1 h或餐后1.5 h服药。

2. 安全性　多数抗帕金森病药物存在不同程度的药物不良反应。这些不良反应出现的时间和症状因个体有差异。

在开具抗帕金森病药物时，应告知患者该药的不良反应和如何自我监测。如患者用药前和用药期间要注意每日监测血压的变化，尤其是卧位和立位的血压，出现低血压的患者可立位穿上弹力袜改善低血压症状，并在起床后缓慢下床，以防一过性低血压导致摔倒。每季度检查肝、肾功能变化，发现问题及时就医，对于出现的严重且危及生命的药物不良反应，需立即停用可疑药物，换用其他抗帕金森病药物，并及时对所出现的药物不良反应给予干预和救治。抗帕金森病治疗要持续数年，因此在治疗中必须考虑药物的慢性不良反应，平衡药物不良反应和疗效间的关系。

3. **依从性** 患者依从性的评估可以通过建议患者进行帕金森服药日记的记录,详细记录患者每日的服药时间、进食时间、症状改善时间、维持时长等信息。通过患者的记录及其症状情况,评估其依从性。另一方面,可根据其症状及依从性,有条件地选用缓控剂型。

## (三) 抗帕金森病药物的不良反应及处理

最常见的不良反应包括对胆碱能系统、中枢神经系统、消化系统、血压等的影响。抗帕金森病药物不良反应主要与剂量相关,较少出现特异质反应,部分药物长期使用后容易出现不良反应

1. 常见的不良反应

(1) 普拉克索引起的嗜睡,是剂量相关的不良反应,为了减少该类不良反应,从小开始缓慢增加,尽可能不要超过说明书推荐的最大治疗剂量,每日剂量高于 1.5 mg 时,嗜睡发生率明显增加。此外,还常见外周水肿、体位性低血压的不良反应,可叮嘱患者起床时动作放慢,床边稍坐后再下床,下床后穿弹力袜改善体位性低血压,必要时可加用米多君等升压药。

(2) 左旋多巴制剂在使用初期常见胃肠道不良反应,大多可通过服药期间食用适量食物及缓慢增加左旋多巴剂量得以控制,必要时可加用外周多巴胺受体拮抗剂多潘立酮。左旋多巴制剂引起的精神症状,可以使用非典型抗精神药物氯氮平治疗。

(3) 司来吉兰与金刚烷胺易引起失眠不良反应,一般末次服药时间在 16 ∶ 00 前。

(4) 苯海索具有较强的胆碱能阻滞作用,禁用于青光眼、尿潴留、前列腺肥大患者,使用期间应密切监测相关不良反应,避免在老年患者中使用,必要时更换其他抗帕金森病药物。

(5) 恩他卡朋与托卡朋常见尿液颜色变深,但这种现象无害。托卡朋可能引起肝功能异常,服药期间应密切监测肝功能,必要时更换其他抗帕金森病药物。

2. 长期用药后的不良反应

（1）症状波动：包括剂末恶化与开-关现象。

1）不增加服用复方左旋多巴的每日总剂量，而适当增加每日服药次数，减少每次服药剂量（以仍能有效改善运动症状为前提），或适当增加每日总剂量（原有剂量不大的情况下），每次服药剂量不变，而增加服药次数。

2）由常释剂换用控释剂以延长左旋多巴的作用时间，更适宜在早期出现剂末恶化，尤其发生在夜间时为较佳选择，剂量需增加20%～30%。

3）加用长半衰期的多巴胺受体激动剂，如普拉克索、罗匹尼罗；若已用多巴胺受体激动剂而疗效减退可尝试换用另一种多巴胺受体激动剂。

4）加用对纹状体产生持续性多巴胺（DA）能刺激的COMT抑制剂。

5）加用MAO-B抑制剂。

6）避免饮食（含蛋白质）对左旋多巴吸收及通过血脑屏障的影响，宜在餐前1 h或餐后1.5 h服药，调整蛋白饮食可能有效。

7）手术治疗主要为丘脑底核（STN）行DBS手术可获裨益。

（2）异动症：包括剂峰异动症、双相异动症和肌张力障碍。

1）对剂峰异动症的处理方法为：① 减少每次复方左旋多巴的剂量；② 若患者是单用复方左旋多巴，可适当减少剂量，同时加用多巴胺受体激动剂，或加用COMT抑制剂；③ 加用金刚烷胺；④ 加用非典型抗精神病药如氯氮平；⑤ 若使用复方左旋多巴控释剂，则应换用常释剂，避免控释剂的累积效应。

2）对双相异动症（包括剂初异动症和剂末异动症）的处理方法为：① 若在使用复方左旋多巴控释剂应换用常释剂，最好换用水溶剂，可以有效缓解剂初异动症；② 加用长半衰期的多巴胺受体激动剂或延长左旋多巴血浆清除半衰期的COMT抑制剂，可以缓解剂末异动症，也可能有助于改善剂初异动症。

3）肌张力障碍的处理：① 晨起肌张力障碍的处理方法为睡前加用复方左旋多巴控释片或长效多巴胺受体激动剂，或在起床前服用复方左旋多巴常释剂或水溶剂。② 对"开"期肌张力障碍的处理方法同剂峰异动症。

# 二、常见用药错误归纳与要点

**1. 抗帕金森病药物选择不当**　如在老年患者、前列腺肥大患者中使用苯海索，可能导致胆碱能相关的药物不良反应，如口干、排尿困难、视物模糊等。单药使用COMT抑制剂，无治疗效果，与左旋多巴制剂合用可以使左旋多巴日总剂量降低30%。

**2. 服药时间选择不当**　患者初次服用左旋多巴时，可与餐同服或加餐服用，以避免胃肠道不良反应。病情较重（尤其是伴有运动波动）的患者在餐前1 h或餐后1.5 h空腹时服用左旋多巴制剂，其效果更明显，这是由于在胃肠吸收过程中，左旋多巴与其他氨基酸的竞争减少。司来吉兰与金刚烷胺在晚上服用，易导致失眠的药物不良反应，一般最后一剂早于16∶00。

**3. 更换药物的方法不当**　更换或加减抗帕金森病药物不能立即停用或更换，而应逐步剂量滴定，缓慢加减量，避免患者症状波动，警惕撤药恶性综合征。

# 第五节 规范化药学监护路径

参照帕金森病临床路径中的临床治疗模式与程序,建立帕金森病治疗的药学监护路径(表7-3)。其意义在于规范临床药师对帕金森病患者开展有序、适当的临床药学服务工作,并以其为导向为帕金森病患者提供个体化的药学服务。临床药师参与到临床路径的制订和实施过程中,可以在提高帕金森病治疗效果、确保患者合理用药方面发挥作用。

### 表7-3 帕金森病临床药学监护路径

适用对象:第一诊断为帕金森病(ICD-10:G20)

患者姓名:_____    性别:_____    年龄:_____

门诊号:_____    住院号:_____

住院日期:____年____月____日

出院日期:____年____月____日

标准住院日:7~14 d

| 时间 | 住院第1天 | 住院第2天 | 住院第3~4天 | 住院第5~13天 | 住院第14天(出院日) |
|---|---|---|---|---|---|
| 主要诊疗工作 | □ 药学问诊(附录1)<br>□ 药物重整(附录2) | □ 药学评估(附录3)<br>□ 药历书写<br>□ 确定初始抗帕金森病药物治疗方案 | □ 抗帕金森病方案分析<br>□ 建立药历<br>□ 完善药学评估 | □ 药学查房<br>□ 医嘱审核<br>□ 疗效评价<br>□ 不良反应监测 | □ 药学查房<br>□ 完成药历书写<br>□ 出院用药教育 |

常见疾病临床药学监护案例分析——神经内科分册

| 时间 | 住院第1天 | 住院第2天 | 住院第3~4天 | 住院第5~13天 | 住院第14天（出院日） |
|---|---|---|---|---|---|
| 主要诊疗工作 | | | □ 制订监护计划<br>□ 用药宣教 | □ 用药注意事项 | |
| 重点监护内容 | □ 确认一般患者信息<br>□ 确认患者用药史（包括重复用药等）<br>□ 评价药物治疗相关问题<br>□ 审查药物相互作用 | □ 既往病史评估<br>□ 帕金森病发作情况评估<br>□ 帕金森病诊疗方案的评估<br>□ 用药依从性评估<br>**治疗风险和矛盾**<br>□ 血压<br>□ 精神症状<br>□ 胃肠道反应<br>□ 其他 | □ 既往病史评估<br>□ 帕金森病发作情况评估<br>□ 帕金森病诊疗方案的评估<br>□ 用药依从性评估<br>**治疗风险和矛盾**<br>□ 血压<br>□ 精神症状<br>□ 胃肠道反应<br>□ 其他 | **病情观察**<br>□ 参加医生查房，注意病情变化<br>□ 药学独立查房，观察和询问患者药物反应，检查药物治疗相关问题，是否需要调整用药<br>□ 查看检查、检验报告指标变化<br>□ 检查患者服药情况<br>□ 药师记录<br>**监测指标**<br>□ 症状<br>□ 注意观察血压、精神症状等<br>□ 肝肾功能 | **治疗评估**<br>□ 抗帕金森病药物不良反应<br>□ 发作情况<br>□ 病因治疗<br>□ 合并疾病的治疗<br>**出院教育**<br>□ 正确用药<br>□ 患者自我管理<br>□ 定期门诊随访 |
| 疾病变异记录 | □ 无<br>□ 有,原因：<br>1.<br>2. | □ 无<br>□ 有,原因：<br>1.<br>2. | □ 无<br>□ 有,原因：<br>1.<br>2. | □ 无<br>□ 有,原因：<br>1.<br>2. | □ 无<br>□ 有,原因：<br>1.<br>2. |
| 药师签名 | | | | | |

许倍铭

# 第八章

# 急性细菌性脑膜炎

# 第一节　疾病基础知识

【病因和发病机制】

急性细菌性脑膜炎，国内一般称为化脓性脑膜炎（purulent meningitis），是由化脓性细菌感染所致的脑脊膜炎症，常合并化脓性脑炎或脑脓肿，为一种极为严重的颅内感染性疾病。

1. 病因　化脓性脑膜炎最常见的致病菌是脑膜炎双球菌、肺炎球菌和流感嗜血杆菌B型，其次为金黄色葡萄球菌、链球菌、大肠埃希菌、变形杆菌、厌氧杆菌、沙门菌、绿脓杆菌等。我国由于脑膜炎双球菌疫苗的广泛应用，脑膜炎双球菌脑膜炎发病率已明显下降。化脓性脑膜炎的感染途径有血行播散、邻近部位直接扩散、脑脊液通路。

2. 发病机制　细菌在黏膜表面种植生长，分泌蛋白水解酶，穿透机体防御机制，穿过蛛网膜下隙，并在血流中存活繁殖，最后侵入血脑屏障。细菌的脂多糖、内毒素和磷壁酸导致机体细胞释放炎症介质，使白细胞黏附在毛细血管内皮细胞，释放毒性氧损伤内皮细胞，从而血脑屏障的通透性增加，白蛋白流入大脑产生水肿，之后脑脊液压力增高并改变了大脑的血流，大脑血管自动调节功能异常，机体血压增高和降低都会导致脑的损伤。

【诊断要点】

1. 临床表现

（1）感染症状：发热、寒战或上呼吸道感染。

（2）脑膜刺激征：颈项强直、克氏征、Brudzinski征阳性，新生儿、老年人或昏迷患者不明显。

（3）颅内压增高：剧烈头痛、平、呕吐、意识障碍。

（4）局灶症状：偏瘫、失语等。

（5）其他：部分患者有比较特殊的临床特征，如脑膜炎双球菌脑膜炎菌血症时出现出血性皮疹。

**【实验室检查及其他辅助检查】**

1. 实验室检查　外周血中白细胞及中性粒细胞总数均明显增高。

2. 其他辅助检查

（1）头部MRI早期可正常，随病情进展，$T_1$加权像显示蛛网膜下隙高信号，可不规则强化；$T_2$加权像脑膜和脑皮质信号增高；质子密度像基底池渗出液与邻近脑实质相比呈相对高信号。后期可显示弥散性脑膜强化、脑水肿等。

（2）脑脊液检查：压力增高；外观浑浊或呈脓性；白细胞总数明显增多，常在（1 000～10 000）×$10^6$/L，中性粒细胞占绝对优势；蛋白含量增高，糖含量下降明显，通常低于2.2 mmol/L，氯化物降低；免疫球蛋白IgG和IgM明显增高；有时可通过细菌涂片或培养检出病原菌。

**【治疗】**

1. 治疗原则　针对病原菌选取足量敏感的抗生素，并防治感染性休克，维持血压、防止脑疝。

2. 治疗方法

（1）抗菌治疗：尽早使用抗菌药物。

1）未确定病原菌：头孢曲松或头孢噻肟常作为首选用药，对脑膜炎双球菌、肺炎球菌、流感嗜血杆菌及B型链球菌引起的化脓性脑膜炎疗效比较肯定。

2）确定病原菌：根据病原菌和药敏试验选择敏感抗菌药物。

（2）激素治疗：可以抑制炎性细胞因子的释放，稳定血脑屏障，减少脑膜粘连等并发症。对病情较重且没有明显激素禁忌证的患者可应用地塞米松。

（3）对症支持疗法：颅压增高者予以甘露醇脱水降颅压。高热予以物理降温或使用退热药物。惊厥者予以抗癫痫药物。

# 第二节 经典案例

### 案例一 脑脓肿继发癫痫、颅内静脉窦血栓形成

（一）案例回顾

患者基本情况：中年男性，55岁，身高177 cm，体重68 kg。

【主诉】

反复头痛1月余，进行性加重伴复视2周。

【现病史】

患者1个月多前无明显诱因下出现头痛，表现为双侧颞部、前额胀痛，呈持续性，可忍耐，无畏光、畏声，无视物旋转，患者当时未重视，自行服用布洛芬0.15 g后自觉好转，未就诊。后头痛加重，服用布洛芬无法缓解，并影响正常工作。患者于6周前至中心医院就诊，给予改善脑循环、扩张微血管、营养神经等治疗，治疗后患者头痛无明显好转。5周前行头颅MRI示：两侧额叶皮层下少量缺血灶，两侧苍白球 $T_2$ FLAIR信号偏低。行腰椎穿刺术，测脑脊液压力为110 mm $H_2O$，$Cl^-$ 119 mmol/L（↓），其余正常。考虑为"病毒性脑炎"，予以抗病毒、营养神经、抑酸、止痛等治疗，患者自觉头痛较前好转，但无完全缓解。3周前复查头颅MRI示双侧额叶皮层下缺血灶，蝶窦炎，右侧中耳乳突炎，两侧海绵窦周围软组织影增多。血常规：WBC $10.75 \times 10^9$/L（↑），NEUT% 84.2%（↑）。ESR 78.06 mm/h（↑）。医院建议进一步诊治，患者拒绝，要求回家休养。2周前患者头痛加剧，伴发热，持续存在，伴有视物

成双,上下重影,不能分清实像虚像。开始服用对乙酰氨基酚后可有数十分钟到数小时不等的头痛缓解期,后止痛效果越来越差。患者为求进一步诊治,遂来我院,近1个月来,食欲差,睡眠差,精神萎,大小便未见明显异常,体重下降6 kg。

**【既往史】**

无特殊既往史。

**【社会史、家族史、个人史、过敏史】**

长期大量吸烟史。否认食物药物过敏史。

**【体格检查】**

T: 38.4℃; P: 104次/min; R: 18次/min; BP: 117/84 mmHg。

神志尚清,烦躁不安,反应迟钝,言语稍缓慢,对答基本切题,查体欠配合。时间定向尚可,地点定向差,计算力、记忆力检查不配合。双侧瞳孔等大、等圆,直径2～3 mm,对光反射稍迟钝,双眼各向运动检查配合欠佳,右眼外展可,内收尚到位,左眼外展不能,内收尚到位,上下视检查欠合作,双眼左右视时见水平眼震,快相向凝视测,自述有上下复视;双侧面部感觉查体不合作;右侧鼻唇沟偏浅;悬雍垂居中,咽反射存在,伸舌居中。四肢肌力Ⅴ级,肌张力正常对称;指鼻尚稳准、跟膝胫试验不配合。四肢感觉检查欠配合。双上肢腱反射(++),双侧膝反射(+++),双侧踝反射(++),双侧掌颏反射(+),余病理征(-)。颈项可疑强直,脑膜刺激征(+)。步态检查不配合。

**【实验室检查及其他辅助检查】**

1. 实验室检查　血常规: WBC $10.75 \times 10^9$/L(↑), NEUT% 84.2%(↑),LYM% 9.9%(↓)。

2. 其他辅助检查

(1) 腹部超声:肝胆胰脾肾未见明显占位病变。

(2) 头颅CTA:右侧颈内动脉颅内段管壁小钙化灶。

(3) 头颅MRI:两侧额叶皮层下少量缺血灶,两侧苍白球(5周前);头颅MRI:双侧额叶皮层下缺血灶,蝶窦炎,右侧中耳(3

周前);乳突炎,两侧海绵窦周围软组织影增多。

（4）$T_2WIFLAIR$ 信号偏低。

（5）颈椎MRI：颈椎退行性病变,$C_3 \sim C_4$、$C_4 \sim C_5$、$C_5 \sim C_6$ 椎间。

（6）盘突出,$C_6 \sim C_7$ 椎间盘膨出。颈椎信号欠均。

（7）血沉（3周前）：ESR 78.06 mm/h（↑）。

【诊断】

头痛、复视待查（中枢系统感染？）。

【用药记录】

1. 抗颅内感染　注射用头孢曲松钠2.0 g + 0.9%氯化钠注射液 100 mL iv.gtt q12h.（d1-91）；注射用盐酸万古霉素0.5 g + 0.9%氯化钠注射液250 mL iv.gtt q8h.（d1-86）；甲硝唑注射液0.5 g iv.gtt q12h.（d3-62）；甲硝唑片0.4 g p.o. t.i.d.（d62-97）；头孢克洛缓释片0.375 g p.o. b.i.d.（d92-97）。

2. 降颅压　甘露醇注射液125 mL iv.gtt q8h.（d1-23）；甘露醇注射液125 mL iv.gtt q12h.（d24-57）。

3. 抗癫痫　丙戊酸钠缓释片0.5 g p.o. q12h.（d3-97）。

4. 抗凝　那屈肝素钙4 100 U s.c. q12h.（d16-86）；华法林钠片2.5 ~ 5 mg p.o. q.d.（根据INR调整）（d86-97）。

5. 促进黏液排出　桉柠蒎肠溶软胶囊0.3 g p.o. t.i.d.（d2-97）。

6. 营养神经　维生素 $B_1$ 注射液 0.1 g i.m. q.d.（d2-86）；腺苷钴胺1.5 mg + 0.9%氯化钠注射液2 mL i.m. q.d.（d2-86）。

【药师记录】

入院第1天：患者头痛,T 38.4℃,脑膜刺激征(+),水平粗大眼震,左眼外展露白5 mm。急查头颅增强MRI提示：① 右大脑半球多发病灶伴右侧小脑幕、右侧枕叶及顶叶脑膜增厚；② 左侧额叶腔隙缺血灶；③ 右侧蝶窦感染。血常规：WBC $17.81 \times 10^9$/L（↑）；NEUT% 90.8%（↑）；LYM% 2.8%（↓）；MONO% 6.3%；EO% 0.0%（↓）；BASO% 0.1%；NEUT $16.2 \times 10^9$/L（↑）；hsCRP 342.7 mg/L（↑）。凝

血功能：PT 14.0 s（↑）；INR 1.17；TT 15.7 s；APTT 32.5 s（↑）；FIB 744 mg/dL（↑）；D-dimer 1.66 mg/L（↑）。肝功能：ALT 39 U/L；AST 19 U/L。肾功能：Cr 48 μmol/L；Ccr＞120 mL/（min·1.73 m²）。目前，考虑中枢神经系统感染（脑脓肿）可能性大。送血样本进行微生物培养。给予头孢曲松2.0 g，q12h.和万古霉素0.5 g，q8h.联合抗感染治疗，甘露醇脱水降颅内压。

入院第2天：腰椎穿刺，测初压为245 mm H₂O（↑），颜色：无色；透明度：透明；凝块：无；蛋白定性试验（+）；RBC 10×10⁶/L；WBC 260×10⁶/L；多核细胞52%；NEUT% 48%；脑脊液蛋白 1.46 g/L（↑）；脑脊液葡萄糖 1.4 mmol/L（↓）；脑脊液氯 109.0 mmol/L（↓）；脑脊液 LDH 176.0 U/L。支持脑脓肿的诊断，送脑脊液进行微生物培养。继续抗感染、降颅压治疗，加用维生素B₁、维生素B₁₂营养神经。

入院第3天：患者16：50左右进食后突发双眼上翻，面部及四肢抽搐、口吐胃内容物，口唇发绀，小便失禁，体温38.5℃。持续1 min左右后自行好转，予鼻导管吸氧3 L/min，地西泮10 mg静脉注射，压舌板防舌咬伤。加用丙戊酸钠缓释片0.5 g p.o. q12h.。考虑到患者可能由蝶窦继发颅内感染，蝶窦感染常由厌氧菌引起，加用甲硝唑抗厌氧菌治疗，桉柠蒎肠溶软胶囊促进蝶窦黏液、脓涕排出。

入院第4天：患者今日无抽搐，精神仍萎靡，体温为37～38.3℃，WBC 13.86×10⁹/L（↑）；NEUT% 88.7%（↑）；LYM% 5.4%（↓）；MONO% 5.8%；EO% 0.0%（↓）；BASO% 0.1%；NEUT 12.3×10⁹/L（↑）。hsCRP 200.9 mg/L（↑）。血液涂片和培养（−）；脑脊液涂片和细菌、结核、真菌培养（−）。

入院第7天：患者无四肢抽搐等情况发生，体温平，颈项强直，左眼外展露白5 mm。WBC 8.97×10⁹/L；NEUT% 82.9%（↑）；NEUT 7.4×10⁹/L（↑）。hsCRP：56.0 mg/L（↑）。丙戊酸钠谷浓度：78.90 μg/mL。维持治疗。

入院第16天：患者现一般情况可，体温平，生命体征平稳，偶有头痛，无恶心呕吐，左视时左眼外展露白3 mm。头颅增强MRV显示右侧横窦及乙状窦血栓可能。复查头颅增强MRI显示大脑镰后部、中部偏右侧、右侧枕叶、颞叶多发脓肿可能大，较入院第1天无明显改善；左侧额叶腔隙缺血灶；右侧蝶窦感染。右侧乳突炎症。万古霉素谷浓度：8.5 μg/mL。继续万古霉素、头孢曲松和甲硝唑抗感染治疗。加用那屈肝素钙4 000 U s.c. q12h.治疗静脉窦血栓。

入院第21天：万古霉素谷浓度9.2 μg/mL。

入院第56天：复查头颅增强MRI示颅内多发病灶，考虑多发脓肿机会大，较入院第16天吸收好转，右侧蝶窦炎减轻。左侧额叶腔隙缺血灶，右侧乳突炎症。复查头颅增强MRV显示右侧横窦及乙状窦较左侧细小。停甘露醇。

入院第86天：患者一般情况良好，生命体征平稳，主诉仍有些许视物模糊，前额头部不适。左眼外展位，双眼左右视时见水平细小眼震。复查头颅增强MRI：颅内多发炎性病灶，较第56天吸收好转；左侧额叶腔隙缺血灶，部分鼻旁窦及右侧乳突炎症。复查头颅增强MRV：右侧横窦及乙状窦断续显示，血栓形成可能。停万古霉素、维生素$B_1$、维生素$B_{12}$、那屈肝素钙，换用华法林口服抗凝。准备出院。

入院第97天：患者凝血功能（PT 13.9 s（↑）、PTR 1.16、INR 1.16、TT 18.8 s、APTT 27.3 s、FIB 223 mg/dL、D-dimer 0.19 mg/L）。给予出院，出院后继续调整华法林剂量。

出院带药：丙戊酸钠缓释片0.5 g p.o. b.i.d.；甲硝唑片0.4 g p.o. t.i.d.；头孢克洛缓释片0.375 g p.o. b.i.d.；华法林钠片3.75 mg p.o. q.d.；桉柠蒎肠溶软胶囊0.3 g p.o. t.i.d.。

（二）案例分析

【抗感染治疗】

患者头痛起病，病程1个多月，没有缓解，后头痛加剧、持续存在，伴发热、视物成双，脑膜刺激征（+）。入院后，血常规白细胞、中性粒细胞显著升高；头颅增强MRI有多处炎性病灶，蝶窦感染；

腰椎穿刺显示脑脊液压力增高,蛋白含量增加、糖和氯含量降低。脑脓肿诊断基本成立,且怀疑细菌来源于蝶窦。此时,血液培养和脑脊液培养都还没有结果,经验选择了头孢曲松2.0 g iv.gtt q12h.和万古霉素0.5 g iv.gtt q8h.进行治疗,后又加上甲硝唑注射液0.5 g iv.gtt q12h.,共三联抗感染。之后血培养、脑脊液培养阴性,治疗方案不变,患者1周内头痛缓解、白细胞降至正常,而后复视症状的恢复和头颅内炎性病灶的吸收过程则较慢,总体住院疗程约3个月,出院后口服头孢克洛缓释片0.375 g p.o. b.i.d.和甲硝唑片0.4 g p.o. t.i.d.序贯治疗,随访并复查影像。

临床药师观点:该病例诊断较明确,及时给予了抗菌药物,多药联用广覆盖,抗感染治疗过程顺利且疗程足,没有病情反复。但仍有几个问题值得商榷讨论。

(1)是否需要联用万古霉素?万古霉素主要用于耐甲氧西林金黄色葡萄球菌感染。根据《热病:桑福德抗微生物治疗指南(第46版)》,源于邻近感染的脑脓肿,病原体通常是链球菌(60%~70%)、拟杆菌(20%~40%)、肠杆菌(25%~33%)、金黄色葡萄球菌(10%~15%),首选方案是三代头孢(头孢噻肟2.0 g i.v. q4h.或头孢曲松2.0 g i.v. q12h.)+甲硝唑7.5 mg/kg q6h.或15 mg/kg q12h.,并且血培养阴性者金黄色葡萄球菌可能性很小。考虑到万古霉素进入脑脊液浓度低且不稳定,并有肾毒性,因此建议血培养结果显示为阴性后,暂停万古霉素治疗。如果患者病情不缓解,怀疑抗菌谱未覆盖时再考虑启用。且如果使用该药治疗脑脓肿,患者肾功能正常,建议初始剂量为1.0 g iv.gtt q12h.,并监测血药浓度,使其谷浓度达到15~20 μg/mL,至少不低于10 μg/mL。该患者两次万古霉素谷浓度为8.5 μg/mL、9.2 μg/mL,未达标。

(2)是否需要用口服抗菌药物序贯治疗?一般来说,中枢系统感染须使用静脉抗菌药物治疗,且需要选用在疾病状态时脑脊液中浓度大于最低抑菌浓度(MIC)的药物。口服药物经胃肠道吸收,一些还在肝脏经过首过效应,难以保证在脑脊液中达到

MIC，因此不推荐口服抗菌药物对脑脓肿患者进行序贯治疗。该患者静脉用抗菌药物疗程已达3个多月，且影像学明显改善，头痛复视等症状也已基本恢复正常。可以停抗菌药物，随诊复查。最后，建议出院前应当至少再行一次腰椎穿刺确定治疗效果。

【抗癫痫治疗】

患者入院第3天突发双眼上翻，面部及四肢抽搐，持续1 min左右后自行好转。诊断为中枢感染继发癫痫，当晚加用丙戊酸钠缓释片0.5 g p.o. q12h.，后再无发作，于出院后长期治疗。入院第7天查丙戊酸钠谷浓度为78.90 μg/mL。

临床药师观点：中枢系统感染继发癫痫常见，属于症状性癫痫，该患者表现为双眼上翻，面部及四肢抽搐，发作类型应当是继发性全面性强直性阵挛发作，可选择的初始单药治疗药物有卡马西平、左乙拉西坦、拉莫三嗪、奥卡西平、丙戊酸钠等。丙戊酸钠是广谱抗癫痫药，常见不良反应是肝功能损害、血小板降低、血氨升高、女性生殖系统影响和致畸性，缓释剂型可使血药浓度更易达标更平稳。该病例男性，无生育要求，血小板、血氨、肝肾功能目前正常，入院后可自主进食，选择了丙戊酸钠缓释片0.5 g p.o. q12h.，丙戊酸钠与患者正在使用的其他药物无明显相互作用，且稳态后谷浓度在目标范围内，并能有效控制癫痫再发，选用合适。但至出院患者颅内病灶尚无完全消失，因此需长期服用，以防复发。

【降颅压治疗】

该患者腰椎穿刺压力为245 mm $H_2O$（↑），头痛剧烈，视物模糊，且继发癫痫，入院即应用了甘露醇注射液125 mL iv.gtt q8h.，1周后患者发热与头痛大幅缓解，3周后甘露醇应用频次降低为q12h.。入院第57天，患者一般情况良好，病灶较前吸收，视物仍些许模糊，停用甘露醇。

临床药师观点：颅内压增高会引起头痛、呕吐、意识障碍甚至脑疝，因此对脑脓肿患者应积极降颅内压，防止并发症。甘露醇一般急性期间应用，125 mL应半小时内滴完。建议病情平稳后复查腰椎穿刺,若颅内压下降、脑水肿不明显可早日停用,以免长期应用水电解质紊乱、肾功能损害。

**【抗凝治疗】**

患者头痛伴复视,左眼外展受限,颅内压升高,入院第16天,头颅增强MRV显示右侧横窦及乙状窦血栓可能。因此,患者被诊断为感染性静脉窦血栓形成,于入院第16天开始那屈肝素钙抗凝治疗4 100 U s.c. q12h.。至第86天直接改用华法林,调整剂量后,第97天出院时,INR值仍未达标,为1.16。

临床药师观点:患者有抗凝指征,应当使用抗凝药物。治疗已形成的血栓,那曲肝素用量为每次85 U/kg体重,q12h.,患者体重68 kg,肾功能正常,每次用量应为5 780 U,因此4 100 U s.c. q12h.的给药方案剂量不足。

患者低分子肝素使用长达70 d,按照说明书一般使用10 d以内需要停药。该药需要每日2次皮下注射,长期使用对皮肤损害较大,该患者无口服禁忌,应尽快桥接华法林。

另外,由于华法林起效慢,且初期几天因为蛋白C和蛋白S被耗竭,有一定促凝的作用,因此建议那屈肝素钙与华法林重叠使用数日至INR达到2~3后再停用,接下来由华法林单独抗凝。该方案无桥接过程,在华法林抗凝作用没有完全发挥时,患者可能有血栓加重风险。出院前,该患者使用华法林剂量已达5 mg, 4 d, INR仍然只有1.16。药师检查患者使用的其他药物,并无明显相互作用,可能是患者CYP 2C9基因型和维生素K环氧化物还原酶复合体1的基因型所致。建议出院后隔日查INR,观察2~3 d,若INR上升缓慢或不再上升,每次加0.625 mg或1.25 mg(每次加量须间隔1周左右)调整华法林剂量,隔日查INR,直至达标后,可降低查INR频率。抗凝总疗程根据影像学判断,一般至少3~6个月。

**(三)药学监护要点**

1. *疗效监护*

(1)感染情况监护患者体温、头痛症状、左眼露白情况、白细胞、

CRP、ESR、脑脊液生化和细胞数及颅内压、头颅影像学是否好转。

（2）癫痫发作表现、持续时间和频率。

（3）凝血功能，使用华法林期间还需监测INR值，保持在2～3。

2. 不良反应监护

（1）万古霉素使用期间注意有无药物过敏、急性肾功能损害等情况发生，并定期监测血药浓度（15～20 μg/mL）。

（2）使用甘露醇应在半小时内滴完，监护水电解质平衡和肾功能。

（3）丙戊酸钠使用期间监护血小板、血氨、肝功能，定期监测血药浓度（40～100 μg/mL）。

（4）使用抗凝药物后需观察有无出血情况，如腹胀腹痛、大便发黑、皮肤瘀斑、鼻衄等。使用那屈肝素钙需要监测血小板数量。疗效需要观察患者头痛及左眼露白有无好转。

## 案例二

（一）案例回顾

患者基本情况：中年女性，51岁，身高156 cm，体重51 kg。

【主诉】

发热、头痛1月余，反应迟钝1周余，反复肢体抽搐3 d。

【现病史】

患者入院前2个月曾于3周内拔牙7颗。入院前1个多月患者出现发热，持续热，热峰38.5℃左右，无畏寒、寒战，伴头痛，为左侧额部胀痛，程度不剧，多次至门诊就诊，并输液治疗，仍有发热、头痛，症状较前有所加重，无明显肢体无力，无精神行为异常，无肢体抽搐。1个月前于外院住院治疗，考虑诊断"脑梗死、病毒性脑膜炎"，先后予"哌拉西林钠他唑巴坦钠、头孢曲松"抗感染，"阿昔洛韦、伐昔洛韦"抗病毒，甲泼尼龙抗炎，"抗血小板聚集、他汀调脂、甘露醇脱水"等治疗，2周后体温正常，头痛有所好转，予以出院。入院前1周余患者开始出现反应迟钝，记忆力下降，无言语错乱,未予重视。入院前3 d患者洗澡时突发右侧肢体抽搐,伴意识障碍、呼之不应,持续半分钟左右缓解,神志转清,对答正常,入院前2 d患者再次出现类似发作4次,并出现四肢抽搐1次,持续1 min左右,遂来急诊就诊,查头颅CT示"脑白质区可见多发片状低密度影,幕上脑室扩大",予脱水等对症治疗。患病以来精神一般,胃纳一般,睡眠一般,大小便正常,无明显体重下降。

**【既往史】**

9年前行子宫切除术。

**【社会史、个人史、过敏史】**

磷霉素过敏史。

**【体格检查】**

T: 37.4℃; P: 97次/min; R: 20次/min; BP: 104/78 mmHg。

神智清楚,记忆力减退。脑神经(-),颈轻度抵抗,四肢肌张力正常,左侧肢体肌力Ⅴ级,右侧肢体肌力Ⅴ⁻级,双上肢腱反射(++),左下肢腱反射(+++),右下肢腱反射(++++),踝阵挛阳性。双侧克氏征阳性。感觉检查、共济检查欠配合。

**【实验室检查及其他辅助检查】**

1. 实验室检查

(1) 脑脊液:无色透明;细胞总数$370 \times 10^6$/L(↑); WBC $342 \times 10^6$/L, NEUT% 58%;糖3.30 mmol/L;蛋白0.79 g/L(↑);氯化物115 mmol/L(↓)(5周前)。无色透明;细胞总数$42 \times 10^6$/L; WBC $28 \times 10^6$/L, NEUT% 71%; GLU 3.10 mmol/L;蛋白0.39 g/L;氯化物119 mmol/L(↓)(4周前)。无色透明;细胞总数$82 \times 10^6$/L, WBC $46 \times 10^6$/L, NEUT% 67%; GLU 2.90 mmol/L,蛋白0.66 g/L(↑),氯化物113 mmol/L(↓)(3周前)。

(2) ESR: 58 mm/h(↑)。

2. 其他辅助检查

(1)头颅MRI:右侧颞顶枕叶脑回肿胀。

(2)脑电图:未见异常。

（3）头颅MRA（4周前）：双侧后交通动脉缺如。

（4）头颅MRV：左侧横窦、乙状窦较右侧细，双侧横窦、乙状窦管壁欠规则。下矢状窦显示不清、直窦纤细，上矢状窦未见充盈缺损影。

（5）头颅CT：脑白质区可见多发片状低密度灶,幕上脑室扩大。

（6）脑电图：双侧见弥漫性2～3 Hz δ 波,θ波,尖波。

【诊断】

中枢神经系统感染、症状性癫痫。

【用药记录】

1. 抗感染　哌拉西林钠他唑巴坦钠4.5 g + 0.9%氯化钠注射液 250 mL iv.gtt q8h.(d1-3)；甲硝唑注射液0.5 g iv.gtt q12h.(d1-9)；头孢他啶2.0 g+ 0.9%氯化钠注射液 250 mL iv.gtt q8h.(d4-9)；美罗培南2.0 g+ 0.9%氯化钠注射液 250 mL iv.gtt q8h.(d10-14)；美罗培南1.5 g+ 0.9%氯化钠注射液 250 mL iv.gtt q6h.(d12-40)；万古霉素1.0 g+ 0.9%氯化钠注射液 250 mL iv.gtt q12h.(d12-40)；头孢克洛缓释片0.75 g p.o. b.i.d.(d41-42)。

2. 抗炎　地塞米松磷酸钠注射液7.5 mg+5%糖皮质激素 100 mL iv.gtt q.d.(d1-5)。

3. 抗癫痫　左乙拉西坦片0.5 g p.o. b.i.d.(d1-42)。

4. 降颅压　20%甘露醇注射液 100 mL iv.gtt q12h.(d1-30)；甘油果糖氯化钠注射液 250 mL iv.gtt q12h.(d1-41)。

5. 补钾　氯化钾缓释片1 g p.o. t.i.d.(d2-15)。

【药师记录】

入院第1天：患者细菌性脑炎发病已1个月,病情反复,3 d前又继发癫痫,入院后腰椎穿刺留取脑脊液,给予哌拉西林钠他唑巴坦钠和甲硝唑抗感染,地塞米松抗炎,左乙拉西坦抗癫痫,甘露醇降颅内压治疗。

入院第2天：患者体温38℃,神志清楚,头痛不明显。检查结果回报显示血常规：WBC $13.2 \times 10^9$/L（↑）,RBC $3.71 \times 10^{12}$/L,

Hb 111g/L, NEUT% 80.1%(↑), PLT 266 × $10^9$/L; CRP 96.9 mg/L(↑); ESR 85 mm/h(↑); 脑脊液: 压力 200 mm $H_2O$(↑), 颜色: 透明, 蛋白定性(±), WBC 56 × $10^6$/L, RBC 3.9 × $10^{12}$/L, NEUT% 80.36%, $Cl^-$ 117 mmol/L(↓), GLU 2.6 mmol/L, Pro 0.61 g/L(↑)。电解质: $K^+$ 3 mmol/L(↓), $Na^+$ 140 mmol/L, $Ca^{2+}$ 2.11 mmol/L(↓)。肝肾功能正常。给予口服补钾。

入院第3天: 患者仍有发热, 38.2℃, 诉头部轻度胀痛, 无肢体抽搐, 无恶心、呕吐。复查电解质: $K^+$ 2.7 mmol/L(↓), $Na^+$ 139 mmol/L, $Ca^{2+}$ 2.04 mmol/L(↓)。脑脊液细菌、结核、真菌培养(-)。停用哌拉西林他唑巴坦, 换用头孢他啶。

入院第9天: 患者今出现面部及躯干部出现风团样皮疹, 是否瘙痒表述不清, 昨下午有发热, 体温38.2℃。血常规: WBC 13.36 × $10^9$/L(↑), RBC 3.73 × $10^{12}$/L, Hb 111 g/L, NEUT% 83.1%(↑), PLT 361 × $10^9$/L。电解质: $K^+$ 3.2 mmol/L(↓), $Na^+$ 137 mmol/L, $Ca^{2+}$ 2.25 mmol/L。肝肾功能正常。停用头孢他啶和甲硝唑, 换用美罗培南抗感染治疗。

入院第12天: 患者近日仍有反复发热, 体温38℃左右, 意识稍模糊, 无呕吐, 无肢体抽搐。美罗培南给药频次增加, 并加用万古霉素。

入院第15天: 患者今无发热, 体温37.4℃, 意识模糊, 有睁眼无对答, 无肢体抽搐。血常规: WBC 10.15 × $10^9$/L(↑), RBC 3.91 × $10^{12}$/L, Hb 116 g/L, NEUT% 80.2%(↑), PLT 422 × $10^9$/L 电解质: $K^+$ 4.1 mmol/L, $Na^+$ 136 mmol/L, $Ca^{2+}$ 2.03 mmol/L。肝肾功能正常。停口服补钾。

入院第21天: 患者近日无发热, 今体温37.2℃, 无肢体抽搐。

入院第30天: 患者无明显发热, 呼吸平稳。神志清, 言语含糊不清, 今日停甘露醇。

入院第40天: 患者一般情况良好, 颈软。无发热, 无肢体抽搐, 可对答, 言语仍稍许含糊。复查脑脊液结果: 压力: 170 mm $H_2O$;

颜色：透明；WBC $10 \times 10^6$/L；RBC 0；NEUT% 60%；Cl⁻ 119 mmol/L（↓），GLU 2.9 mmol/L；Pro 0.41 g/L。停美罗培南和万古霉素。改口服抗生素头孢克洛序贯治疗。2 d后出院。

出院带药：头孢克洛缓释片0.75 g p.o. b.i.d.；左乙拉西坦片0.5 p.o. b.i.d.。

（二）案例分析

**【抗感染治疗】**

（1）患者可能因拔牙引发细菌性脑膜炎，在外院已用过抗菌药物治疗，考虑疗程不足，病情反复，入我院后给予哌拉西林钠他唑巴坦钠＋甲硝唑继续治疗，入院时发现血钾偏低，给予了口服补钾治疗，但效果较差。

临床药师观点：首先哌拉西林钠他唑巴坦钠不易透过血脑屏障，不适合用于中枢系统细菌感染；其次其可引起低钾，不利于该患者电解质平衡；再次该药已覆盖厌氧菌，不须与甲硝唑合用。因此，建议换用其他抗菌药物。

（2）患者改用头孢他啶6 d后出现皮疹、发热，考虑为头孢他啶过敏，因此停用头孢他啶和甲硝唑，换用美罗培南。

临床药师观点：美罗培南在有脑膜炎症的情况下，透过性良好，对细菌性脑膜炎效果良好。剂量为2 g q8h.时是足量的。其对厌氧菌的效果也很好，因此甲硝唑停药合适。抗癫痫药左乙拉西坦和美罗培南也没有有临床意义的相互作用。

（3）然而，美罗培南使用3 d后患者病情没有控制，仍有反复发热，并且意识情况越来越差，由于脑脊液培养未能给出线索，尝试加用万古霉素抗耐甲氧西林金黄色葡萄球菌（MRSA）治疗，美罗培南增加给药频次。3 d后，患者体温趋于正常，血常规白细胞逐渐降低，血钾正常。疗程满4周后停药，出院口服头孢克洛序贯治疗。

临床药师观点：万古霉素初始剂量1 g q12h.，合适，但应当监测血药浓度，最好调至15～20 μg/mL为佳。美罗培南是时间依赖型抗菌药物,延长暴露时间可增强药效。目前,已是最大给药量,因此采取总量不变,频次增加的方法,改为 1.5 g q6h.,延长暴露时间。

血常规、脑脊液等检查证实该案例美罗培南+万古霉素治疗有效,且疗程满 4 周,可停止治疗。但不支持口服头孢克洛序贯,因为很可能是无效的,理由在案例一已阐述。

(三)药学监护要点

1. 疗效监护

(1)感染情况监护患者体温、头痛症状、白细胞、CRP、ESR、脑脊液生化和细胞数及颅内压是否好转。

(2)癫痫发作表现、持续时间和频率。

2. 不良反应监护

(1)电解质情况:哌拉西林他唑巴坦、甘露醇等药物均可能导致低钾等电解质紊乱。

(2)头孢类抗生素使用期间观察是否有任何过敏情况发生,过敏需及时停药。

(3)万古霉素使用期间注意有无药物过敏、急性肾功能损害等情况发生,并定期监测血药浓度(15～20 μg/mL)。

## 案例三

(一)案例回顾

患者基本情况:青年男性,34 岁,身高 167 cm,体重 60 kg。

【主诉】

发热半个月,行为异常 4 d。

【现病史】

半个月前无诱因出现发热,最高为 39.2℃,伴头痛,全身乏力,不伴恶心、呕吐,无咳嗽、咳痰,无腹痛、腹泻,在当地诊所按"感冒"输液治疗,体温渐下降,但仍有头痛。4 d 前出现排尿困难,双下肢无力,行走时需家人搀扶,当地医生考虑为精神紧张,给予留置尿管治疗。3 d前出现睡眠增多，间断性胡言乱语，有时出现双手摸索动作和幻视，发作性双眼球向上凝视，每次持续1～2 s，遂来就诊，行头颅CT检查未发现异常，急诊给予"头孢噻肟、甘露醇"等药物治疗，发作性双眼球向上凝视发作次数减少，今为进一步诊治，收住院治疗。患病以来患者精神不好，睡眠增多，胃纳减少，睡眠好，大小便不正常，留置尿管，无体重明显下降。

**【既往史】**

否认高血压、糖尿病、肝炎、结核。

**【社会史、个人史、过敏史】**

无殊。

**【体格检查】**

T: 36.8℃；P: 59次/min；R: 19次/min；BP: 115/71 mmHg。

神志模糊，回答不切题，被动体位，查体欠合作，平车推入病房，颈强直，有抵抗，左上肢肌力Ⅳ级，左下肢肌力Ⅲ⁻级，右上肢肌力Ⅴ级，右下肢肌力Ⅳ⁻级，肌张力正常，生理反射异常，左上肢腱反射(+++)，双下肢腱反射(+)，双侧病理征阳性。

**【实验室检查及其他辅助检查】**

1. 实验室检查　无。

2. 其他辅助检查　头颅CT(2 d前)：未发现异常。

**【诊断】**

拟诊细菌性脑炎。

继发性癫痫。

**【用药记录】**

1. 抗感染治疗　更昔洛韦0.25 g+ 0.9%氯化钠注射液250 mL iv.gtt q12h.(d1-4)；头孢噻肟钠2.0 g+ 0.9%氯化钠注射液100 mL iv.gtt q12h.(d1-4)；头孢哌酮钠舒巴坦钠3.0 g+ 0.9%氯化钠注射液100 mL iv.gtt q12h.(d5-21)。

2. 免疫抑制　静脉用人免疫球蛋白25 g iv.gtt q.d.(d1-3)。

3. 抗癫痫　丙戊酸钠缓释片 0.5 p.o. b.i.d.（d1–21）。

4. 预防药物性出血　维生素 $K_1$ 注射液 10 mg i.m. q.d.（d6–21）。

【药师记录】

入院第 1 天：做腰椎穿刺留取脑脊液进行化验和培养，暂予头孢噻肟抗细菌、更昔洛韦抗病毒、人免疫球蛋白冲击 3 d 及丙戊酸钠抗癫痫治疗。

入院第 4 天：患者神志稍模糊，无发热，时有胡言乱语及双手摸索动作，无肢体强直、抽搐，四肢活动可，留置尿管通畅，大便未解。脑脊液检查结果回报：初压为 150 mm $H_2O$，颜色：无色；透明度：微浊；凝块：无；蛋白定性试验 2+；RBC $230 \times 10^6$/L（↑）；WBC $150 \times 10^6$/L（↑）；多核细胞 10%；NEUT% 90%；脑脊液蛋白 2.46 g/L（↑）；脑脊液葡萄糖 2.4 mmol/L（↓）；脑脊液氯 118.0 mmol/L（↓）；脑脊液结核菌培养、细菌培养、真菌培养均为阴性。血常规：WBC $6.80 \times 10^9$/L；RBC $4.41 \times 10^{12}$/L；NEUT% 65.70%；PLT $318 \times 10^9$/L；Hb 135 g/L。ESR 35 mm/h。FBG 7.4 mmol/L（↑）。肝肾功能电解质均正常。T-SPOT TB 阴性。ANA 抗体谱 RO-52（++），SSA（++）。患者目前考虑细菌感染可能性大，但仍不能排除干燥综合征及自身免疫性脑炎，抗菌药物改用头孢哌酮钠舒巴坦钠，并加用维生素 $K_1$ 防止药物相关性出血。

入院第 9 天：患者昨日夜间体温 37.8℃，后自行下降至正常，今晨体温正常，无肢体强直及抽搐等。体查：神志清醒，可简单对答，颈稍抵抗，胸颏 3 横指，四肢肌张力正常，肌力 $IV^+$ 级，双侧 Babinski 征阳性。

入院第 12 天：患者病情稳定，无肢体抽搐，无发热。复查脑脊液初压为 100 mm $H_2O$，颜色：无色；透明度：清；凝块：无；蛋白定性试验（+）；RBC $1 \times 10^6$/L（↑）；WBC $42 \times 10^6$/L（↑）；NEUT% 90.4%；多核细胞 % 9.6%；脑脊液蛋白 1.53 g/L（↑）；脑脊液 GLU 2.4 mmol/L（↓）；脑脊液 $Cl^-$ 117.0 mmol/L（↓）。血常规：WBC $7.12 \times 10^9$/L；RBC $4.38 \times 10^{12}$/L；NEUT% 62.30%；PLT $283 \times 10^9$/L；

Hb 136 g/L。肝肾功能电解质正常。

入院第19天：患者无发热、抽搐等不适。精神、饮食、睡眠、大便均可。查体：神志清楚，记忆力下降，眼球活动可，双侧瞳孔等大等圆，对光反射灵敏，鼻唇沟左浅，伸舌居中，颈无抵抗，四肢肌张力正常，四肢肌力 V 级，双侧Babinski征阳性。复查脑脊液初压为 100 mm $H_2O$，颜色：无色；透明度：清；凝块：无；蛋白定性试验 (+)；RBC $1 \times 10^6/L$ ( ↑ )；WBC $19 \times 10^6/L$ ( ↑ )；NEUT% 94%；多核细胞% 6%；脑脊液蛋白 0.98 g/L ( ↑ )；脑脊液GLU 2.3 mmol/L ( ↓ )；脑脊液 $Cl^-$ 121.0 mmol/L。2 d后疗程满3周出院。

出院带药：丙戊酸钠缓释片 0.5 p.o. b.i.d.。

## （二）案例分析

### 【抗感染治疗】

患者青年男性，急性头痛、发热，颈部抵抗，伴有痫样发作，头颅CT未见异常，考虑脑炎可能性大，病毒、细菌、自身免疫性病因均不能排除，初始抗感染延续急诊方案给予头孢噻肟抗细菌、更昔洛韦抗病毒。使用7 d后，根据脑脊液颜色微浊，蛋白显著增高，葡萄糖和氯化物降低，大量白细胞，考虑细菌性感染可能性大，因此停用更昔洛韦，并因头孢噻肟"疗效欠佳"，改为头孢哌酮钠舒巴坦钠继续抗细菌治疗，并加用维生素 $K_1$ 预防药物相关性出血。17 d后患者情况明显改善，复查脑脊液各项指标好转，给予出院。

临床药师观点：在抗菌药物的选用上，患者初始治疗选择头孢噻肟是合适的，该药可透过血脑屏障，炎症情况下脑脊液血药浓度比可达10%，是急性细菌性脑膜炎的首选药物之一，但是剂量不够，用于中枢系统感染，一般剂量应达2 g iv.gtt q6h.～q8h.，才可使脑脊液浓度达到MIC。之后，判断"头孢噻肟"的疗效欠佳缺乏证据，且改用的头孢哌酮钠舒巴坦钠，不但间接对凝血系统有影响，而且脑脊液透过率低，成功治疗细菌性脑炎报道极少，不推荐用于中枢系统感染。如果换药可以选用其他脑脊液透过率高的药物。如头孢曲松还可覆盖头孢噻肟无法覆盖的β-内酰胺酶阳性的流感嗜血杆菌；或加用庆大霉素加强对革兰阴性杆菌感染的治疗作用；或怀疑耐甲氧西林的金黄色葡萄球菌感染时，可加用万古霉素治疗。但是，注意该病例不宜选用美罗培南，因为患者此时癫痫未完全控制，且已启用丙戊酸钠治疗，美罗培南可大幅降低丙戊酸钠的血药浓度，而且停用美罗培南后丙戊酸钠血药浓度回升也很缓慢，可能导致癫痫难以控制。值得庆幸的是，该病例结局良好，可能和不能完全排除的自身免疫性脑炎和人免疫球蛋白的使用有关。

**【抗癫痫治疗】**

患者发病后睡眠增多，间断性胡言乱语，有时出现双手摸索动作和幻视，发作性双眼球向上凝视，每次持续1～2 s，入院后给予丙戊酸钠0.5 g p.o. b.i.d.，发作性双眼球向上凝视次数减少，但仍有胡言乱语及双手摸索动作。入院9 d后，感染逐渐控制，肢体抽搐及双手摸索等癫痫表现也逐渐减少。

临床药师观点：该患者发作类型为部分复杂性发作，偶继发全身大发作，首选卡马西平，也可选用左乙拉西坦、拉莫三嗪、奥卡西平、丙戊酸钠。该患者癫痫较难控制，建议选用功效较高的卡马西平。

(三)药学监护要点

1. 疗效监护

(1)感染情况监护患者体温、头痛症状、WBC、CRP、ESR、脑脊液生化和细胞数及颅内压是否好转。

(2)癫痫发作表现、持续时间和频率。

2. 不良反应监护

(1)丙戊酸钠使用期间监护血小板、血氨、肝功能，定期监测血药浓度(40～100 μg/mL)。

(2)使用头孢类药物注意有无皮疹等过敏现象。

(3)由于头孢哌酮舒巴坦钠可能导致体内维生素K含量降低而发生出血事件，即使使用了维生素$K_1$预防，也需监测凝血功能和患者有无出血或血栓事件。

（4）使用人免疫球蛋白期间注意有无皮疹等过敏情况发生。

## 案例四

### （一）案例回顾

患者基本情况：青年女性，29岁，身高162 cm，体重49 kg。

【主诉】

头痛发热1周，加重伴呕吐4 d。

【现病史】

患者1周前自觉出现发作性头痛，呈钻痛感，伴搏动感，双侧颞部较明显，有时头位改变可诱发，静卧休息约1 h可自行缓解，不伴视物模糊、视物重影、恶心呕吐、肢体麻木无力，伴发热，体温最高38.2℃。追问病史2周前有流涕，无明显咳嗽咳痰。本院门诊就诊时，查血常规正常，予对乙酰氨基酚对症治疗，症状无好转。近4 d自觉头痛加重呈持续性，疼痛性质同前，伴呕吐胃内容物4～5次。于急诊就诊，给予甘露醇、更昔洛韦、头孢他啶、胞磷胆碱，建议入院完善腰椎穿刺检查。今晨体温39℃，头痛无明显缓解，性质程度同前。患病以来神清，精神较差，胃纳欠佳，夜眠可，二便如常，无明显体重改变。

【既往史】

否认原发性高血压、糖尿病、活动性胃病等慢性病史。否认近期外地旅游史。

【社会史、家族史、个人史、过敏史】

否认社会史、家族史、个人史、过敏史。

【体格检查】

神清稍萎，对答切题，言语清晰，查体合作。皮层功能粗测正常。双瞳正大等圆，直径4 mm，对光反射存在。眼球各向运动到位，未及眼震、复视。双侧面部针刺觉对称。双侧额纹对称，双侧鼻唇沟对称。双侧软腭抬举可，悬雍垂居中，咽反射存在。转颈、耸肩肌力V级。伸舌居中。颈软，脑膜刺激征（±）。四肢肌力、肌张力正常,四肢腱反射(+)。双侧Babinski征(−),Chaddock征(−),Oppenheim征(−)。四肢针刺觉对称,双下肢音叉振动觉、关节位置觉存在。双侧指鼻试验、跟膝胫试验完成好,闭目难立征阴性,直线行走试验尚可完成。

**【实验室检查及其他辅助检查】**

1. 实验室检查

(1)血常规(入院前1天):WBC $8.90 \times 10^9$/L;RBC $4.10 \times 10^{12}$/L;NEUT% 60.70%;PLT $223 \times 10^9$/L;Hb 124 g/L。

(2)肝肾功能、电解质(入院前1天):ALT 22 U/L;AST 15 U/L;Cr 48 μmol/L;$Na^+$ 136 mmol/L(↓);$K^+$ 3.3 mmol/L(↓)。CK 80 U/L;CK-MB 15 U/L;CK-MM 65 U/L。

(3)hsCRP(入院前1天):12.4 mg/L(↑)。

2. 其他辅助检查

(1)头颅CT(入院前1天):未见异常。

(2)头颅MRI平扫(入院前1天):脑MRI平扫未见异常。

(3)脑电图(入院前1天):轻度异常(各导联见少量4~6次/s θ波发放)。

**【诊断】**

急性感染性脑膜炎(病毒性? 细菌性?)。

**【用药记录】**

1. 抗感染 头孢他啶2 g+0.9%氯化钠注射液250 mL iv.gtt q12h.(d1-13);更昔洛韦0.25 g + 0.9%氯化钠注射液250 mL iv.gtt q12h.(d1-13)。

2. 脱水降颅压 甘露醇125 mL iv.gtt q8h.(d1-7);甘露醇125 mL iv.gtt q12h.(d8-15)。

3. 神经保护 胞磷胆碱0.5 g+ 0.9%氯化钠注射液250 mL iv.gtt q.d.(d1-17)。

**【药师记录】**

入院第1天:早晨体温39℃,头痛无明显缓解,性质程度同前。由于患者顾虑,延迟择期进行腰椎穿刺留取脑脊液化验。延续急诊治疗,给予头孢他啶、更昔洛韦抗感染,甘露醇脱水降颅压,胞磷胆碱保护神经。

入院第2天:患者诉仍有头痛发作,最高体温38.0℃。

入院第4天:患者仍有头痛发作,目前无发热。今日进行腰椎穿刺检查。压力300 mm $H_2O$(↑);颜色:无色;透明度:透明;凝块:无;蛋白定性试验(+);RBC 168/$mm^3$(↑);WBC 286/$mm^3$(↑);多核细胞32%;NEUT% 68%。脑脊液:Pro 1.34 g/L(↑);GLU 1.9 mmol/L(↓);$Cl^-$ 119.0 mmol/L(↓);LDH 92.0 U/L。

入院第6天:脑脊液检查结果示厚涂片找抗酸杆菌(−);涂片找隐球菌(−);涂片找细菌(−);涂片找真菌(−);脱落细胞学检查(−);微生物培养(−)。血常规:RBC $4.07 \times 10^{12}$/L;Hb 120 g/L;PLT $196 \times 10^9$/L;WBC $2.91 \times 10^9$/L;NEUT% 59.9%;LYM% 31.6%;MONO% 7.2%;EOS% 0.3%;BASO% 1.0%;NEUT $1.7 \times 10^9$/L;LYM $0.9 \times 10^9$/L;MONO $0.21 \times 10^9$/L。凝血功能:PT 11.9 s;INR 1.03;TT 20.7 s;APTT 27.8 s;FIB 303mg/dL;D−dimer 2.73 mg/L。

入院第7天:患者近3 d体温平,偶有头痛发作,明日起甘露醇减量为125 mL iv.gtt q12h.。血常规:RBC $3.77 \times 10^{12}$/L;Hb 109 g/L;PLT $197 \times 10^9$/L;WBC $3.95 \times 10^9$/L;NEUT% 59.0%;LYM% 33.9%;MONO% 5.6%;EOS% 0.5%;BASO% 1.0%;NEUT $2.3 \times 10^9$/L;LYM $1.3 \times 10^9$/L;MONO $0.22 \times 10^9$/L;hsCRP 7.1 mg/L(↑);PCT 0.08 ng/mL;ESR 17 mm/h;ALT 39 U/L;AST 5 U/L。

入院第10天:患者昨日出现发热,体温最高达38.5℃,自诉夜间淋浴后出现,自服复方对乙酰氨基酚片后体温平。

入院第13天:患者近3 d反复午后发热,体温最高39.8℃。复查腰椎穿刺。脑脊液压力250 mm $H_2O$,颜色:无色;透明度:透明;凝块:无;蛋白定性试验(−);RBC 0/$mm^3$;WBC 50/$mm^3$(↑);脑脊液GLU 3.2 mmol/L;脑脊液$Cl^-$ 121.0 mmol/L。脑脊液检查结果大幅好转,考虑发热为抗感染药物引发的药物热,非感染发热。明日开始停用头孢他啶和更昔洛韦，明日继续观察。

入院第14天：患者晚饭后出现畏寒、寒战，体温37.7℃，夜间诉头部不适，呕吐胃内容物1次，为非喷射性，体温39.4℃。查体无殊。临时予异丙嗪1支肌内注射，吲哚美辛栓半粒肛塞。

入院第16天：患者昨日体温平。近几日完善了腹部B超及胸部CT等检查，未见全身性感染导致高热证据。脑电图示轻度异常。目前，仍旧考虑药物热。

入院第17天：患者昨日体温平，无不适主诉。颈软，脑膜刺激征阴性。可予以出院，门诊随访。

（二）案例分析

**【抗感染治疗】**

患者发热头痛伴呕吐，高度怀疑中枢系统感染。入院后腰椎穿刺压力高，脑脊液细胞数高，糖和氯化物下降，诊断偏向细菌性感染，但病毒性不除外，因此及时给予了头孢他啶2.0 g i.v. q12h.和更昔洛韦0.25 g i.v. q12h.覆盖两类病原体。

临床药师观点：头孢他啶可透过血脑屏障，以1g i.v.给药时脑脊液/血药浓度比为(1～2):5，一般推荐2.0 g i.v. q8h.治疗中枢感染，案例所用剂量偏小，可能无法达到脑脊液有效杀菌浓度。

**【药物热】**

患者入院第8天，经抗菌抗病毒治疗已6 d无发热，头痛也缓解，但第9天起高热再现，体温连续几日呈午后高起，夜里至早上缓解的规律波动。患者自述这几日一般中午吊盐水后体温开始上升，半夜回落。第13天复查腰椎穿刺发现除脑脊液压力有所下降但仍偏高外，其他指标均回复正常，遂考虑为药物热，停用头孢他啶与更昔洛韦。隔日后，体温正常，其他检查回报也未见其他部位感染证据。

临床药师观点：患者头痛、高热等中枢感染症状缓解几天后，又反复高热，但一般情况良好，经腰椎穿刺证实中枢感染已明显好转,且无其他部位感染证据,发热和用药时间又有一定关系,需考虑药物热。如果是首次用药,发热可经7~10 d的致敏期后发生。头孢他啶说明书也包括药物热的不良反应。停药1 d后患者体温就恢复正常了,因此可基本确定是头孢他啶引起的药物热。

（三）药学监护要点

1. 疗效监护　感染情况监护患者体温、头痛症状、白细胞、CRP、ESR、脑脊液生化和细胞数及颅内压情况。

2. 不良反应监护

（1）头孢类药物使用期间观察有无过敏现象,如皮疹、药物热、嗜酸性粒细胞增多等。

（2）患者脑电图异常,需观察和询问家属有无抽搐、摸索动作、愣神等癫痫发作表现。

（3）使用甘露醇期间注意监测电解质和肾功能。

# 第三节　主要治疗药物

主要治疗药物见表8-1。

### 表8-1　主要治疗药物

| 药品 | 中枢系统感染用法用量 | 禁忌证 | 注意事项 |
|---|---|---|---|
| 青霉素 | 400万U IV q4h. | 1. 青霉素类药物过敏史<br>2. 青霉素皮肤试验阳性 | 1. 过敏反应<br>2. 毒性反应<br>3. 赫氏反应和治疗矛盾<br>4. 二重感染 |
| 头孢曲松 | 2 g IV q12h. | 1. 头孢菌素类过敏者<br>2. 高胆红素血的新生儿和早产儿 | 1. 消化道反应<br>2. 头痛或头晕<br>3. 静脉炎<br>4. 与钙的相互作用 |
| 头孢噻肟 | 2g IV q4～6h. | 对头孢菌素过敏者及有青霉素过敏性休克或即刻反应史者 | 1. 有皮疹和药物热、静脉炎、腹泻、恶心、呕吐、食欲缺乏等<br>2. 碱性磷酸酶或血清氨基转移酶轻度升高，暂时性血尿素氮和肌酐升高等<br>3. 白细胞减少、酸性粒细胞增多或血小板减少少见<br>4. 偶见头痛、麻木、呼吸困难和面部潮红<br>5. 极少数患者可发生黏膜念珠菌病 |

| 药品 | 中枢系统感染<br>用法用量 | 禁　忌　证 | 注　意　事　项 |
|---|---|---|---|
| 头孢<br>他啶 | 2g IV q8h. | 对头孢菌素类抗生<br>素过敏者 | 1. 皮疹、或皮肤瘙痒、药物热<br>2. 恶心、腹泻、腹痛；注射部<br>　位轻度静脉炎<br>3. 偶可发生一过性血清氨基<br>　转移酶、血尿素氮、血肌酐<br>　值的轻度升高；白细胞、<br>　血小板减少及嗜酸性粒细<br>　胞增多等 |
| 头孢<br>吡肟 | 2 g IV q8h. | 对头孢吡肟或L-精<br>氨酸、头孢菌素类药<br>物、青霉素或其他<br>β-内酰胺类抗生素<br>有即刻过敏反应者 | 常见的不良反应主要是腹<br>泻，皮疹和注射局部反应，如<br>静脉炎，注射部位疼痛和炎<br>症 |
| 美罗<br>培南 | 2 g IV q8h. | 1. 碳青霉烯类抗生<br>　素过敏者<br>2. 使用丙戊酸钠者 | 主要不良反应是皮疹、腹泻、<br>软便、恶心、呕吐 |
| 万古<br>霉素 | 15～20 mg/kg<br>IV q8～12h. | 1. 既往过敏性休克<br>　史的患者<br>2. 严重肝、肾功能<br>　不全者<br>3. 妊娠及哺乳期妇<br>　女。 | 1. 休克、过敏样症状<br>2. 急性肾功能不全<br>3. 多种白细胞减少、无粒细<br>　胞血症、血小板减少<br>4. 皮肤黏膜综合征、中毒性<br>　表皮坏死症、脱落性皮炎<br>5. 第8脑神经损伤<br>6. 假膜性结肠炎<br>7. 肝功能损害、黄疸 |
| 莫西<br>沙星 | 400 mg IV q.d. | 1. 已知对莫西沙星或<br>　其他喹诺酮类或任<br>　何辅料过敏者<br>2. 妊娠和哺乳妇女<br>3. 肝功能严重损害<br>　和转氨酶升高大<br>　于5倍正常值上<br>　限的患者<br>4. 18岁以下患者 | 重要的不良反应有肌腱和肌<br>腱断裂、Q-T间期延长、中枢<br>神经系统的影响、艰难梭菌<br>相关性腹泻、周围神经病变、<br>光敏性/光毒性、细菌耐药性<br>发生 |

常见疾病临床药学监护案例分析——神经内科分册

| 药品 | 中枢系统感染用法用量 | 禁忌证 | 注意事项 |
|---|---|---|---|
| 环丙沙星 | 400 mg Ⅳ q8～12h. | 1. 对本品及喹诺酮类药过敏的患者<br>2. 妊娠和哺乳期妇女<br>3. 18岁以下患者 | 1. 胃肠道反应<br>2. 中枢神经系统反应<br>3. 过敏反应 |
| 氨曲南 | 2 g Ⅳ q6～8h. | 对氨曲南有过敏史者 | 常见为恶心、呕吐、腹泻及皮肤过敏反应 |
| 庆大霉素 | 首剂量2 mg/kg，然后1.7 mg/kg q8h. | 对本品或其他氨基糖苷类过敏者 | 1. 耳毒性<br>2. 肾毒性 |
| 氨苄西林 | 2 g Ⅳ q4h. | 有青霉素类药物过敏史或青霉素皮肤试验阳性患者 | 1. 皮疹<br>2. 过敏性休克 |
| 甲硝唑 | 15 mg/kg Ⅳ q12h. | 对本品或吡咯类药物有过敏者 | 1. 可使尿液呈深红色<br>2. 可抑制乙醇代谢<br>3. 消化道反应<br>4. 大剂量可致抽搐 |

# 第四节 案例评述

## 一、临床药学监护要点

### (一)抗菌药物选择

1. *初始经验治疗*　抗菌药物选择,在怀疑中枢感染时,应留取相关标本进行细菌涂片或培养后,及时开始经验性抗菌药物治疗,早期的抗菌治疗与患者的良好预后呈显著的正相关性。

一般人群急性细菌性脑膜炎的常见病原体是肺炎球菌、脑膜炎球菌,因此首选头孢噻肟(或头孢曲松)+万古霉素,可选美罗培南+万古霉素,待培养及药敏结果回报后调整治疗方案。

年龄大于50岁、嗜酒、有严重基础疾病或细胞免疫功能受损者须考虑有肺炎球菌、李斯特菌和革兰阴性杆菌的感染,首选氨苄西林+头孢噻肟(或头孢曲松)+万古霉素,可选美罗培南+万古霉素,待培养及药敏结果回报后调整治疗方案。

脑外科手术后的患者需考虑有表皮葡萄球菌、金黄色葡萄球菌、痤疮丙酸杆菌,兼性和需氧革兰阴性杆菌,包括铜绿假单胞菌、鲍曼不动杆菌。首选万古霉素+头孢吡肟(或头孢他啶),可选万古霉素+美罗培南。并进行必要的外科干预治疗,如导致感染的脑室外引流、分流装置需要撤除,如感染涉及骨瓣、颅骨骨髓炎和颅骨成型后的感染,原则上需要去除骨瓣及人工植入物。若静脉用药疗效不够充分,可能需要脑室内注射。

创伤伴颅底骨折者须考虑肺炎球菌、流感嗜血杆菌和化脓链球菌,首选万古霉素+头孢曲松(或头孢噻肟)。

脑脓肿者须考虑链球菌、拟杆菌、肠杆菌、金黄色葡萄球菌和米糠链球菌,首选头孢噻肟(或头孢曲松)+甲硝唑,可选青霉素+甲硝唑。若CT检查提示脓肿病灶大于2.5 cm或患者神经系统症状不稳定需考虑手术引流。引流后怀疑铜绿假单胞菌感染,可将头孢噻肟(或头孢曲松)换成头孢吡肟(或头孢他啶)。血培养阴性者金黄色葡萄球菌感染可能性小,可停用万古霉素。抗菌治疗需较长疗程,通常4～6周或至神经影像(CT/MRI检查)病灶吸收。

手术后或外伤后脑脓肿需考虑金黄色葡萄球菌和肠杆菌,首选萘夫西林(或苯唑西林)+头孢曲松(或头孢噻肟),怀疑是耐甲氧西林金黄色葡萄球菌(MRSA)感染,可选万古霉素+头孢曲松(或头孢噻肟)。

对于青霉素或头孢菌素严重过敏者,脑脊液涂片染色有革兰阴性杆菌感染的可能,可选氨曲南或环丙沙星,怀疑铜绿假单胞菌感染,可加用庆大霉素;涂片染色有革兰阳性菌感染可能可选美罗培南或莫西沙星。

经验性抗菌药物治疗＞72 h无疗效,考虑调整治疗方案。

2. 根据病原菌及药敏治疗 抗菌药物精确调整及疗程见表8-2。

### 表8-2 抗菌药物精确调整及疗程

| 病　原　菌 | 首选药物 | 可选药物 | 推荐疗程 |
| --- | --- | --- | --- |
| 肺炎链球菌 | 青霉素敏感(MIC<0.1 μg/mL) 青霉素或阿莫西林/氨苄西林 | 头孢曲松,头孢噻肟,氯霉素 | 10～14 d |
| | 青霉素耐受(MIC>0.1 μg/mL),三代头孢敏感(MIC<2 μg/mL) 头孢曲松或头孢噻肟 | 头孢吡肟,美罗培南,莫西沙星 | 10～14 d |

| 病原菌 | | 首选药物 | 可选药物 | 推荐疗程 |
|---|---|---|---|---|
| | 头孢菌素耐受（MIC≥2 μg/mL） | 万古霉素＋利福平或万古霉素＋头孢曲松或头孢噻肟或利福平＋头孢曲松或头孢噻肟 | 万古霉素＋莫西沙星，利奈唑胺 | 10～14 d |
| 脑膜炎奈瑟菌 | 青霉素敏感（MIC<0.1μg/mL） | 青霉素或阿莫西林/氨苄西林 | 头孢曲松，头孢噻肟，氯霉素 | 7 d |
| | 青霉素耐受（MIC≥0.1μg/mL） | 头孢曲松或头孢噻肟 | 头孢克肟，美罗培南，环丙沙星或氯霉素 | 7 d |
| 单核细胞增多性李斯特菌 | | 阿莫西林或氨苄西林，青霉素 | 复方磺胺甲噁唑，莫西沙星，美罗培南，利奈唑胺 | 至少21 d |
| 流感嗜血杆菌 | β-内酰胺酶阴性 | 阿莫西林或氨苄西林 | 头孢曲松，头孢噻肟或氯霉素 | 7～10 d |
| | β-内酰胺酶阳性 | 头孢曲松或头孢噻肟 | 头孢吡肟，环丙沙星，氯霉素 | 7～10 d |
| | β-内酰胺酶阴性，氨苄西林耐受 | 头孢曲松或头孢噻肟＋美罗培南 | 环丙沙星 | 7～10 d |
| 金黄色葡萄球菌 | 甲氧西林敏感 | 氟氯西林，萘夫西林，苯唑西林 | 万古霉素，利奈唑胺，利福平，磷霉素，达托霉素 | 至少14 d |
| | 甲氧西林耐受 | 万古霉素 | 复方磺胺甲噁唑，利奈唑胺，利福平，磷霉素，达托霉素 | 至少14 d |
| | 万古霉素耐受（MIC>2.0μg/mL） | 利奈唑胺 | 利福平，磷霉素，达托霉素 | 至少14 d |

## （二）其他药物选择

蛛网膜下隙的炎症程度与细菌性脑膜炎的预后相关，因此会考虑使用糖皮质激素（主要为地塞米松）辅助治疗，地塞米松可降低听力丧失（常见并发症）发生率，但不能降低死亡率。为了抵抗溶菌导致的炎症，一般建议在第1剂抗菌药物使用之前或同时使用地塞米松，剂量 0.15 mg/kg（或 10 mg） q6h.，最迟不超过抗菌药物开始治疗后 4 h，疗程一般为 2～4 d。也有观点认为，地塞米松对流感嗜血杆菌和肺炎链球菌引起的中枢感染获益最大，因此确认其他病原菌后可停用地塞米松。

降低颅内压的监测和措施是可取的，常用的有 20% 甘露醇 125 mL q.d.～q6h.，但不推荐常规使用。

中枢系统感染常常继发症状性癫痫，起源于感染部位，反复发作可用药控制。卡马西平对局灶性起源的癫痫具有最好的功效，但是严重皮疹发生率较高，需要慢慢滴定剂量，且是肝药酶诱导剂，药物相互作用多。苯妥英钠与卡马西平一样有效，但主要由于慢性毒性，使用显著减少。丙戊酸钠是优秀的抗全面性癫痫药，但在局灶性癫痫功效较弱，且不适用于育龄期妇女。左乙拉西坦对局灶性癫痫的功效也高，且可以快速引入治疗，不需要滴定，目前没发现明显药物相互作用，抗癫痫谱广，不需要监测血药浓度，也可作为添加辅助治疗，只是使用经验少，价格较贵。药师须根据患者特点，权衡利弊进行评价。

## （三）疗效监护

如下指标和体征正常为临床治愈。脑脊液细菌培养阴性，脑脊液白细胞数量符合正常标准，脑脊液糖含量正常，临床体征例如颈项强直、克氏征消失，体温正常，血液白细胞及中性粒细胞数量正常（除外其他部位感染所致细胞数异常），脑脓肿者还需监护影像学病灶有无缩小消失。

## （四）药物血药浓度的监测

万古霉素是细菌性脑膜炎常用的抗菌药物之一，往往需要监测其血药浓度保证疗效及避免毒性。尤其对于脑外科手术后或怀疑MRSA感染的患者，建议将万古霉素血药谷浓度维持在15～20 μg/mL。

注意监测抗癫痫药物苯妥英钠、卡马西平和丙戊酸钠的血药浓度，尤其注意药物相互作用对他们之间的影响。

## （五）不良反应的监护

注意监护药物不良反应是药师的重要工作，主要有以下方面：注意青霉素及头孢类的过敏反应；卡马西平的特异质皮肤反应；关注肝肾功能。例如，万古霉素、丙戊酸钠对肾功能的影响，须经常关注电解质。例如，卡马西平与奥卡西平可发生低钠血症，哌拉西林钠他唑巴坦钠可引起低钾，甘露醇也可引起电解质紊乱；使用糖皮质激素关注血压血糖波动、精神异常兴奋、消化道出血等不良反应；鉴别药物热与疾病热。

注意不良反应的发生时间与药物的使用时间是否吻合，减少剂量是否可行，哪些药物可以替换，及时提醒医师观察或调整药物治疗方案。

# 二、常见用药错误归纳与要点

1. 选取对病原菌敏感但无法进入脑脊液的抗菌药物　一般来说推荐选择表8-2中的首选药物，发生脑炎时它们可透过血脑屏障，并可通过调整剂量和血药浓度达到MIC，不建议选择其他抗菌药物，即使在药敏试验中对病原菌有效。

2. 抗菌治疗剂量不足、疗程过短　细菌性中枢系统感染需要及时开始足够剂量抗菌治疗，药物剂量往往较大，这样可以使在脑脊液中有足够的浓度来抵抗细菌,具体见表8-1,注意和其他部位感染剂量区别。中枢系统感染也需较长时间的疗程,并根据患者的体征和实验室、影像学检查判断停药时间,不宜轻易中断治疗,否则病情易反复,且培养了细菌的耐药性,增加了后期治疗难度。

3. 忽略药物相互作用  细菌性中枢系统感染往往是急症,匆忙之中容易忽略药物相互作用。例如,美罗培南与丙戊酸钠配伍,将大幅降低丙戊酸钠血药浓度,即使增加剂量也难以达到有效血药浓度,且停用美罗培南后,丙戊酸钠血药浓度恢复也很慢。应避免两者合用,若合用后才发现,宜及时调换抗癫痫药物,而不宜停用美罗培南

# 第五节 规范化药学监护路径

参照急性细菌性脑膜炎临床路径中的临床治疗模式与程序，建立中枢系统感染治疗的药学监护路径(表8-3)。其意义在于规范临床药师对中枢系统感染患者开展有序、适当的临床药学服务工作，并以其为导向为中枢系统感染患者提供个体化的药学服务。临床药师参与到临床路径的制订和实施过程中，可以在提高中枢系统感染治疗效果、确保患者合理用药方面发挥作用。

**表8-3 中枢系统感染临床药学监护路径**

适用对象：第一诊断为中枢系统感染

患者姓名：＿＿＿＿ 性别：＿＿＿＿ 年龄：＿＿＿＿

门诊号：＿＿＿＿ 住院号：＿＿＿＿

住院日期：＿＿＿年＿＿＿月＿＿＿日

出院日期：＿＿＿年＿＿＿月＿＿＿日

标准住院日：14～21 d

| 时间 | 住院第1天 | 住院第2天 | 住院第3～4天 | 住院第5～20天 | 住院第21天（出院日） |
|---|---|---|---|---|---|
| 主要诊疗工作 | □ 药学问诊（附录1）<br>□ 用药重整（附录2） | □ 药学评估（附录3）<br>□ 药历书写 | □ 抗感染方案分析<br>□ 建立药历<br>□ 完善药学评估 | □ 药学查房<br>□ 医嘱审核<br>□ 疗效评价<br>□ 不良反应监测 | □ 药学查房<br>□ 完成药历书写<br>□ 出院用药教育 |

| 时间 | 住院第1天 | 住院第2天 | 住院第3~4天 | 住院第5~20天 | 住院第21天（出院日） |
|---|---|---|---|---|---|
| 主要诊疗工作 | | □ 确定初始抗癫痫药物治疗方案 | □ 制订监护计划<br>□ 用药宣教 | □ 用药注意事项 | |
| 重点监护内容 | □ 确认一般患者信息<br>□ 确认患者用药史（包括重复用药等）<br>□ 评价药物治疗相关问题<br>□ 审查药物相互作用 | □ 既往病史评估<br>□ 感染指标评估<br>□ 中枢感染诊疗方案的评估<br>□ 用药依从性评估<br>**治疗风险和矛盾**<br>□ 肝肾功能电解质<br>□ 血常规<br>□ 过敏体质<br>□ 凝血功能<br>□ 其他 | □ 既往病史评估<br>□ 感染指标评估<br>□ 中枢感染诊疗方案的评估<br>□ 用药依从性评估<br>**治疗风险和矛盾**<br>□ 肝肾功能电解质<br>□ 血常规<br>□ 是否有过敏反应 | **病情观察**<br>□ 参加医生查房，注意病情变化<br>□ 药学独立查房，观察和询问患者药物反应，检查药物治疗相关问题，是否需要调整用药<br>□ 查看检查检验报告指标变化<br>□ 检查患者服药情况<br>□ 药师记录<br>**监测指标**<br>□ 症状<br>□ 注意观察体温、血压、体重等<br>□ 血常规<br>□ 肝肾功能 | **治疗评估**<br>□ 抗感染药物不良反应<br>□ 感染指标情况<br>□ 病因治疗<br>□ 合并疾病的治疗<br>**出院教育**<br>□ 正确用药<br>□ 患者自我管理<br>□ 定期门诊随访<br>□ 监测血常规、肝肾功能、电解质 |
| 疾病变异记录 | □无<br>□有,原因:<br>1.<br>2. | □无<br>□有,原因:<br>1.<br>2. | □无<br>□有,原因:<br>1.<br>2. | □无<br>□有,原因:<br>1.<br>2. | □无<br>□有,原因:<br>1.<br>2. |
| 药师签名 | | | | | |

潘 雯

第九章

周围神经疾病

# 第一节　疾病基础知识

周围神经疾病（peripheral neuropathy）是指周围运动、感觉和自主神经的结构和功能障碍。周围神经包括嗅、视神经以外的脑神经与脊神经。周围神经病的重要症状之一是疼痛。临床上，可分为神经痛（neuralgia）和神经病（neuropathy）两大类。神经痛是指受累的感觉神经分布区发生疼痛，而神经的传导功能正常，神经主质无明显变化，如原发性三叉神经痛。神经病泛指由维生素缺乏、感染、外伤、中毒、压迫、缺血和代谢障碍等病因引起的周围神经变性，神经传导功能障碍，可有或无疼痛。

按临床病程，可分为急性、亚急性、慢性、复发性或进行性神经病等；按症状分成感觉性、运动性、混合性、自主神经性等种类；或按病变的解剖部位分成神经根病、神经丛病和神经干病。临床上最常用的是将周围神经病分为单神经病（炎）、多数性单神经病（炎）和对称性多发性神经病（炎）。

周围神经病的分类十分复杂，包含的疾病也很多。本章将着重对免疫介导性神经病——慢性炎症性脱髓鞘性多发性神经根神经病（chronic inflammatory demyelinating polyneuropathy，CIDP）予以描述。

【病因和发病机制】

CIDP是一种慢性病程进展的、免疫介导性周围神经病，属于慢性获得性脱髓鞘性多发性神经病（chronic acquired demyelinating polyneuropathy，CADP），是CADP中最常见的一种类型,大部分患者对免疫治疗反应良好。CIDP包括经典型和变异型,后者少见,如纯运动型、纯感觉型、远端获得性脱髓鞘性对称性神经病(distal acquired demyelinating symmetric neuropathy,DADS)、多灶性获得性脱髓鞘性感觉运动神经病等。

1. 病因  病因未明。至今尚未找到特异性致敏抗原,但患者血清中多种髓鞘成分抗体升高,10%～71%患者血清和脑脊液中含有糖脂和神经节苷脂抗体升高。高滴度(1:1 000)抗β-微管蛋白(β-tubulin)抗体的出现,对CIDP的诊断具有特别意义。

2. 发病机制  自身免疫紊乱为其发病的主要机制。

【诊断要点】

1. 临床表现  任何年龄均可罹患。60岁以下者,发病率随年龄的增长而增加,但70岁以后,此现象不存在,并且发病率降低。两性均可罹患,男性略多见,尤以中年男性为多。可分为慢性进展型和缓解复发型。年龄较轻者以缓解复发型多见,预后较好;年龄较大者,慢性进展型多见,预后较差。

CIDP常无前驱感染史,起病缓慢并逐步进展,约15%患者以吉兰-巴雷综合征(GBS)的形式起病。病程进展期均在2个月以上,偶可达一至数年,平均为3个月。临床主要表现为感觉运动神经病,即运动与感觉均有累及的周围神经病。患者表现为进行性四肢无力,步行困难,举臂、上楼困难,并可逐步出现梳头、提物困难等,但一般不累及延髓肌而出现吞咽困难,亦极少发生呼吸困难。感觉障碍表现为肢体远端感觉异常和手套、袜套样感觉减退。体格检查可见四肢肌力减退,伴或不伴肌肉萎缩;肌张力降低,腱反射消失;四肢末梢型感觉减退,痛触觉和深感觉均可降低;腓肠肌常有明显压痛,克氏征常可阳性。

2. 其他辅助检查

(1)电生理检查:运动神经传导测定提示周围神经存在脱髓鞘性病变,可见运动传导速度明显减慢,F波潜伏期延长。在非嵌压部位出现传导阻滞或异常波形离散对诊断脱髓鞘病变更有价值。神经电生理检测结果必须与临床表现相一致。

（2）脑脊液检查：脑脊液中细胞数正常，蛋白质含量明显增高，常在0.8～2.5 g/L，80%～90%的患者存在脑脊液蛋白-细胞分离现象。脑脊液抗体检查可测到神经节苷脂抗体、髓鞘相关糖蛋白（MAG）抗体、β微管蛋白抗体等。

（3）腓肠神经活体组织检查：怀疑本病但电生理检查结果与临床不符时，需要行神经活体组织检查。腓肠神经活检可见神经纤维节段性脱髓鞘和洋葱球样改变，并可伴有轴突变性。

【治疗】

1.治疗原则　许多免疫治疗方法都可用于CIDP，并可获得较好疗效，如激素治疗、静脉注射人免疫球蛋白（IVIg）和血浆置换。

2.治疗方法

（1）免疫治疗：

1）糖皮质激素：对绝大多数患者有肯定疗效。甲泼尼龙500～1 000 mg/d iv. gtt，连续3～5 d，然后逐渐减量或直接改口服泼尼松1 mg/（kg·d），清晨顿服，维持1～2个月后逐渐减量；或地塞米松10～20 mg/d iv. gtt，连续7 d，然后改为泼尼松1 mg/（kg·d），清晨顿服，维持1～2个月后逐渐减量；也可以直接口服泼尼松1mg/（kg·d），清晨顿服，维持1～2个月后逐渐减量。上述疗法口服泼尼松减量直至小剂量（5～10 mg）均需维持半年以上，再酌情停药。在使用激素过程中注意补钙、补钾和保护胃黏膜。

2）注射用人免疫球蛋白（IVIg）：给药剂量可以按照400 mg/（kg·d）iv. gtt，连续3～5 d为1个疗程。每月重复1次，连续3个月，有条件或病情需要者可延长应用数月。在长期治疗中，联合应用IVIg和激素效果最好。

3）血浆交换：有条件者可选用。每个疗程3～5次，间隔2～3 d，每次交换量为30 mL/kg，每月进行1个疗程。需要注意的是，在应用IVIg后3周内，不能进行血浆交换治疗。

4）其他免疫抑制剂：如上述治疗效果不理想，或产生激素依赖或激素无法耐受者，可选用或加用硫唑嘌呤、环磷酰胺、环孢素、他克莫司、霉酚酸酯、利妥昔单抗、甲氨蝶呤等免疫抑制剂。临床较为常用的是硫唑嘌呤，使用方法为 $1 \sim 3$ mg/(kg·d)，分 $2 \sim 3$ 次口服。免疫抑制剂使用过程中注意监测肝、肾功能及血常规等。

（2）神经营养：可应用B族维生素治疗，包括维生素 $B_1$、维生素 $B_{12}$（甲钴胺、腺苷钴胺）、维生素 $B_6$ 等。

（3）对症治疗：有神经痛者可应用卡马西平、阿米替林、曲马朵、加巴喷丁、普瑞巴林等。

（4）康复治疗：病情稳定后，早期进行正规的神经功能康复锻炼，以预防失用性肌萎缩和关节挛缩。

# 第二节　经典案例

## 案例一

（一）案例回顾

患者基本情况：中年男性，49岁，180 cm，体重64 kg。

【主诉】

右手桡侧三指麻木3年，乏力5个月。

【现病史】

患者于2013年4月开始出现右手桡侧三指麻木，当时无乏力，无颈痛，于医院门诊就诊，考虑颈椎病，予甲钴胺、维生素B₁等口服，症状无好转，麻木持续至今。2015年6月出现手抖，表现为持物及写字时右手抖动。2016年2月渐出现右手指无力，持筷不稳，伴手掌肌肉萎缩，间有右上肢肉跳感，于医院门诊予地塞米松治疗（20 mg×7 d，10 mg×3 d，5 mg×4 d，2 mg×3 d），然后改泼尼松口服，未见改善，遂来门诊就诊。肌电图提示右侧臂丛束支部及下运动和感觉神经不均匀髓鞘损害伴轴索改变，现为进一步诊治收住入院。

【既往史】

否认既往史。

【社会史、家族史、过敏史】

否认社会史、家族史、过敏史。

【体格检查】

T: 36.3℃; P: 88次/min; R: 18次/min; BP: 125/79 mmHg。

神志清楚, 发育正常, 营养好, 回答切题, 自动体位, 查体合作, 步入病房。右手指肌力减退, 肌张力正常, 生理反射正常, 病理反射未引出

**【实验室检查及其他辅助检查】**

1. 实验室检查　无。

2. 其他辅助检查　肌电图提示右侧臂丛束支部及下运动和感觉神经不均匀髓鞘损害伴轴索改变。

**【诊断】**

慢性炎症性脱髓鞘性多发性神经根神经病（局灶性）。

**【用药记录】**

1. 促进腱反射、四肢肌力及感觉恢复　注射用甲泼尼龙 80 mg iv.gtt q.d. (d2-11); 注射用甲泼尼龙 60 mg iv.gtt q.d. (d12-14)。

2. IVIg　静脉注射人免疫球蛋白 (泰邦) 25 g iv.gtt q.d. (d8-12)。

3. 免疫抑制　注射用环磷酰胺 0.6 g iv.gtt stat. (d14)。

4. 预防激素不良反应

(1) 补钙: 碳酸钙 $D_3$ 片 (钙尔奇) 1 片 p.o. q.d. (d2-14)。

(2) 补钾: 氯化钾缓释片 0.5 g p.o. t.i.d. (d2-14)。

(3) 护胃: 注射用兰索拉唑 30 mg iv.gtt q.d. (d2-14)。

5. 神经保护　注射用鼠神经生长因子 30 μg i.m. q.d. (d2-14); 注射用丹参多酚酸盐 200 mg iv.gtt q.d. (d2-14)。

**【药师记录】**

入院第 1 天: 该患者为中年男性, 慢性病程, 表现为肌力下降、感觉减退、肌肉萎缩等症状, 肌电图提示右侧臂丛束支部及下运动和感觉神经不均匀髓鞘损害伴轴索改变, 考虑 CIDP。结合该患者实际情况, 选用糖皮质激素进行治疗。同时, 使用碳酸钙、氯化钾、兰索拉唑预防糖皮质激素的不良反应, 使用丹参多酚酸盐和鼠神经生长因子保护神经。

入院第 8 天: 患者自觉右手乏力较前稍加重, 体查: 右手腕屈肌Ⅳ级, 指间肌Ⅳ级, 拇指对掌肌力弱, 右上肢振动觉减弱, 右手指

尖及右上肢尺神经支配感觉减退。双侧桡骨膜、踝、膝反射未引出。脑脊液生化(d8)：GLU 3 mmol/L，Cl⁻ 119 mmol/L(↓)，Pro 500 mg/L(↑)；脑脊液常规(d8)：无色，清，潘氏试验阴性，RBC $0 \times 10^6$/L，WBC $0 \times 10^6$/L；抗线粒体抗体分型(d10)：M2阴性(−)，M4阴性(−)，M9阳性(+)；电解质，肝功能，肾功能(d10)：ALT 29 U/L，AST 11 U/L(↓)，TBIL 12.8 μmol/L，DBIL 4.6 μmol/L，TBA < 6 μmol/L，ALP 50 U/L，GGT 27 U/L，TP 60 g/L(↓)，ALB 40 g/L，GLO 20 g/L，A/G 2，PA 317 mg/L，K⁺ 4 mmol/L，Na⁺ 140 mmol/L，Cl⁻ 101 mmol/L，二氧化碳结合力21.7 mmol/L(↓)，Ca²⁺ 2.13 mmol/L，P 0.94 mmol/L，Mg²⁺ 0.79 mmol/L，BUN 6 mmol/L，Scr 59 μmol/L，UA 0.253 mmol/L。

治疗方案更改：增加药物人免疫球蛋白25g iv.gtt q.d.。

入院第12天：患者右手拇指肌力较前恢复。

治疗方案更改：注射用甲泼尼龙减为 60 mg iv.gtt q.d.。

入院第14天：患者在使用IVIg治疗后，症状有一定程度缓解，但不够理想。实验室检查(d14)电解质，肝功能，肾功能：ALT 52 U/L(↑)，AST 15 U/L，TBIL 21.6 μmol/L(↑)，DBIL 6.8 μmol/L，TBA 9 μmol/L，ALP 50 U/L，GGT 61 U/L(↑)，TP 81 g/L，ALB 36 g/L(↓)，GLO 45 g/L(↑)，A/G 0.8(↓)，PA 375 mg/L(↑)，K⁺ 4.8 mmol/L，Na⁺ 138 mmol/L，Cl⁻ 97 mmol/L(↓)，二氧化碳结合力25.8 mmol/L，Ca²⁺ 2.17 mmol/L，P 1.14 mmol/L，Mg²⁺ 0.89 mmol/L，BUN 7.7 mmol/L(↑)，Scr 65 μmol/L，UA 0.203 mmol/L治疗方案更改：增加药物注射用环磷酰胺 0.6 g iv.gtt stat.。

出院带药：醋酸泼尼松片 60 mg p.o. q.d.(2周减1片)；碳酸钙 D₃ 片(钙尔奇)1片 p.o. q.d.；奥美拉唑肠溶胶囊(奥克)20 mg p.o. q.d.；氯化钾缓释片 500 mg p.o. t.i.d.；甲钴胺片 500 mg p.o. t.i.d.。

（二）案例分析

【CIDP一线治疗】

该患者为中年男性，慢性病程，表现为肌力下降、感觉减退、肌肉萎缩等症状，肌电图提示右侧臂丛束支部及下运动和感觉神经不均匀髓鞘损害伴轴索改变，考虑CIDP。免疫抑制和免疫调节疗法虽尚未经双盲安慰剂对照研究证实其疗效，但随机对照试验已经证实了皮质类固醇、血浆置换和IVIg治疗CIDP是有效的，患者可能仅对某一种疗法有效而对其他疗法无效或耐受。2010版欧洲神经病学会联盟（EFNS）和周围神经病学会（PNS）《2010 EFNS病PNS慢性炎性脱髓鞘多发性神经病治疗指南》对CIDP的指南中推荐，对感觉运动性CIDP患者可经静脉给予大剂量人免疫球蛋白治疗（IVIg）（A级推荐）或糖皮质激素（C级推荐）治疗，血浆置换同样有效（A级推荐），但耐受性不如IVIg。而2010版中华医学会CIDP指南建议糖皮质激素为CIDP首选治疗药物。结合该患者实际情况，首先选用糖皮质激素进行治疗。患者在使用糖皮质激素若干天后发现对该治疗反应欠佳。

临床药师观点：根据《2010 EFNS病PNS慢性炎性脱髓鞘多发性神经病治疗指南》，以下简称《EFNS病指南》，如果一线治疗有效，应该考虑继续治疗直到取得最大疗效，然后逐渐减量至最小维持量；如果疗效不足或最初有效的治疗在维持治疗过程中出现了不良反应，则需要考虑另一种一线治疗。由于患者对激素治疗效果不佳，因此加用IVIg试验性免疫治疗。IVIg根据《2010中国慢性炎性脱髓鞘性多发性神经根神经病诊疗指南》中推荐给药剂量按照400 mg/（kg·d）计算，该患者体重64 kg，因此给药剂量25 g iv.gtt q.d.连续使用5 d。

【CIDP二线治疗】

患者在使用IVIg治疗后，症状有一定程度缓解，但仍不够理想。根据《EFNS病指南》，在经过一线治疗后，最后考虑联合治疗或增加免疫抑制剂或免疫调节剂治疗，但尚无足够的证据推荐某一药物或疗法；目前，治疗药物的证据均为Ⅳ类，包括阿仑单抗（alemtuzumab）、硫唑嘌呤、环磷酰胺、环孢素、依那西普、α干扰素、干扰素β-1a、吗替麦考酚酯、甲氨蝶呤、利妥昔单抗和自身造血干细胞移植。本次治疗中选用环磷酰胺作为免疫抑制剂治疗。

临床药师观点：环磷酰胺（CTX）为目前临床应用最广的氮芥类烷化剂，但其本身并不具有活性，经肝代谢后才具有抗肿瘤和免疫抑制的活性。CTX为细胞周期非特异性细胞毒药物，其免疫抑制作用是抑制细胞的增殖，非特异性地杀伤抗原敏感性小淋巴细胞，限制其转化为免疫母细胞。作为细胞毒性药物，CTX对增生代谢较快的组织影响更大，易出现皮肤、消化道及血液系统等不良反应。

环磷酰胺静脉冲击治疗：患者首次使用环磷酰胺，首剂量 0.6 g，其后每月 0.8～1.0 g，每次用药前监测肝肾功能、尿常规，直至累积剂量达到 10 g。

**【激素并发症预防治疗】**

激素最常见的不良反应包括上消化道出血、电解质紊乱、血糖升高、血压、血脂异常、骨质疏松、股骨头坏死等。因此，须使用预防大剂量、长期使用糖皮质激素引起不良反应的碳酸钙 $D_3$、质子泵抑制剂奥美拉唑、氯化钾缓释片，以起到补钙、护胃、补钾的相应作用。

临床药师观点：醋酸泼尼松片推荐清晨 6：00～8：00 用药，以最大限度地减少应用激素后对自身皮质醇激素分泌的影响。长期应用激素类药物不可突然停药或减量太快，以免症状出现反复或加重。激素减量过程缓慢，可每 1～2 周减 5～10 mg，至维持量（每天 5～15 mg）。糖皮质激素不良反应较多，与环磷酰胺联合应用更应注意预防感染发生，定期监测血常规肝功能、尿常规。在每月的环磷酰胺治疗间隙，建议每 2 周复查上述指标。

（三）药学监护要点

1. 疗效监护

（1）运动与感觉障碍症状的改善情况。

（2）炎症恢复。

（3）肌力改善情况。

## 2. 不良反应监护

（1）糖皮质激素可引起多种不良反应。例如，消化道出血可用质子泵抑制剂预防；电解质紊乱，监测电解质，可服用氯化钾缓释片补充钾离子；血糖、血压、血脂异常，密切监测上述指标，出院后每月复查血糖、血脂；骨质疏松、股骨头坏死可服用钙片预防。

（2）骨髓抑制及继发感染：糖皮质激素与环磷酰胺均起到免疫抑制剂作用。环磷酰胺因输注剂量的大小，会有不同程度的骨髓抑制，如白细胞、血小板下降，患者有进而继发感染的可能；作为血制品输注人免疫球蛋白也有导致人类免疫缺陷病毒（HIV）、感染病毒及其他病原体传播的可能。治疗间隔及口服激素期间（出院后），应注意预防感染。

（3）血栓形成：大剂量人免疫球蛋白治疗后由于血黏度增高，导致血栓形成，其发生率为0.1%～0.6%。

（4）头痛：多出现于人免疫球蛋白首次给药后与注射剂量有关，大剂量人免疫球蛋白更为明显（据文献报道高剂量下头痛发生率56%），口服小剂量激素可显著减少头痛和无菌性脑膜炎的发生。

（5）肝功能：环磷酰胺可使部分患者肝功能异常，因此每1次给药前均需要检查肝功能，在确保肝功能正常情况下使用环磷酰胺，在用药后仍需监测肝功能，建议出院后每2周复查肝功能，如有异常需及时使用保肝药治疗。

（6）胃肠道反应：环磷酰胺主要不良反应有恶心、呕吐，部分患者因为胃肠道反应剧烈而无法耐受环磷酰胺，必要时加用昂丹司琼等中枢止吐药。

（7）泌尿系统反应：由于环磷酰胺通过肾脏排泄，其代谢产物可导致不良反应。出血性膀胱炎、镜下血尿和肉眼血尿是环磷酰胺最常见与剂量相关的不良反应，因此每次治疗前需进行尿常规检查，若出现相关症状，必要时需终止治疗，或适当延长给药间隔。在给药后采用液体均匀水化以及给予利尿剂，对其代谢产物加以稀释，使之快速排出体外，可以起到预防减少出血性膀胱炎的发生。

## 案例二

### （一）案例回顾

患者基本情况：中年男性，61岁，172 cm，体重74 kg。

**【主诉】**

四肢无力9月余。

**【现病史】**

患者于2014年8月30日无明显诱因出现上楼时腰部酸疼，当时尚可自行上楼，走路，无肢体麻木及酸痛。3 d后患者逐渐出现不能行走，肢体无力，需要人搀扶。当地医院诊断为"吉兰-巴雷综合征"，予人免疫球蛋白32.5 g静脉滴注5 d，并营养神经、改善循环等治疗后患者肢体无力较前好转，可自行行走，日常生活基本不受影响。住院期间（发病第11天）行腰椎穿刺，检查结果：有核细胞20×10⁶/L，微量蛋白1.01 g/L，细胞学检查未见异常。肌电图示周围神经损害。出院后5 d（2014年9月21日）患者再次出现肢体无力，行走困难，且出现喘息，休息后不好转等症状，再次予人免疫球蛋白32.5 g静脉滴注5 d，硫唑嘌呤50 mg b.i.d.。2014年10月患者因服用抗结核药，停用硫唑嘌呤，后肢体无力再次出现且进行性加重。2015年2月患者不能下床活动，再次来住院治疗。分别于2015年1月10日（0.4 g）、1月19日（0.8 g）、1月23日（0.8 g）、2月27日（1.0 g）、3月30日（1.0 g）、4月29日（1.0 g）行环磷酰胺治疗（累积剂量5 g）后肢体无力好转，搀扶下可以行走。

**【既往史、既往药物治疗史】**

2014年9月结核T-SPOT阳性并予异烟肼0.6 g p.o. q.d.预防性抗结核治疗3个月；2015年1月发现左下肢静脉血栓形成行下腔静脉置网阻隔术后长期华法林1.25 mg q.d.抗凝，INR控制不达标。既往高血压史，服用美托洛尔47.5 mg p.o. q.d.、奥美沙坦酯20 mg p.o. q.d.、还原型谷胱苷肽片0.4 g p.o. q.d.、甲钴胺0.5 mg p.o. t.i.d.。既往药物治疗：静脉注射人免疫球蛋白32.5 g

静脉滴注 5 d×2 次；硫唑嘌呤 50 mg p.o. b.i.d.；5 个月内行环磷酰胺治疗 6 次（累积剂量 5.0 g）。

## 【社会史、家族史、过敏史】

否认药物、食物过敏史，否认家族性遗传性疾病史。

## 【体格检查】

T：36.5℃；P：80 次/min；R：20 次/min；BP：130/90 mmHg。

神志清楚，发育正常，营养好，回答切题，自动体位，查体合作，步入病房。神清，精神可。双侧眼球活动正常，对光反射存在。双侧额纹对称，鼓腮、吹气正常。左上肢肌力 V 级，右上肢肌力近端 IV 级，远端 III 级，双下肢肌力 IV 级。四肢腱反射减弱，双下肢病理征阴性。

## 【实验室检查及其他辅助检查】

1. 实验室检查

（1）血常规：WBC $5.78×10^9$/L，RBC $5.22×10^{12}$/L，NEUT% 55.70%，PLT $252×10^9$/L，Hb 154 g/L。

（2）肝功能：ALT 67 U/L（↑），AST 39 U/L，TBIL 6.9 μmol/L，TP 75 g/L，ALB 42 g/L。

（3）肾功能：Scr 37 μmol/L（↓），BUN 5.6 mmol/L，UA 0.39 mmol/L。

2. 其他辅助检查　无。

## 【诊断】

慢性炎症性脱髓鞘性多发性神经病、原发性高血压。

## 【用药记录】

1. 免疫抑制　环磷酰胺 1.0 g + 0.9%氯化钠注射液 500 mL iv.gtt stat.（d1-6）；静脉注射人免疫球蛋白 32.5 g iv.gtt q.d.（d1-5）。

2. 止吐　昂丹司琼注射液 8 mg+0.9%氯化钠注射液 20 mL iv.gtt stat.（d1-6）。

3. 保肝　还原型谷胱苷肽片 0.4 g p.o. q.d.（d1）；还原型谷胱苷肽片 0.2 g p.o. t.i.d.（d2-3）。

4. 护胃　注射用兰索拉唑 30 mg iv.gtt q.d.（d2-3）。

5. **营养神经** 硫辛酸0.6 g+250 mL iv.gtt q.d.(d2-13);腺苷钴胺1 mg i.m. q.d.(d2-13);注射用鼠神经生长因子30 μg+灭菌注射用水2 mL i.m. t.i.d.(d2-13)。

6. **抗凝** 华法林钠片1.25 mg p.o. q.d.(d1-2);华法林钠片1.875 mg p.o. q.d.(d3-13)。

7. **营养支持** 注射用水溶性维生素1支+注射用脂溶性维生素Ⅱ1支+5%糖皮质激素250 mL iv.gtt q.d.(d2-13);复方氨基酸注射液(18AA-Ⅶ)200 mL iv.gtt q.d.(d2-13);参芪扶正注射液250 mL iv.gtt stat.(d2-13);参芪生肌颗粒20 mg p.o. t.i.d.(d2-13);前列地尔注射液20 μg+0.9%氯化钠注射液20 mL iv.gtt stat.(d2-13)。

9. **降压** 美托洛尔缓释片47.5 mg p.o. q.d.(d4-13)。

【药师记录】

入院第1天:排除禁忌,予以环磷酰胺应用。用药方案调整:注射用环磷酰胺1.0 g+0.9%氯化钠注射液500 mL iv.gtt stat.。

入院第3天:T 37.0℃;P 82次/min;BP 136/71 mmHg;R 20次/min;患者仍有右上肢及双下肢乏力感。查体:神清,精神可。左上肢肌力Ⅴ级,右上肢肌力近端Ⅳ级,远端Ⅲ级,双下肢肌力Ⅳ级。四肢腱反射减弱,双下肢病理征阴性。凝血功能:PT 12.10 s,INR 1.11,TT 17.70,APTT 18.90 s(↓),DDI 0.68(↑),FDP 1.30 μg/mL,FIB 2.139 g/L。血糖:PBG 8.4 mmol/L(↑)。影像学检查:下肢血管超声示左侧股静脉血栓形成。右下肢深静脉未见明显血栓。双下肢动脉未见明显异常。治疗方案调整:华法林钠片调整为1.875 mg p.o. q.d.。

入院第6天:T 37.3℃;P 80次/min;BP 132/80 mmHg;R 20次/min;患者诉行环磷酰胺治疗后持续现消化不良、胃部不适等症状。治疗方案调整:停用静脉注射人免疫球蛋白。加用注射用兰索拉唑30 mg iv.gtt q.d.;美托洛尔缓释片47.5 mg p.o. q.d.。

入院第7天:T 36.7℃;P 78次/min;BP 130/76 mmHg;R 18次/min;患者今日一般情况可。实验室检查:①血清髓鞘蛋白相关抗体检测（d7）：血清GM1-IgG抗体3.78（↑）（<3.6），血清GM1-IgM抗体4.66（↑）（<2.5），血清GQ1b-IgG抗体1.22（<2.5），血清GQ1b-IgM抗体1.30（<2.5）。② 脑脊液髓鞘蛋白相关抗体检测：脑脊液GM1-IgG抗体1.87（<2.0），脑脊液GM1-IgM抗体2.47（↑）（<2.0），脑脊液GQ1b-IgG抗体1.41（<2.5），脑脊液GQ1b-IgM抗体1.38（<2.5）。患者血清IgG抗体、GM1-IgM抗体升高，脑脊液GM1-IgM抗体升高，支持患者自身免疫性神经病诊断。③ 肝功能：ALT 53 U/L（↑），AST 40 U/L，TBIL 8.5 μmol/L，TP 85 g/L，ALB 34 g/L（↓）。④ 肾功能：Scr 39 μmol/L（↓）BUN 5.30 mmol/L，UA 0.363 mmol/L。

入院第13天：T 36.7℃；P 80次/min；BP 130/85 mmHg；R 17次/min。患者一般情况可，仍有乏力感。① 实验室检查：凝血功能：PT 18.6 s（↑），INR 1.7（↑），TT 19.20 s，APTT 27.60 s，DDI 0.68（↑），FDP 1.60 μg/mL（↑），FIB 2.804 g/L。② 电生理检查：肌电图提示多发周围神经损害，运动和感觉神经轴索损害为主，与上半年检查结果相仿。治疗方案调整：INR未达标，华法林调整为2.5 mg p.o. q.d.。

出院带药：美托洛尔缓释片47.5 mg p.o. q.d.；还原型谷胱甘肽片200 mg p.o. t.i.d.；参芪生肌颗粒10 g p.o. t.i.d.；甲钴胺片0.5 mg p.o. t.i.d.；华法林钠片2.5 mg p.o. q.d.。

（二）案例分析

### 【CIPD特异性治疗】

该患者在本次入院前已经分别于外院行人免疫球蛋白治疗3次，每次5 d；环磷酰胺治疗6次，累积剂量5 g。

目前，CIPD一线治疗为IVIg、糖皮质激素、血浆置换。25%对一线治疗方式无反应的患者，可能对其他免疫抑制药物起反应，如硫唑嘌呤、环磷酰胺、霉酚酸酯、环孢素、甲氨蝶呤、利妥昔单抗、干扰素α或干扰素β等。

大量双盲、安慰剂对照、交叉研究证明IVIg与血浆置换疗效无明显差别,目前多用大剂量IVIg替代血浆置换。对IVIg治疗起反应的患者,可以在几个月内逐渐发生改善,但疗效较短暂,通常需反复应用。回顾性研究显示,IVIg复发率为45%,40%～60%的患者需要持续或维持治疗。IVIg治疗可以阻止进一步恶化,并且没有显著不良事件。该患者行IVIg治疗3次,每次用后均有好转,患者无糖尿病,肾功能正常,此次继续予IVIg治疗,方案:400 mg/(kg·d) iv.gtt×(3～5)d。

临床药师观点:免疫抑制药物为CIPD二线治疗,该患者选用的免疫抑制剂为环磷酰胺。环磷酰胺为目前临床应用最广的氮芥类烷化剂,但其本身并不具有活性,经肝代谢后才具有抗肿瘤和免疫抑制的活性。环磷酰胺为细胞周期非特异性细胞毒药物,能抑制细胞的增殖,非特异性地杀伤抗原敏感性小淋巴细胞,限制其转化为免疫母细胞。在抗原刺激后给予最为有效,而在抗原刺激前大剂量给予也有一定作用。环磷酰胺对B细胞的作用更显著,对于受抗原刺激进入分裂时的B细胞和T细胞有相同的作用,对体液免疫和细胞免疫均有抑制作用。环磷酰胺静脉冲击治疗方案:第1周0.4 g,每周1次;第2周0.8 g,每周1次;第3周0.8 g,每周1次。用药第一个月使剂量达到2.0 g,其后1.0 g,每月1次,直至累积剂量达10 g。该患者接受环磷酰胺治疗已6次,累积剂量5.0 g,此次入院行第七次,予1.0 g。

**【环磷酰胺不良反应预防】**

(1)保肝:环磷酰胺代谢活化产生的丙烯醛可能是造成肝损伤的原因之一,该患者入院后查肝酶略有升高(ALT 67 U/L),环磷酰胺累积较大(共6.0 g),为预防环磷酰胺加重肝损,予保肝治疗。还原型谷胱甘肽为解毒类保肝药,可影响肝细胞的代谢过程,减轻组织损伤,促进组织修复,促进有毒物质的转化、排泄与灭活。

临床药师观点:建议可在使用环磷酰胺前静脉给予还原型谷胱甘肽2.4 g iv.gtt q.d.,环磷酰胺使用后2～5 d每日肌内注射0.6 g。

（2）胃肠道反应：烷化剂引起的上消化道反应可在用药数小时内，出现昂丹司琼为选择性5-HT$_3$受体拮抗剂，通过阻断消化道5-HT$_3$与受体的结合而发挥止吐作用。

临床药师观点：该患者使用环磷酰胺给药后予昂丹司琼注射液，预防胃肠道反应选择适宜。

## 【营养神经】

CIDP是涉及远端或主要感觉纤维的神经病变，神经病变属于脱髓鞘病变。予硫辛酸、鼠神经生长因子、注射用腺苷钴胺营养神经治疗，促进损伤神经的修复。

腺苷钴胺是氰钴型维生素B$_{12}$的同类物，为细胞合成核苷酸的重要辅酶，参与体内甲基转换及叶酸代谢，促进甲基四氢叶酸还原为四氢叶酸，对神经髓鞘中脂蛋白的形成非常重要，可使巯基酶处于活性状态，从而参与广泛的蛋白质及脂肪代谢。该患者目前明确为周围神经病，予腺苷钴胺有助于神经修复。

鼠神经生长因子系从小鼠颌下腺提取的神经生长因子，具有促进神经突起生长的作用并维持神经元存活，主要用于中毒性周围神经病，可能促进其他原因引起的神经损伤的恢复。

硫辛酸是丙酮胺酸脱氢酶复合物、酮戊二酸和氨基酸氢化酶复合物的辅助因子，可阻止蛋白质的糖基化作用，且可抑制醛糖还原酶，阻止葡萄糖或半乳糖转化成为山梨醇，同时本品可抑制神经组织的脂质氧化，因此可能有保护神经的作用。

临床药师观点：目前，神经营养药对CIDP的疗效没有明确的作用，建议选用1～2种神经营养药即可。该患者营养神经药物种类过多。

## 【深静脉血栓预防】

患者半年前住院期间行B超示左侧髂外静脉、股静脉、腘静脉血栓形成，行下腔静脉置网阻隔术，出院后长期华法林1.25 mg q.d.抗凝，自诉INR未达2.0～3.0。此次入院后下肢血管超声示左侧股静脉血栓形成，右下肢深静脉未见明显血栓，双下肢动脉未见明显异常。INR 1.11,未达标,予华法林加量到 1.875 mg,对患者进行 INR 监测,根据 INR 值调整华法林用量,使 INR 控制在 2.0～3.0。

临床药师观点:入院 13 d 查 INR1.7,未达目标值。患者未有出血不良反应,建议华法林加量至 2.5 mg p.o. q.d.,医生采纳,出院医嘱调整为 2.5 mg(1 片)/ d。患者长期服用华法林,但持续不达标,药师对患者进行华法林用药目的、方法、INR 监测事项及目标值、饮食注意等用药教育。叮嘱患者出院后仍应该持续监测 INR,以确保华法林的疗效。

(三)药学监护要点

1. 疗效监护

(1)患者肢体无力,行走困难等症状是否改善。

(2)血压控制情况。

(3)抗凝治疗是否达标(INR 控制在 2.0～3.0)。

(4)脑脊液检查生化检查结果,蛋白是否升高。

2. 不良反应监护

(1)中枢神经系统:人免疫球蛋白可引起头痛、发热等症状,注意监护。

(2)消化道:监护环磷酰胺可能引起恶心、呕吐等消化道不良反应。

(3)肝功能:环磷酰胺可引起肝损伤,监护肝功能(如 ALT、AST 等)。

(4)泌尿道:环磷酰胺代谢物丙烯醛的刺激可引起出血性膀胱炎,监护患者尿量、尿常规等。

(5)骨髓抑制:在使用环磷酰胺治疗过程中,需定期监测血常规。治疗开始时间隔为 5～7 d,环磷酰胺引起的骨髓抑制会导致白细胞减少,嗜中性粒细胞减少,血小板减少(伴随高风险的出血事件)和贫血。潜在的感染可能会被重新激发。在治疗的第 1 周和第 2 周白细胞和血小板通常会达到最低值。骨髓恢复相对较快,通常在大约 20 d 之后外周血细胞计数水平恢复到正常值。

（6）电解质：环磷酰胺可引起低钠血症，监护患者电解质（尤其是血钠）。

（7）过敏反应：腺苷钴胺可引起过敏，注意监护。

（8）注射部位：鼠神经生长因子可引起注射部位痛或注射侧下肢疼痛。

（9）出血症状：长期服用华法林应密切观察有无出血症状，如牙龈出血不止、血尿、黑便、腹痛、皮肤瘀斑等。

## 案例三

（一）案例回顾

患者基本情况：中年男性，63岁，176 cm，体重70 kg。

**【主诉】**

四肢无力3年，加重伴吞咽困难1个月，气促2周。

**【现病史】**

患者2012年起无明显诱因下出现四肢无力，自感双上肢抓握无力，双下肢站立不稳，下蹲后站立困难，晨轻暮重，休息后好转。2012～2013年症状较稳定，患者认为与衰老有关，故未予重视。2014年起无力症状逐渐加重，自诉发病前可连续步行3～4 h，至2014年仅可连续步行数百米。另诉2014年10月出现四肢麻木，双上肢有束带感，双腿后部时有放射性麻痛，分别于2014年11月及2015年3月在外院行颈椎及腰椎手术（出院小结未见），术后麻痛症状明显改善，但无力症状依旧。手术住院时行肌电图曾提示"周围神经病"（报告未见），外院考虑与糖尿病有关。2015年8月起，患者出现吞咽困难，进食速度明显减慢，近2周出现活动后胸闷、气促，四肢无力症状明显加重，现难以独立行走，仅可在家属搀扶下步行。患者无复视，无眼睑下垂。患病以来患者精神好，胃纳可，睡眠好，大小便正常，无体重明显下降。

**【既往史、既往药物治疗史】**

患者有糖尿病史10年，皮下注射门冬胰岛素30早8 U、晚8 U，血糖控制满意。2014年11月当地医院行"$L_4 \sim L_5$内固定术",2015年3月在外院行"$C_4 \sim C_7$椎间盘内固定术"。否认高血压、肝炎、结核。

**【社会史、家族史、过敏史】**

否认药物、食物过敏史、否认家族性遗传性疾病史。吸烟30年，平均5支/d，已戒烟1年。否认饮酒史。

**【体格检查】**

T：36.6℃；P：64次/min；R：20次/min；BP：124/76 mmHg。

神志清楚，回答切题，家属搀扶入病房，可见多发皮肤色素沉着，颈前可见10 cm左右手术瘢痕，腰后皮肤可见10 cm左右手术瘢痕，心肺腹查体无特殊。双侧瞳孔等大、等圆，直径约3 mm，双眼上视差，余眼球活动尚可，面部感觉准确对称，咀嚼有力，闭目、鼓腮、露齿双侧略差，听力可。抬头肌力Ⅱ⁺级，转颈Ⅳ⁻级，耸肩Ⅳ级，上肢近端肌力Ⅳ级，远端Ⅳ⁻级，下肢近端肌力Ⅳ⁻级，远端Ⅴ⁻级，疲劳试验（+）。四肢腱反射减弱，病理征（-）。双侧$C_6$分布区感觉麻木，$C_7$分布区针刺觉减退，四肢关节音叉振动觉减退，位置觉正常。皮层感觉准确。双手轮替略慢，肌张力可，指鼻准确，跟膝胫尚可，步态、Romberg不能完成。

**【实验室检查及其他辅助检查】**

1. 实验室检查　无。

2. 其他辅助检查

（1）颈椎、腰椎CT平扫检查：$C_3 \sim C_4$椎间盘轻度向后突出，$C_4 \sim C_7$椎间盘内固定术后，颈椎退变，请结合临床，随访。$L_4 \sim L_5$椎间盘向后正中轻度突出并内固定术后改变。$L_5 \sim S_1$椎间盘向周围膨出，腰椎退行性变；随访。

（2）颈部血管B超：双侧颈动脉粥样硬化，双椎动脉未见明显异常。

（3）头颅MRI、MRA：两侧侧脑室周边缺血灶，头颅MRA示右侧大脑中动脉轻度局限性狭窄。

（4）EMG：神经传导速度，右侧正中神经、尺神经MCV及

SCV减慢且潜伏期严重延长、波幅严重降低、波形离散,右侧腓总神经MCV潜伏期明显延长且波幅严重降低、波形离散,腓浅神经SCV亦减慢。正中神经、尺神经F波潜伏期明显延长,双侧胫神经H反射潜伏期亦明显延长且波形离散。

**【诊断】**

（1）肌无力待查。

（2）颈椎间盘突出症术后。

（3）腰椎间盘突出症术后。

（4）2型糖尿病,2糖尿病性周围神经病（疑似）。

**【用药记录】**

1. 免疫抑制　甲泼尼龙 40 mg iv.gtt q.d.（d2-6）；甲泼尼龙 80 mg iv.gtt q.d.（d6-16）；泼尼松片 60 mg p.o. q.d.（d16-19）；人免疫球蛋白 27.5 g iv.gtt q.d.（d7-11）。

2. 改善肌无力　溴吡斯的明片 30 mg p.o. t.i.d.（d2-6）。

3. 补钙　碳酸钙 $D_3$ 片 1 片 p.o. q.d.（d2-19）。

4. 补钾　氯化钾缓释片 0.5 g p.o. t.i.d.（d2-19）。

5. 护胃　注射用兰索拉唑 30 mg iv.gtt q.d.（d2-16）；奥美拉唑肠溶胶囊 20 mg p.o. t.i.d.（d16-19）。

6. 营养神经　硫辛酸 600 mg iv.gtt q.d.（d7-19）；腺苷钴胺 1.5 mg i.m. q.d.（d7-19）。

7. 改善麻木　加巴喷丁胶囊 0.1 g p.o. t.i.d.（d15-16）；加巴喷丁胶囊 0.2 g p.o. t.i.d.（d16-19）。

8. 降糖　门冬胰岛素 30 早 8 U、晚 8 U s.c.（d1-10）；门冬胰岛素 30 早 8 U、午 12 U、晚 6 U s.c.（d10-19）。

9. 通便　双歧杆菌三联活菌胶囊 210 mg p.o. b.i.d.（d6-16）；酪酸梭菌活菌片 20 mg p.o. t.i.d.（d16-19）；乳果糖口服溶液 15 mL p.o. b.i.d.（d9-19）。

**【药师记录】**

入院第1天：患者老年男性,因"四肢无力3年,加重伴吞咽困难1月,气促2周"入院,结合病史、症状体征及辅助检查,目前肌无力原因暂不明确,予对症支持治疗为主。患者有糖尿病病史10年,皮下注射门冬胰岛素30 早8 U、晚8 U,血糖控制满意。继续原方案降糖治疗,监测四点血糖。药物治疗方案:降糖,予门冬胰岛素30 早8 U、晚8 U s.c.。

入院第2天:患者自诉无力症状略有好转,无明显胸闷、呼吸困难,可进食半流质饮食。诉病程中肌无力加重伴有四肢麻木,以肢端麻木为重。辅助检查结果:血气分析+血氧分析pH 7.47(↑),碳酸氢根浓度26.70 mmol/L,总二氧化碳27.80 mmol/L,氧分压13.86 kPa(↑),氧饱和度98.50%(↑),剩余碱3.70 mmol/L(↑),标准碳酸氢根浓度27.80 mmol/L,颅内压80 mm $H_2O$;脑脊液生化:$Cl^-$ 120 mmol/L,GLU 3.90 mmol/L,Pro 2 496 mg/L(↑)。脑脊液常规:无色,清,潘氏试验(++),RBC $10 \times 10^6$/L,WBC $5 \times 10^6$/L。血糖:FBG 6.5 mmol/L(↑),HbA1c 7%(↑)。血常规:WBC $5.40 \times 10^9$/L,RBC $4.42 \times 10^{12}$/L,NEUT% 52.50%,PLT $187 \times 10^9$/L,Hb 138 g/L。肝功能:ALT 16 U/L,AST 16 U/L,TBIL 9 μmol/L,TP 65 g/L,ALB 40 g/L。肾功能:Scr 62 μmol/L,BUN 4.80 mmol/L,UA 0.263 mmol/L。电解质:$K^+$ 3.8 mmol/L,$Na^+$ 140 mmol/L,$Cl^-$ 104 mmol/L,$Ca^{2+}$ 2.12 mmol/L。ANA定性/分型:ANA分型(+),颗粒型1:320。治疗方案修改:免疫抑制,0.9%氯化钠注射液100 mL+甲泼尼龙40 mg iv.gtt q.d.;改善肌无力,溴吡斯的明片30 mg p.o. t.i.d.;护胃,0.9%氯化钠注射液100 mL+兰索拉唑30 mg iv.gtt q.d.;补钾,氯化钾缓释片0.5 g p.o. t.i.d.;补钙,碳酸钙$D_3$片1片 p.o. q.d.。

入院第6天:患者无胸闷气促等不适,无力症状明显改善,胃纳佳,可进食半流质饮食,昨日未解大便。辅助检查结果:胸腺增强CT(d6):未见明显异常。肌电图(d6):运动神经传导速度正常范围或减慢伴远端潜伏期延长,部分神经见波形离散;感觉神经传导速度正常伴SNAP波幅降低或未引出;运动神经F波潜伏期明显延长或未引出。RNS：低高频重复刺激面积和近端肌CMAP未见明显衰减或递增。提示：多发性周围神经损害，运动和感觉神经髓鞘损害为主。血糖（d5）：11.0 mmol/L（10：30）—15.2 mmol/L（16：30）—14.6 mmol/L（21：00）。治疗方案修改：停溴吡斯的明；改为0.9%氯化钠注射液250 mL+甲泼尼龙80 mg iv.gtt q.d.；加用双歧杆菌三联活菌胶囊210 mg p.o. b.i.d.。

入院第7天：患者无胸闷气促等不适，无力症状明显改善，但仍有麻木不适，胃纳佳，大便较干，小便可。辅助检查结果：血糖，7.5 mmol/L（6：30）—16.6 mmol/L（16：30）—13.8 mmol/L（21：00）。治疗方案修改：人免疫球蛋白27.5 g iv.gtt；门冬胰岛素30改为早8 U、晚10 U；加用0.9%氯化钠注射液250 mL+硫辛酸600 mg iv.gtt q.d.；腺苷钴胺1.5 mg i.m. q.d.。

入院第9天：患者自觉四肢麻木症状略有改善。胃纳佳，大便较干，小便可，无胸闷气促等其他不适主诉。

辅助检查结果：血糖4.3 mmol/L（6：30）—15.7 mmol/L（10：30）—17.4 mmol/L（16：30）；HbA1c 7.2%（↑）。血常规：WBC $5.79 \times 10^9$/L，RBC $4.20 \times 10^{12}$/L，NEUT% 62.20%，PLT $125 \times 10^9$/L，Hb 127 g/L（↓）。肝功能：ALT 13 U/L，AST 12 U/L，TBIL 5.10 μmol/L，TP 70 g/L，ALB 34 g/L。肾功能：Scr 54 μmol/L，BUN 7.30 mmol/L，UA 0.191 mmol/L。电解质：$K^+$ 3.70 mmol/L，$Na^+$ 134 mmol/L（↓），$Cl^-$ 104 mmol/L，$Ca^{2+}$ 2.05 mmol/L（↓）。治疗方案修改：加用乳果糖口服溶液15 mL p.o. b.i.d.。

入院第10天：患者四肢麻木及无力较前改善，胃纳佳，大便较干，小便可，无胸闷、气促等不适。查体同前。

辅助检查结果：血糖8.0 mmol/L（6：30）—12.3 mmol/L（10：30）—15.5 mmol/L（16：30）—16.4 mmol/L（21：00）。治疗方案修改：门冬胰岛素30改为早餐前8 U、午餐前12 U、晚餐前6 U。

入院第11天：患者无力及麻木症状较入院时明显好转，可独自站立，独自步行10 m左右。精神、饮食、二便可。患者拟予硫唑嘌呤免疫治疗。辅助检查结果：血糖 6.8 mmol/L（6：30）—12.5 mmol/L（10：30）—17.7 mmol/L（16：30）新斯的明试验，肌内注射新斯的明 1 mg 30 min 后肌无力明显改善。临床药师建议：由于硫唑嘌呤代谢依赖 TPMT，TPMT 的基因存在多态性，酶活性低下的患者接受标准剂量的硫唑嘌呤治疗会导致严重骨髓抑制不良反应，因此药师强烈建议患者用药前检测 TPMT 活性。临床医生采纳。

入院第 15 天：患者诉四肢远端有麻痛感，无力较前明显好转，可独自站立，独自步行 10 m 左右。精神、饮食、二便可。辅助检查结果：血糖 5.8 mmol/L（6：30）—8.9 mmol/L（10：30）—16.4 mmol/L（16：30）。治疗方案修改：加巴喷丁胶囊 0.1 g p.o. t.i.d.。

入院第 16 天：患者诉四肢远端麻痛感同前。

辅助检查结果：臂丛神经 MRI 平扫，左侧臂丛神经信号异常，炎症？颅内压：80 mm $H_2O$。脑脊液生化：$Cl^-$ 122 mmol/L，GLU 3.90 mmol/L，Pro 2 519 mg/L（↑）。脑脊液常规：无色，清，潘氏试验（2+），RBC $0 \times 10^6$/L，WBC $1 \times 10^6$/L。血糖：GLU 12.80 mmol/L（↑）。治疗方案修改：停甲泼尼龙 80 mg iv.gtt q.d.，改泼尼松片 60 mg p.o. q.d.；停双歧杆菌三联活菌胶囊，改为酪酸梭菌活菌片 20 mg p.o. t.i.d.，加巴喷丁胶囊加至 0.2 g p.o. t.i.d.。

入院第 18 天：患者一般情况可，可独自站立，独自步行 15 m 左右，四肢远端麻痛感较前好转，精神、饮食、睡眠可。TPMP 基因多态性未见突变，予出院加用硫唑嘌呤预防复发，激素予逐步减量。

辅助检查结果：血常规，WBC $8.60 \times 10^9$/L，RBC $4.33 \times 10^{12}$/L，NEUT% 46.40%，PLT $162 \times 10^9$/L，Hb 133 g/L。肝功能：ALT 23 U/L，AST 21 U/L，TBIL 5.10 μmol/L，TP 71 g/L，ALB 34 g/L（↓）。肾功能：Scr 54 μmol/L，BUN 5.20 mmol/L，UA 0.205 mmol/L。电解质：$K^+$ 3.40 mmol/L，$Na^+$ 140 mmol/L，$Cl^-$ 105 mmol/L，$Ca^{2+}$ 2.02 mmol/L（↓）。

出院带药及用药指导：泼尼松片 60 mg p.o. q.d.；氯化钾缓释片 1 g p.o. b.i.d.；碳酸钙 $D_3$ 片 1 片 p.o. q.d.；奥美拉唑肠溶胶

囊 20 mg p.o. q.d.；硫唑嘌呤片 50 mg p.o. b.i.d.；酪酸梭菌活菌片 20 mg p.o. t.i.d.；乳果糖口服溶液 15 mL p.o. b.i.d.；加巴喷丁胶囊 0.3 g p.o. t.i.d.。

## （二）案例分析

### 【CIDP 诱导治疗】

根据《中国慢性炎性脱髓鞘性多发性神经根神经病诊疗指南（2010）》，CIDP 首选治疗为糖皮质激素，甲泼尼龙推荐剂量为 500～1 000 mg/d，静脉滴注，连续 3～5 d，结合该患者实际情况，予甲泼尼龙 80 mg 进行治疗，考虑患者对激素治疗效果不佳，根据欧洲神经病学会联盟和周围神经病学会对 CIDP 诊治的联合建议推荐，如果疗效不足则需要考虑另一种一线治疗，且对感觉运动性 CIDP 患者可经静脉给予大剂量人免疫球蛋白治疗（IVIg）或糖皮质激素治疗，血浆置换同样有效，但耐受性不如 IVIg。故为患者加用 IVIg 治疗，推荐给药剂量按照 400 mg/（kg·d）计算，该患者体重 70 kg，因此给药剂量 27.5 g q.d. iv.gtt 连续使用 5 d。

临床药师观点：研究显示 IVIg 和血浆置换的短期疗效基本相同，因 IVIg 副作用小，使用简便，尽管价格昂贵，目前已被认为是儿童、存在激素禁忌证的患者和绝经后女性的首选治疗。在长期治疗中，联合应用 IVIg 和激素效果最好。IVIg 治疗 CIDP 的确切机制不明，可能的机制是中和自身抗体，并与补体结合，阻断巨噬细胞反应以及抑制脱髓鞘的进行。IVIg 的治疗对大部分（70%～90%）的 CIDP 患者有效，特别是上、下肢都受累的患者。故为患者加用 IVIg 治疗，推荐给药剂量按照 400 mg/（kg·d）计算，该患者体重 70 kg，因此给药剂量 27.5 g q.d. iv.gtt，连续使用 5 d。

### 【CIDP 维持治疗】

患者在使用激素与 IVIg 治疗后，症状有一定程度缓解，但仍不够理想。欧洲神经病学会联盟和周围神经病学会对 CIDP 诊治的联合建议，在经过一线治疗后，最后考虑联合治疗或增加免疫抑制剂或免疫调节剂治疗，但尚无足够的证据推荐某一药物或疗法；目前治疗药物的证据均为Ⅳ类，包括阿仑单抗、硫唑嘌呤、环磷酰胺、环孢素、依那西普、干扰素α、干扰素β-1a、吗替麦考酚酯、甲氨蝶呤、利妥昔单抗和自身造血干细胞移植。

本患者出院后除了口服激素治疗外需加用一种免疫抑制剂预防复发。硫唑嘌呤可抑制细胞增殖过程中的DNA合成，是常用的免疫抑制剂之一，用于多种免疫介导疾病的临床治疗。它是CIDP治疗中使用最广的免疫抑制剂之一，硫唑嘌呤可作为一种附加治疗来减少泼尼松用量。

临床药师观点：TPMT是硫唑嘌呤在体内代谢的重要酶，TPMT的基因存在多态性，正常人体内TPMT为高活性，突变会使酶活性降低甚至缺失，酶活性低下的患者接受标准剂量的硫唑嘌呤治疗由于其体内药物浓度可高于正常人体内的50倍，从而在治疗初期即会发生严重的骨髓抑制不良反应，严重者会危及生命。有条件的患者应在用药前进行药物基因监测，因此在应用硫唑嘌呤前行TPMT基因检测，并未发现突变，本患者出院后加用硫唑嘌呤治疗。由于硫唑嘌呤代谢酶活性不足而发生严重骨髓抑制一般在治疗早期（最初3周内），如无条件开展基因检测，则需要在治疗最初的一个月每周检测全血细胞计数，如出现异常立即就医，之后每月检测全血细胞计数和肝功能预防慢性不良反应。

【糖尿病患者血糖控制与周围神经病变治疗】

糖尿病周围神经病（DPN）是糖尿病常见并发症之一，临床常伴有肢体麻木、疼痛等感觉异常。防治其发生的重要手段之一即积极控制血糖和糖化血红蛋白水平，保持血糖稳定，另外改变生活方式、控制体重、避免吸烟和过度饮酒也十分重要。

临床药师观点：患者有糖尿病病史10年，平素使用胰岛素控制血糖，但应用大剂量激素治疗导致血糖波动，临床药师建议加强血糖监测，如发现血糖有波动，应及时调整胰岛素注射剂量，积极预防糖尿病周围神经病的发生。

## （三）药学监护要点

### 1. 疗效监护

（1）感觉障碍症状的改善情况。

（2）呼吸、吞咽功能与肌力改善情况。

（3）血糖控制。

### 2. 不良反应监护

（1）糖皮质激素：可引起多种不良反应，体重增加，向心性肥胖；消化道溃疡、出血；电解质紊乱，监测电解质；血糖、血压、血脂异常；骨质疏松、股骨头坏死；免疫抑制剂作用与继发感染；密切监测上述指标。

（2）溴吡斯的明：可导致恶心、腹泻、胃肠痉挛、心动过缓和呼吸道分泌物增多等。

（3）氯化钾缓释片：可有胃肠道刺激症状，如恶心、呕吐、腹痛、腹泻等。

（4）碳酸钙 $D_3$：可导致嗳气、便秘、腹胀、腹痛等胃肠道不适。

（5）人免疫球蛋白：静脉滴注过快可引起头痛、寒战、肌痛等，注意控制滴速。

（6）硫辛酸：静脉滴注过快偶可出现头胀和呼吸困难。

（7）加巴喷丁：可导致嗜睡、眩晕等，监测电解质、血压、血脂、血糖。

（8）硫唑嘌呤：可引起胃肠道不适、骨髓抑制、肝功能损害、脱发等不良反应。用药期间要定期进行全血细胞计数和肝功能监测。

# 第三节 主要治疗药物

主要治疗药物见表 9-1。

表 9-1 主要治疗药物

| 名称 | 适应证 | 用法用量 | 禁忌证 | 注意事项 |
|------|--------|----------|--------|----------|
| 糖皮质激素 | 1. CIDP<br>2. 吉兰-巴雷综合征 | 甲泼尼龙 500～1 000 mg/d, 静脉滴注, 连续 3～5 d。然后逐渐减量或直接改口服泼尼松 1 mg/(kg·d), 维持 1～2 个月后逐渐减量, 或地塞米松 10～20 mg/d iv. gtt., 连续 7 d, 等患者不宜使用。 | 高血压、血栓症、胃与十二指肠溃疡、精神病、电解质代谢异常、心肌梗死、内脏手术、青光眼等患者不宜使用。 | 1. 长期服药后, 停药时应逐渐减量<br>2. 糖尿病、骨质疏松症、肝硬化、肾功能不良、甲状腺功能低下患者慎用<br>3. 有结核或结核病史的患者, 应预防性抗结核治疗 |

（续表）

| 名称 | 适应证 | 用法用量 | 禁忌证 | 注意事项 |
|---|---|---|---|---|
| 糖皮质激素 | | 然后改为口服泼尼松1 mg/(kg·d)，维持1~2个月后逐渐减量；也可以直接口服泼尼松1 mg/(kg·d)，清晨顿服，维持1~2个月后逐渐减量。上述疗法口服泼尼松减量直至最小量以（5~10 mg）均需维持半年年以上。再酌情停药。在使用激素过程中注意补钙、补钾和保护胃黏膜 | 对本品及肾上腺皮质激素药物有过敏者不宜使用 | 4. 妊娠期妇女使用可增加胎盘功能不全、新生儿体重减少或死胎的发生率，动物试验有致畸作用，应权衡利弊使用<br>5. 结核病、急性细菌性或病毒性感染（如疱疹和放及眼睑部的带状疱疹）患者应用时，必须给予适当抗感染治疗<br>6. 小儿长期使用激素，须十分慎重，其可抑制患儿的生长和发育，如需长期使用，应采用短效的（如可的松）或中效制剂（如泼尼松），避免使用长期制剂（如地塞米松）口服，中效制剂隔日疗法可减轻对生长的抑制作用 |
| IVIg | 1. CIDP<br>2. 吉兰-巴雷综合征 | 400 mg/(kg·d)，静脉滴注，连续3~5 d为1个疗程，每月重复1次，连续3个月，有条件或病情需要者可延长应用数月 | 1. 对人免疫球蛋白过敏或有其他严重过敏史者<br>2. 有抗IgA抗体的选择性缺乏者 | 1. 只用于静脉注射用，并应单独注射，不得与其他药物混合输注<br>2. 本品遇冷如呈现混浊、沉淀、异物或瓶子有裂纹、过期失效，不得使用 |

| 名称 | 适应证 | 用法用量 | 禁忌证 | 注意事项 |
|---|---|---|---|---|
| IVIg | | | | 3. 本品开启后，应一次注射完毕，不得分次或交给第二人输用<br>4. 有严重碱代谢紊乱的患者慎用<br>5. 对孕妇或可能妊娠妇女的用药应慎重，如有必要应时，应在医师指导和严密观察下使用 |
| 环磷酰胺 | CIDP | 20 mg/kg，500 mL 0.9%氯化钠稀释静脉滴注。每4周1次，连用8～10次，总量累积10 g；或1 g/m²，每月静脉给药，最长用药6个月，或2 mg/（kg·d）p.o.可同泼尼松或血浆置换联合应用，以减少其用量或应用频率 | 1. 对环磷酰胺过敏患者<br>2. 严重的骨髓功能损害［特别是已使用细胞毒性药物治疗和（或）放射治疗的患者］<br>3. 膀胱炎症（膀胱炎）<br>4. 尿路阻塞<br>5. 急性感染<br>6. 妊娠期和哺乳期 | 1. 骨髓抑制和继发感染在治疗过程中，需定期监测WBC：治疗开始时间隔为5～7 d，必要时（若有骨髓或膀胱毒性征象）每日进行。如有骨髓破坏征象，建议定期监测红细胞和血小板<br>2. 尿道和肾毒性，在接受环磷酰胺给合疗时可能发生出血性膀胱炎、肾盂肾炎、输尿管炎、血尿。若治疗过程中出现膀胱炎伴镜下血尿或肉眼血尿，则应立即停药，直到恢复正常<br>3. 心脏毒性，环磷酰胺可能会增加心脏毒性风险，已知有心脏毒性风险和心脏病既往史的患者在使用时要特别慎重 |

（续表）

| 名 称 | 适 应 证 | 用 法 用 量 | 禁 忌 证 | 注 意 事 项 |
|---|---|---|---|---|
| 环磷酰胺 | | | | 4. 遗传毒性。环磷酰胺及其代谢物对生殖细胞有遗传毒性和致突变性。作用于体细胞和男性及女性的生殖细胞。因此，环磷酰胺治疗期间，育龄期男女均应严格避孕<br>5. 开始用环磷酰胺前、用药过程中及用药后。确保足够的液体摄入和有效的排除非常重要，预防膀胱毒性<br>6. 治疗前患有肝炎的患者需特别注意严密监测，剖肪肝易复发<br>7. 对于伴有免疫功能低下的患者，特别是糖尿病患者及有慢性肝、肾功能损害的患者，应给予严格监测 |
| 硫唑嘌呤 | CIDP | 1～3 mg/(kg·d)，分2～3次口服 | 对硫唑嘌呤成分过敏史者禁用 | 1. 用药监测。在治疗的前8周内，应至少每周进行1次包括血小板在内的全血细胞计数检查；如果大剂量给药或患者肝和(或)肾功能不全时，应增加全血细胞计数检查频率。此后，检查次数可以减少，但仍建议每月检查1次，或至少每3个月检查1次。服药期间在出现任何感染、意外预伤、出血或其他骨髓抑制表现时，立即就医 |

| 名称 | 适应证 | 用法用量 | 禁忌证 | 注意事项 |
|---|---|---|---|---|
| 硫唑嘌呤 | | | | 2. 肝肾功能不全的患者使用本品时，需特别注意肝功能的监测，并降低用药剂量<br>3. 接受本品治疗的患者禁用活疫苗<br>4. TPMT缺乏的患者，对硫唑嘌呤敏感，治疗初期有状速出现骨髓抑制作用异常敏感，若合并使用TPMT抑制剂如奥沙拉秦后，此作用会加重，严重者危及生命。因此有条件的情况下，用药前应做药物基因筛查，预测毒副作用 |
| 卡马西平 | 神经痛 | 镇痛，开始1次0.1 g，1日2次；第2天后每隔1日增加0.1~0.2 g，直到疼痛缓解，维持量每日0.4~0.8 g，分次服用；最高量每日不超过1.2 g | 对三环类抗抑郁药过敏者；有房室传导阻滞，血清铁严重异常，骨髓抑制，严重肝功能不全等病史者 | 1. 与三环类抗抑郁药有交叉过敏反应<br>2. 糖尿病患者可能引起尿糖增加<br>3. 用于舌咽神经痛综合征止痛时，如果疼痛完全缓解，应每月减量至停药<br>4. 下列情况应慎用：乙醇中毒，心脏损害，冠心病，糖尿病，青光眼，对其他药物有血液反应史者，肝病，抗利尿激素分泌异常或其他内分泌紊乱，尿潴留，肾病 |

（续表）

| 名称 | 适应证 | 用法用量 | 禁忌证 | 注意事项 |
|------|--------|----------|--------|----------|
| 加巴喷丁 | 缓解麻木/神经痛 | 在给药第1天可采用每日3次，每次100 mg；第2天为每日3次，每次200 mg；第3天为每日3次，每次300 mg，之后维持此剂量直至起效，或在耐受良好的情况下 | 已知对该药中任一成分过敏的人群。急性胰腺炎的患者禁服加巴喷丁片。 | 糖尿病患者常经常监测血糖，如必要，随时调整降糖药的剂量。肾功能不全的患者，服用加巴喷丁片必须减量。剂量调整见药品说明书。对驾驶和操纵机器能力有影响。忌饮酒 |

注：CIDP 二线治疗药物尚无循证医学证据，现有资料均为经验治疗方案，不可作为首要治疗药物选择。

# 第四节 案例评述

## 一、临床药学服务要点

### （一）慢性炎症性脱髓鞘性多发性神经根神经病药物治疗

1. 治疗方案的选择 本病流行率为(0.8～1.9)/10万，发病率随年龄增长而增加。2010年EFNS和PNS对经典型CIDP治疗的建议中，静脉给予大剂量人免疫球蛋白治疗(IVIg)、血浆置换均属A级推荐，糖皮质激素C级推荐。前瞻性研究显示，血浆置换疗法的有效率为53%～80%，IVIg有效率为54%～63%，糖皮质激素有效率为40%～60%。多项对照研究，IVIg与血浆置换疗效相当。2010年中华医学会神经病学分会制订的《中国慢性炎性脱髓鞘多发性神经病治疗指南(2010)》，推荐糖皮质激素、IVIg、血浆置换作为一线治疗用药。原则上，根据个体差异、经济、医疗设备等条件首选一线治疗药物，如果疗效不足或出现了不良反应，则需考虑换另一种一线治疗药物，最后考虑联合治疗或其他免疫抑制剂或免疫调节剂等二线药物治疗。二线药物包括硫唑嘌呤、环磷酰胺、霉酚酸酯、环孢素、甲氨蝶呤、利妥昔单抗等。二线治疗药物尚未有明确的循证医学证据，选择比较局限，可根据副作用大小、药物来源、药物经济学等考量。

2. 药物剂量和给药途径的确定 《中国慢性炎性脱髓鞘性多发性神经根神经病诊疗指南(2010版)》对治疗药物的剂量

给予了规定。例如,糖皮质激素:甲泼尼龙500～1 000 mg/d,静脉滴注,连续3～5 d,后逐渐减量或直接改口服泼尼松1 mg/(kg·d),维持1～2个月后逐渐减量,口服泼尼松减量直至小剂量(5～10 mg)均需维持半年以上,再酌情停药。在使用激素过程中由于个体差异,患者对于药物治疗的反应也不同,实际用药过程中需结合病情酌情调整剂量和给药方案。

3. 特殊人群的选择药物

(1)女性CIDP患者:免疫抑制剂对于生殖系统存在不同程度的损害,女性患者要充分考虑免疫抑制药物对其生理周期、妊娠及哺乳的影响。因此,育龄期妇女进行药物治疗时需权衡利弊如有生育需求应停止免疫治疗或与医生探讨更改治疗方案。

(2)老年CIDP患者:CIDP的治疗药物多为免疫抑制剂,且剂量疗程需个体化,尚无明确的老年患者药物治疗方案规定,老年患者肝肾功能变化对药物代谢有着显著影响,必要时需根据肝肾功能调整用药剂量。与此同时,老年患者伴有基础疾病可能性较大,合并用药较多,须注意监测药物间相互作用。

特殊人群用药的安全性需综合药理作用、药动学特征及相关人群独特的生理特征来评估,所有免疫抑制剂在特殊人群中的应用均需充分权衡远期的获益风险比,只有当获益远大于风险时才可使用。

## (二)临床药学监护要点

CIDP的药学监护要点主要包括有效性、安全性和依从性。

1. 有效性 治疗CIDP的药物有效性监测主要针对患者症状(肌无力或伴感觉异常)改善的情况及再次发病的频率。

2. 安全性 由于免疫抑制剂药物均存在不同程度的药物不良反应。这些不良反应出现的时间和症状有较大的个体差异。如大剂量的糖皮质激素冲击为急性期治疗方案,治疗期间需在除了监测电解质、血糖、血脂,骨质疏松等常见的不良反应,大剂量激素治疗可引起心律失常，需要及时监护。硫唑嘌呤作为常用口服免疫抑制剂，其代谢需要 TPMT 参与，少部分患者体内由于缺乏 TPMT，导致硫唑嘌呤代谢物无法排出体外，药物浓度急剧上升，服药两周之内即初现严重骨髓抑制，出现感染等并发症甚至危及生命。因此，服药后定期监测血常规、肝功能极为重要，发现异常指标应立即就医。因此，在使用免疫抑制剂时，应充分告知患者该药物的不良反应，用药前和用药期间注意监测肝肾功能及血常规的变化，注射药物均需要签知情同意书，口服药物应告知患者该药的不良反应和如何自我监测及预防。

临床药师应对患者进行用药安全宣教，告知患者在用药期间应定期监测血常规，肝、肾功能和电解质变化（具体监测时间间隔根据不同药物而调整），发现问题及时就医。若出现严重且危及生命的药物不良反应，需立即停用可疑药物。

## （三）免疫抑制剂的不良反应及处理

最常见的不良反应包括对血液系统、肝肾功能、电解质紊乱、血糖、消化系统、体重、生育、骨骼的影响等。免疫抑制剂的不良反应有以下几种类型

1. 剂量相关的不良反应 这类不良反应的发生随着药物剂量的增加、效应强度相应增大而出现。例如，环磷酰胺引起的出血性膀胱炎，镜下血尿和肉眼血尿是其最常见的剂量相关的不良反应，为了减少该类不良反应，可以适当延长给药间隔。在给药后采用液体均匀水化及给予利尿剂，对其代谢产物加以稀释，使之快速排出体外，可以起到预防减少这类不良反应的发生。

2. 药物基因组学相关不良反应 这类不良反应与剂量无关，如过敏反应、严重肝毒性和血液系统损害。该类不良反应需要立即停药并就医。例如，硫唑嘌呤引起的肝功能损害与急性骨髓抑制不良反应，是由于少部分患者缺乏 TPMT，导致硫唑嘌呤代谢物在体内蓄积无法排出体外，在用药短期（2周）之内即可出现严重

骨髓抑制,严重者危及生命。对于这一类不良反应预防最有效的方法是在给药前对患者的相关基因进行测序,它能够准确有效地预测不良反应的发生。现阶段若没有条件开展药物基因组学监测,应对患者进行相关用药教育,确保患者了解药物的不良反应及用药注意事项,告知患者定期监测血常规、肝功能,及时发现这类不良反应。若出现明显骨髓抑制,应立即停药并就医。

3. 免疫抑制剂相关不良反应　除上述不良反应以外,免疫抑制剂通常对于胃肠道均有一定的刺激,胃肠道不适是免疫抑制剂常见的不良反应之一,部分患者可以逐渐耐受。严重的胃肠道反应会导致患者依从性降低,必要时加用胃黏膜保护药、中枢止吐药改善症状,仍不可耐受者需要调整免疫抑制剂方案。生殖毒性是由免疫抑制特殊的药理作用,大部分常用的免疫抑制剂均有一定的生殖毒性,目前FDA妊娠用药分级将这类免疫抑制剂分级均列为D级或X级(D级:即已有实验和临床上的证据,对分类属于D的药物在妊娠期特别是在早期妊娠阶段尽可能不用。X级:有明确证据显示,药物对人类胎儿有危害性或对动物和人类的药物研究或人类用药的经验表明,药物对胎儿有危害,而且孕妇应用这类药物无益,因此禁用于妊娠或可能妊娠的患者)。因此,对于育龄期患者无论男女,均应告知患者在使用免疫抑制剂治疗的疗程中要严格避孕,如有生育需求应提前与医生探讨治疗方案的调整。

除上述不良反应以外,不同免疫抑制剂仍有其不同的不良反应的特点,临床药师需根据药物特性进行不良反应的监护及用药教育。

# 二、常见用药错误归纳与要点

未针对病程选择合适的药物,CIDP的治疗药物主要为大剂量的糖皮质激素冲击治疗或IVIg治疗,对于上述治疗效果不理想、产生激素依赖或激素无法耐受的患者，可选用或加用免疫抑制剂预防复发与缓解症状。目前，对于CIDP免疫抑制剂的选择，并没有严格的规范或指南推荐，均属于二线治疗。具体药物选择需根据个体差异、不良反应发生、肝肾功能、经济、医疗设备等条件选择。如果疗效不足或出现了严重不良反应，则需考虑更换另一种免疫抑制剂，最后方考虑联合治疗或其他免疫抑制剂或免疫调节剂等二线药物治疗。

# 第五节 规范化药学监护路径

参照CIDP临床路径中的临床治疗模式与程序,建立CIDP治疗的药学监护路径(表9-2)。其意义在于规范临床药师对CIDP患者开展有序、适当的临床药学服务工作,并以其为导向为CIDP患者提供个体化的药学服务。临床药师参与到临床路径的制订和实施过程中,可以在提高CIDP治疗效果、确保患者合理用药方面发挥作用。

**表9-2　CIDP临床药学监护路径**

适用对象:第一诊断为CIDP(ICD-10: G61.801)

患者姓名:＿＿＿＿　　性别:＿＿＿＿　　年龄:＿＿＿＿

门诊号:＿＿＿＿　　　住院号:＿＿＿＿

住院日期:＿＿＿年＿＿＿月＿＿＿日

出院日期:＿＿＿年＿＿＿月＿＿＿日

标准住院日:7～14 d

| 时间 | 住院第1天 | 住院第2天 | 住院第3～4天 | 住院第5～13天 | 住院第14天(出院日) |
|---|---|---|---|---|---|
| 主要诊疗工作 | □ 药学问诊(附录1)<br>□ 药物重整(附录2) | □ 药学评估(附录3)<br>□ 药历书写 | □ CIDP治疗方案分析<br>□ 建立药历<br>□ 完善药学评估 | □ 药学查房<br>□ 医嘱审核<br>□ 疗效评价<br>□ 不良反应监测 | □ 药学查房<br>□ 完成药历书写<br>□ 出院用药教育 |

| 时间 | 住院第1天 | 住院第2天 | 住院第3～4天 | 住院第5～13天 | 住院第14天（出院日） |
|---|---|---|---|---|---|
| 主要诊疗工作 | | □ 确定初始CIDP药物治疗方案 | □ 制订监护计划<br>□ 用药宣教 | □ 用药注意事项 | |
| 重点监护内容 | □ 确认一般患者信息<br>□ 确认患者用药史（包括重复用药等）<br>□ 评价药物治疗相关问题<br>□ 审查药物相互作用 | □ 既往病史评估<br>□ CIDP症状改善情况评估<br>□ CIDP诊疗方案的评估<br>□ 用药依从性评估<br>**治疗风险和矛盾**<br>□ 肝肾功能<br>□ 血常规<br>□ 过敏体质<br>□ 特殊患者<br>□ 其他 | □ 既往病史评估<br>□ CIDP症状改善情况评估<br>□ CIDP诊疗方案的评估<br>□ 用药依从性评估<br>**治疗风险和矛盾**<br>□ 肝肾功能<br>□ 血常规<br>□ 是否有过敏反应<br>□ 药物基因筛查 | **病情观察**<br>□ 参加医生查房，注意病情变化<br>□ 药学独立查房，观察和询问患者药物反应，检查药物治疗相关问题，是否需要调整用药<br>□ 查看检查、检验报告指标变化<br>□ 检查患者服药情况<br>□ 药师记录<br>**监测指标**<br>□ 症状<br>□ 注意观察体温、血压、体重等<br>□ 血常规<br>□ 肝肾功能 | **治疗评估**<br>□ 治疗药物不良反应<br>□ 发作情况<br>□ 病因治疗<br>□ 合并疾病的治疗<br>**出院教育**<br>□ 正确用药<br>□ 患者自我管理<br>□ 定期门诊随访<br>□ 监测血常规、肝肾功能、电解质 |
| 疾病变异记录 | □无<br>□有,原因:<br>1.<br>2. | □无<br>□有,原因:<br>1.<br>2. | □无<br>□有,原因:<br>1.<br>2. | □无<br>□有,原因:<br>1.<br>2. | □无<br>□有,原因:<br>1.<br>2. |
| 药师签名 | | | | | |

刘 珏

# 主要参考文献

贾建平, 陈生弟. 神经病学. 第7版. 北京: 人民卫生出版社, 2013.

中华医学会. 临床诊疗指南-癫痫病分册(2015修订版). 北京: 人民卫生出版社, 2015.

中华医学会神经病学分会, 中华医学会神经病学分会脑血管病学组. 中国急性缺血性脑卒中诊治指南2014. 中华神经科杂志, 2015, 4: 246-257.

中华医学会神经病学分会, 中华医学会神经病学分会脑血管病学组. 中国缺血性脑卒中和短暂性脑缺血发作二级预防指南2014. 中华神经科杂志, 2015, 4: 258-273.

中华医学会神经病学分会帕金森病及运动障碍学组, 中国医师协会神经内科医师分会帕金森病及运动障碍专业委员会. 中国帕金森病的诊断标准2016版. 中华神经科杂志, 2016, 49(4): 268-270.

中华医学会神经病学分会帕金森病及运动障碍学组. 中国帕金森病治疗指南. 第3版. 中华神经科杂志, 2014, 47(6): 428-433.

中华医学会心血管病学分会. 华法林抗凝治疗的中国专家共识. 中华内科杂志, 2013, 1: 52.

Gilbert D N. 热病. 第46版. 范洪伟译. 北京: 中国协和医科大学出版社, 2017: 6-9, 88-98.

Kirchhof P, Benussi S, Kotecha D, et al. 2016 ESC Guidelines for the management of atrial fibrillation developed in collaboration with EACTS. European heart journal. 2016,37(38): 2893-2962.

Van de Beek D, Cabellos C, Dzupova O, et al. ESCMID guideline: diagnosis and treatment of acute bacterial meningitis. Clin Microbiol Infect, 2016, 22 (Suppl 3): S37-S62.

主要参考文献

# 附 录

# 附录1 药学问诊表

## ××医院药学问诊表

| 姓名 | | 性别 | | 出生日期 | 年　月　日 | 住院号 | |
|---|---|---|---|---|---|---|---|

入院时间：　　年　月　日 | 入院诊断：

主诉：

**患者因素评估：**

| 特殊人群 | □儿童　□老年人　□妊娠　□哺乳期 |
|---|---|
| | □育龄妇女　□其他　□无 |
| 意识 | □清醒　□嗜睡　□恍惚　□昏迷　□其他 |
| 嗜好 | □无　□酒　□烟　□烟与酒 |
| 中心静脉置管 | □有　□无 |
| 鼻饲 | □有　□无 |
| 工作状态 | □学生　□全职　□兼职　□失业　□退休 |
| | □家庭主妇　□其他 |
| 教育程度 | □未受教育　□小学　□初中　□高中(中专) |
| | □本科(大专)　□硕士及以上 |
| 医保情况 | □自费　□上海医保　□外地医保 |
| 特殊体质 | □过敏体质　□药物代谢类型　□其他　□无 |
| 过敏史 | □无　□皮试过敏　□一种药物/食物过敏或一般过敏反应 |
| | □两种或两种以上药物/食物过敏或严重过敏反应 |

入院前用药及评估：

| 药品名称 | 剂量 | 用药途径 | 频次 | 疗程 | 用药错误评估 |
|---|---|---|---|---|---|
|  |  |  |  |  |  |
|  |  |  |  |  |  |
|  |  |  |  |  |  |
|  |  |  |  |  |  |

**患者依从性评估：**

用药依从性（Morisky 服药依从性量表-8）

□好 8分　　　□一般 6～7分　　　□较差 6分以下

药师干预　　□有　□无

**入院后医生医嘱偏差：**

□有药物相关问题　□无药物相关问题

□药物遗漏、用药剂量、频次、途径和时间错误

□药物存在相互作用

□重复用药

□其他

评估药师：＿＿＿＿＿＿＿＿　　　　评估时间：　　年　　月　　日

# 附录2 药物重整表

## 药物重整记录表

| 姓名 | | 出生日期 | | 性别 | | 联系方式 | | 住院号 | |
|------|--|------|--|------|--|------|--|------|--|
| 入院时间 | | 主诉 | | | | | | | |
| 入院诊断 | | | | | | | | | |

过敏史:(食物、药物等过敏史,包括过敏表现)

 

 

住院前服用的药物列表:

信息来源:□患者 □家属 □自带药物 □护理人员 □医生 □转诊单 □病历卡 □其他_____

| 药物名称（通用名） | 用法用量 | 备 注 | 是否继续服用（Y/N） |
|------|------|------|------|
| | | | |
| | | | |
| | | | |
| | | | |
| | | | |

（续表）

| | | | |
|---|---|---|---|
| | | | |
| | | | |
| | | | |
| | | | |
| | | | |
| | | | |

**药物通常由何人给予**

☐患者本人　　　☐家属　　　☐护理人员　　　☐其他_____

**药物相关问题**

**实验室检查结果**

| 项目 | | 日期 | | 项目 | | 日期 | |
|---|---|---|---|---|---|---|---|
| 血常规 | WBC（×10⁹/L） | | | 肾功能 | Scr（μmol/L） | | |
| | RBC（×10¹²/L） | | | | BUN（mmol/L） | | |
| | NEUT% | | | | UA（mmol/L） | | |

| 血常规 | PLT（×10⁹/L） | | | 电解质 | K⁺（mmol/L） | | |
|---|---|---|---|---|---|---|---|
| | Hb（g/L） | | | | Na⁺（mmol/L） | | |
| 尿常规 | 蛋白 | | | | Ca²⁺（mmol/L） | | |
| | RBC（/μL） | | | 血脂 | TC（mmol/L） | | |
| | 细菌计数（/μL） | | | | TG（mmol/L） | | |
| | WBC（/μL） | | | | HDL（mmol/L） | | |
| 粪便常规 | | | | | LDL（mmol/L） | | |
| 肝功能 | ALT（U/L） | | | 血糖（mmol/L） | HbA1c | | |
| | AST（U/L） | | | | 空腹 | | |
| 生命体征 | BP: T: P: R: | | | | 餐后2 h | | |

| 项目 日期 | | | | | | | |
|---|---|---|---|---|---|---|---|
| INR | | | | | | | |

其他需要说明的问题

# 附录3　药学评估表

## 附表 3-1　医院药历

### ××医院药历首页

| 姓名 | | 性别 | | 出生日期 | 年　月　日 | 住院号 | |
|------|---|------|---|---------|-----------|--------|---|

入院时间：　年　月　日　　出院时间：　年　月　日

入院诊断：


出院诊断：


主要治疗药物：(药物分类和药物通用名)

1.

2.

3.

本次药物不良反应：


治疗转归：治愈 □　　好转 □　　无效 □　　死亡 □　　自动出院 □

主治医生：　　　　　　　　　临床药师：

附表 3-2　入院记录

| 姓名： | | 性别： | | 年龄：　岁 | | 民族： | | 职业： |
|---|---|---|---|---|---|---|---|---|
| 身高：　cm | 体重：　kg | 体重指数：　kg/m² | | 住院号： | | 入院时间： | | |
| 联系地址： | | | 联系电话： | | 药历建立日期：　年　月　日 | | | |

主诉：

| 现病史 | |
|---|---|
| 药物治疗史 | |

伴发症：

伴随用药：

既往病史、药物治疗史和不良反应史：

过敏史：

个人史：

家族史：

婚姻史：

体格检查：

实验室检查：

诊断：

诊断依据：

附表 3-3　病程记录

　年　月　日　入院第1天

治疗原则：

1.

2.

3.

药物治疗方案：
1.
2.
3.
治疗原则和药物治疗方案的分析：

药学监护计划：
  疗效监护：
  不良反应监护：
用药指导：

---

    年   月   日   入院第2天

症状体征：
  T:   ℃;HR:   次/min;BP:   mmHg;R:   次/min

实验室检查结果：

药学监护结果分析（包括疗效、不良反应和执行情况）：

治疗方案修改：
1.
2.
药物治疗方案分析：

药学监护计划：

用药指导：

---

    年   月   日   入院第3天

症状体征：
  T:   ℃;HR:   次/min;BP:   mmHg;R:   次/min

实验室检查结果：

药学监护结果分析：

治疗方案修改：

1.

2.

药物治疗方案分析：

药学监护计划：

用药指导：

---

### 附表3-4　出院记录

药物治疗总结

治疗原则和治疗方案：

药学监护和用药指导：
药学监护：
用药指导：
临床药师在本次治疗中的作用：

---

出院带药和用药指导

出院带药：（包括分析）

1.

2.

用药指导：

1.

2.

---

注意事项和随访要求

1.

2.

# 附录4　缩略词对照表

附表 4-1　常见给药途径和频次的拉丁文及其缩写

| 分　类 | 缩　写 | 拉　丁　文 | 中　文 |
|---|---|---|---|
| 给药途径 | s.c. | injectio hypodermaticus | 皮下注射 |
| | i.m. | injectiio intramuscularis | 肌内注射 |
| | ip | injectio intraperitoneal | 腹腔注射 |
| | i.v. | injectio venosa | 静脉注射 |
| | iv.gtt | injectio venosa gutt | 静脉滴注 |
| | c.i. | continui injectio venosa | 持续静脉滴注 |
| | p.o. | per os | 口服 |
| 给药频次 | q.d. | quapua die | 每日1次 |
| | b.i.d. | bis in die | 每日2次 |
| | t.i.d. | ter in die | 每日3次 |
| | q.i.d. | quartus in die | 每日4次 |
| | q.o.d. | quaque omni die | 隔日1次 |
| | q6h. | quaque sexta hora | 每6h 1次 |
| | q8h. | quaque octava hora | 每8h 1次 |
| | stat. | statim | 立即 |
| | q.n. | quaqua nocto | 每晚 |

| 英　文 | 中　文 | 英　文 | 中　文 |
|---|---|---|---|
| **血　常　规** | | **肝　功　能** | |
| ESR | 血沉 | DBIL | 结合胆红素 |
| EO% | 嗜酸粒细胞% | TBA | 总胆汁酸 |
| WBC | 白细胞 | Ccr | 内生肌酐清除率 |
| PLT | 血小板 | **肾　功　能** | |
| RBC | 红细胞 | BUN | 尿素 |
| Hb | 血红蛋白 | CRE | 肌酐 |
| LYM% | 淋巴细胞% | UA | 尿酸 |
| NEUT% | 中性粒细胞% | Scr | 血肌酐 |
| BASO% | 嗜碱粒细胞% | **血　脂** | |
| MONO% | 单核细胞 | TG | 三酰甘油（甘油三酯） |
| **肝　功　能** | | TC | 总胆固醇 |
| PA | 前白蛋白 | HDL | 高密度脂蛋白 |
| ALB | 白蛋白 | LDL | 低密度脂蛋白 |
| GLO | 球蛋白 | LDL-Ch | 低密度脂蛋白胆固醇 |
| A/G | 白球比例 | **血　糖** | |
| ALT | 丙氨酸转氨酶 | FBG | 空腹血糖 |
| AST | 天冬氨酸转氨酶 | PBG | 餐后2h血糖 |
| ALP | 碱性磷酸酶 | HbA1c | 糖化血红蛋白 |
| GGT | γ-谷氨酰转移酶 | GLU | 葡萄糖 |
| TBIL | 总胆红素 | | |

| 英文 | 中文 | 英文 | 中文 |
|---|---|---|---|
| **凝血功能** | | **肿瘤标志物** | |
| PT | 凝血酶原时间 | CA125 | 糖类抗原125 |
| APTT | 部分凝血活酶时间 | CA242 | 糖类抗原242 |
| TT | 凝血酶时间 | CA211 | 糖类抗原211 |
| FIB | 纤维蛋白原 | CA724 | 胃癌抗原 |
| D-dimer | D-二聚体 | NSE | 神经元特异烯醇化酶 |
| INR | 国际标准化比率 | **其他** | |
| FDP | 纤维蛋白原降解产物 | RF | 类风湿因子 |
| **心肌酶谱** | | ASO | 抗链球菌溶血素O |
| HBDH | α-羟丁酸脱氢酶 | ANCA | 抗中性粒细胞胞质抗体 |
| CK-MB | 肌酸激酶同功酶MB | ds-DNA | 抗双链DNA抗体 |
| LDH | 乳酸脱氢酶 | HBsAg | 乙型肝炎表面抗原 |
| CK | 肌酸激酶 | CRP | C反应蛋白 |
| **肿瘤标志物** | | hsCRP | 高敏C反应蛋白 |
| AFP | 甲胎蛋白 | **ENA抗体谱** | |
| CEA | 癌胚抗原 | ANA | 抗核抗体 |
| CA199 | 糖类抗原199 | ENA | ENA抗体 |
| CA153 | 糖类抗原153 | | |